医药类高职高专院校"十四五"规划教材

供护理类专业使用

U0719639

中医护理学

（第3版）

主　编　祝建材　储成志
副主编　马芝艳　闫　林　魏海峰
　　　　王小霞　丁淑芳
编　者　（按姓氏笔画排序）

丁淑芳　皖南医学院第一附属医院
马芝艳　山东中医药高等专科学校附属医院
王　鑫　山东中医药高等专科学校
王小霞　山东中医药大学附属医院
巩会利　河南中医药大学第三附属医院
毕桂芝　首都医科大学燕京医学院
闫　林　济宁市精神病防治院
许李娜　安徽中医药高等专科学校
苏新民　山东中医药高等专科学校
尚云冰　山东中医药高等专科学校
赵晓旻　山东中医药高等专科学校
祝建材　山东中医药高等专科学校
郭文娟　山西中医药大学
储成志　安徽中医药高等专科学校
魏海峰　山东中医药大学

西安交通大学出版社
XI'AN JIAOTONG UNIVERSITY PRESS

图书在版编目(CIP)数据

中医护理学/祝建材,储成志主编.—3 版.—西安:西安交通大学
出版社,2021.6(2023.7 重印)
　ISBN 978 - 7 - 5693 - 1655 - 1

　Ⅰ.①中… Ⅱ.①祝… ②储… Ⅲ.①中医学-护理学
Ⅳ.①R248

　中国版本图书馆 CIP 数据核字(2021)第 102392 号

书　　　名	中医护理学(第 3 版)
主　　　编	祝建材　储成志
责任编辑	宋伟丽
责任校对	赵丹青

出版发行	西安交通大学出版社
	(西安市兴庆南路 1 号　邮政编码 710048)
网　　　址	http://www.xjtupress.com
电　　　话	(029)82668357　82667874(市场营销中心)
	(029)82668315(总编办)
传　　　真	(029)82668280
印　　　刷	西安五星印刷有限公司

开　　　本	787mm×1092mm　1/16　印张 16.25　字数 403 千字
版次印次	2021 年 6 月第 3 版　　2023 年 7 月第 3 次印刷
书　　　号	ISBN 978 - 7 - 5693 - 1655 - 1
定　　　价	48.00 元

如发现印装质量问题,请与本社市场营销中心联系、调换。
订购热线:(029)82665248 (029)82667874
投稿热线:(029)82668803 (029)82668804
读者信箱:med_xjup@163.com

前　言

　　根据教育部有关高职高专教材建设的文件精神,以中医护理学教学大纲为依据,我们编写了《中医护理学》这本教材。

　　中医护理学是护理类专业学生学习和掌握中医学及其护理技术的主要课程。其主要内容包括阴阳学说与五行学说,气、血、津液,藏象,经络,病因、发病、病机,防治与护理原则,中医护理基本内容,辨证施护,中医常用疗法与护理操作技术等。

　　本教材有以下特点:①体现高职高专教育特色,符合高职高专的培养目标,以就业为导向、能力为本位、学生为主体。②体现"三基""五性"和"三特定"原则。③突出中医护理特色,理论够用,内容实用。④根据岗位需要设计教材内容,力求与临床实践、执业资格考试无缝对接。本教材主要供高职高专院校护理类专业教学使用。

　　本教材的编写采用了分工合作的方式,所有内容经编委会反复讨论确定后,分工编写。其中储成志、苏新民、丁淑芳编写了第一章和第二章,闫林、郭文娟编写了第三章和第四章,魏海峰、赵晓旻、许李娜编写了第五章和第六章,祝建材、巩会利、毕桂芝编写了第七章和第八章,闫林、尚云冰编写了第九章,王小霞、马芝艳、王鑫编写了第十章和附录。全书由祝建材、储成志统稿并修整。

　　本教材的编写得到了各参编院校领导和老师的大力支持,在此表示真挚的谢意。由于编者水平有限,不足之处在所难免,真诚希望广大师生在使用过程中提出宝贵意见,以便修订和完善。

编委会

2021 年 5 月

前　言

目　录

第一章 绪 论

🔆 学习目标

【学习目的】 通过学习中医护理学的基本特点,理解其在中医护理学中的应用,为后续章节的学习打下基础。

【知识要求】 掌握中医护理学理论体系的基本特点。熟悉中医护理学的基本概念。了解各个历史时期对中医护理学有突出贡献的医家及其学术著作。

【能力要求】 能运用整体思维方式学习中医护理学的基本知识和基本技能。

中医护理学是以中医理论为指导,结合预防、保健、康复、医疗实践等活动,对患者及老、幼、弱、残者加以照料,并施以独特的中医护理技术,以保护和促进人体健康的综合性应用学科。中医护理学是中医学的重要组成部分,是我国人民长期同疾病做斗争的护理经验总结。

一、中医护理学的发展概况

中医学历史悠久,具有医药、医护合一的特点,护理工作一直由医生或患者家属承担,有关中医护理的记载也散见于中医学的预防、养生、保健、康复、医疗等理论之中,但未形成自己的体系。

中医护理学是中医学的重要组成部分,是随着中医药学的形成和发展而发展起来的。人们在长期生产、生活实践的过程中,逐渐获得并积累了护理方面的知识和方法,从而形成了中医护理的雏形。随着中医药事业的蓬勃发展,医学分科越来越细,中医护理理论也更趋具体化、系统化,最终从中医学中独立出来,成为一门古老而又新兴的学科——中医护理学。

(一)先秦、秦、汉时期

先秦、秦、汉时期,是中医学发展的重要时期,这一时期,科学、政治、经济等的进步促进了中医学的迅速发展,《黄帝内经》《神农本草经》《伤寒杂病论》等医学典籍相继问世,标志着中医学理论体系的确立,同时也为中医护理学的发展奠定了基础。

《黄帝内经》是全面阐述中医学基本理论的一部古典医籍,成书于战国至秦汉时期。《黄帝内经》包括《素问》和《灵枢》两部分,各 18 卷,系统地总结了先秦至西汉的医学经验和理论,内容十分丰富。该书不仅论述了中医学的思维方法、人与自然的关系、人体的组织结构、生理病理,以及对疾病的诊断、治疗等内容,还记载了饮食起居、服药护理、情志护理、预防和养生等方面的知识。如在病后饮食调护方面,强调应"五谷为养,五果为助,五畜为益,五菜为充,气味合而服之,以补精益气"(《素问·藏气法时论》)。在生活起居方面,应"法于阴阳,和于术数,食饮有节,起居有常,不妄作劳"(《素问·上古天真论》),告诫人们要遵循自然规律,起居有时,劳逸适度。又如在情志护理方面,认为"精神不进,志意不治,故病不可愈"(《素问·汤液醪醴》);"恬淡虚无,真气从之,精神内守,病安从来"(《素问·上古天真论》),指出了情志护理对疾病的发展和预后有重要影响。另外,《黄帝内经》在针灸、导引、推拿、热熨等方面也有所涉及,体现出了中医护理学的思想。

《神农本草经》是我国现存最早的药物学专著,约成书于东汉时期。该书总结了汉代以前的许多药物学知识,奠定了中药学的基础,如将药物分为上、中、下三品,阐述君臣佐使、四气五味、七情等。在临床用药护理方面,该书指出:"病在胸膈以上者,先食而后服药;病在心腹以下者,先服药而后食;病在四肢血脉者,宜空腹而在旦;病在骨髓者,宜饱满而在夜。"若用毒药,强调应从小剂量开始,逐渐加大剂量,"病去即止",以免发生药物中毒。

东汉时期,著名医家张仲景编撰的《伤寒杂病论》是一部集理法方药之大成的临床医学巨著。该书以六经论伤寒,以脏腑论杂病,总结了东汉以前防治疾病的经验,确立了辨证论治的诊疗体系,同时也开创了辨证施护的先河。如在护理操作技术方面,《伤寒杂病论》中对熏洗法、烟熏法、坐浴法、灌耳法等都有详细的论述。尤其突出的是,张仲景首创了猪胆汁灌肠法,并在急救护理方面提出了对自缢、溺水者的抢救方法。在服药护理方面,《伤寒杂病论》中对煎药方法、服药注意事项、服药后观察反应及饮食禁忌都有具体的介绍。如服用桂枝汤时,在方后明确注明煎煮时应"以水七升,微火煮取三升,去渣,适寒温,服一升",药后须臾,喝热稀粥以助药力,以资汗源,并及时加衣盖被,以达到周身微微汗出,连绵不断,切不可大汗流漓,以防亡阳伤阴之变。服药后,又告诫后人"若一服汗出病瘥,停后服,不必尽剂。若不汗,更服依前法。又不汗,后服小促其间,半日许,令三服尽。若病重者,一日一夜服,周时观之。"在服药期间,还应禁食生冷、难消化、腐败变质、辛辣及酒酪等食物。在饮食护理方面,指出饮食应辨证,即"所食之味,有与病相宜,有与身为害,若得宜则益体,害则成疾。"要注意五脏病食忌、四时食忌、冷热食忌、妊娠食忌等。在饮食卫生方面也应特别注意,如"秽饭、馁肉、臭鱼""猪肉落水浮者""肉中有米点者"皆不可食。

三国时期的名医华佗创立了"五禽戏"。"五禽戏"是在古代气功导引基础上,通过模仿虎、鹿、猿、熊、鸟五种动物的姿态动作,用来增强体质、延年益寿的医疗保健体操,也是一种康复护理的重要方法,是健身与医学护理的有机结合。华佗还发明了麻沸散。麻沸散作为麻醉剂应用于外科手术中,为外科学和外科护理学的发展做出了巨大贡献。

(二)晋、隋、唐时期

晋、隋、唐时期是中医药学全面发展的时期,也是中医护理与专科护理开始全面发展的时期。

晋代王叔和的《脉经》,对脉象进行了规范,归纳为二十四脉;深入阐明了脉理,并比较了脏腑各部的生理、病理脉象;分析了各种杂病及小儿、妇女的脉证;改进了寸、关、尺的诊脉方法,使脉诊成为中医护理临床观察病情的重要手段。

晋代葛洪的《肘后备急方》,对各科急症传染病及内、外、妇、五官、精神和骨伤各科病症都有所论述,在护理方面也有所贡献。如在"治卒大腹水病方"中指出:"勿食盐,常食小豆饭,饮小豆汁,鲤鱼佳也。"对创伤大出血护理时,明确指出禁食刺激性食物,并避免活动和情绪波动以保持安静。

隋代巢元方等编撰的《诸病源候论》,是第一部探讨病源与证候诊断的专著。书中除阐述

内、外、妇、儿、五官等各科的病源和证候外,还论述了各种疾病的调护方法。如对肠吻合术后的饮食护理,指出:"当作研米粥饮之,二十余日,稍作强糜食之,百日后乃可进饭耳"。该书还重视妊娠期间的饮食起居与精神调养,体现出了妇产科方面的护理思想。

唐代孙思邈的《千金方》,堪称我国第一部医学百科全书,该书详细地记载了唐以前的医学理论、方剂、诊法、治法、食养、导引等各方面的内容,代表了盛唐时期的医学水平。孙思邈医德高尚,提出医生在医德方面的要求和所应达到的境界,如要有同情心和责任感、对患者一视同仁等,这对后世医护人员的医德实践和医德修养具有重要的指导意义。孙思邈医术高超,对妇女、儿童疾病的诊治和护理尤为重视。如在妇产科护理方面,强调妊娠妇女应"居处简静""调心神,和性情,节嗜欲"。临产时,产妇不要匆忙,家人需沉稳,勿使产妇忧虑,否则易引起难产。在小儿喂养方面提倡母乳喂养,且认识到乳母的饮食、精神状态和健康状况等对婴儿的身心发育影响很大,应予以重视。除此之外,该书还详细论述了其他临床各科病证的治疗和护理方法,如动物肝脏治夜盲、细葱管导尿等。

唐代王焘的《外台秘要》,是唐代一部重要的综合性医著。书中论述了对肺痨、伤寒、疟疾、天花、霍乱等传染病的病情观察、饮食护理和起居调护等。如对肺痨的病情观察,认为患者午后会出现潮热、面部潮红等症,若出现日益消瘦、大便赤黑或有腹水时,则是病情加重。又如对黄疸的病情观察,书中载有用白帛每夜浸在患者的尿里以染色,通过观察每日帛上黄色之深浅变化,来判断病情的轻重、进退。这一记载,可谓是世界上最早的实验观察法,也说明我国早在唐代就开始有了简单的护理记录。

唐代蔺道人的《仙授理伤续断秘方》,是我国现存的第一部骨伤科专著。书中不仅有清理创口、冲洗、敷药、包扎、固定、换药等护理技术的记录,还记录了许多骨伤科疾病的治疗和护理方法,体现出了唐代骨伤科的成就。如对骨折复位固定,提倡"动静结合"的护理原则,在保证骨折复位后,一方面要有效固定,另一方面患肢还要适当活动,以减少后遗症的发生。

（三）宋、金、元时期

宋、金、元时期是我国科学技术发展较快、成果较多的时期。随着科技文化的发展,医学也有了长足进步,其中妇科、儿科、针灸科、外伤科及法医学等方面的成就尤为突出。同时,中医护理学的内容也更加充实。

宋代陈自明在《妇人大全良方》中,论述了妇科、产科诸种证候的治疗和调护方法。产科方面分为胎教、候胎、妊娠、难产、产后五门。其中,候胎门论述妊娠的诊断及孕期中应禁忌的药物;妊娠门论述一般的孕期卫生护理及妊娠所特有的疾病;产后门则论述产褥期的护理及产后感染诸证。该书是一部内容丰富的妇产科专著,体现了宋代妇产科的护理水平。陈自明《外科精要》的出版标志着外伤科的确立。在外科用药方面,陈氏认为应根据脏腑经络的虚实辨证,因证施治和护理,不可滥用寒凉攻伐之剂。

元代危亦林的《世医得效方》,对医学各科均有论述,但对骨伤科的贡献最大。书中所载肱骨骨折整复法及腕关节脱臼整复法,同目前使用的方法基本一致。对前臂骨折用四块小夹板固定的治疗方法,也与现代所用的方法大致相同,体现出宋元时期骨伤科较高的治疗与护理水平。另外,危亦林还创制了缝合针——"曲针",堪称伤科史上的重要发明。

元代忽思慧的《饮膳正要》,是一部古代营养学专著,该书阐述了各种饮馔的性味与滋补作用,并论述了养生避忌、妊娠食忌、乳母食忌、饮酒避忌等内容。它从健康人的实际需要出发,以正常膳食标准立论,制订了一系列饮食调护方法。该书十分重视对饮食卫生的调理,如提倡夜晚不可多食,食后漱口,睡前刷牙,不吃腐败变质的食物,有饥饿感时再进食,且不要过饱等。

金元时期,百家争鸣,流派纷呈,其中较为著名的是以刘完素、李杲、张从正、朱震亨为代表的金元四大家。

金代李杲(东垣)非常重视胃气在发病中的决定性作用,认为"百病皆由脾胃衰而生也"。因此,在调养和护理时重视调理脾胃,故后人称其为"补土派"。李氏认为内伤脾胃的原因主要有三:饮食不节、劳役过度和精神刺激。其中尤为重视精神因素在发病中的先导作用,指出内伤之病"皆先由喜怒悲忧恐,为五贼所伤,而后胃气不行,劳役饮食不节继之,则元气乃伤",故精神调护更为重要。

元代朱震亨(丹溪)根据"天人相应"的理论,通过分析天、地、日、月、阴阳的状况及人生命发展的过程,创造性地阐明了相火之常和相火之变,认为相火有"生生不息"的功能,"人非此火不能有生",然相火妄动,必消耗真阴,从而提出"阳常有余,阴常不足"的观点。治疗上,善用滋阴降火之剂,故后人称其为"滋阴派"。在护理方面,把顾阴护精作为防止相火妄动和养生保健的主要原则。如提倡幼年时不宜过于保暖,以护阴气;青年当晚婚,以待阴气长成;婚后当节制房事,以摄护肾精。

(四)明、清时期

明清时期是中医学理论综合汇通和深化发展的阶段。一方面有许多新发明和创新,另一方面又有对前人医学成就的总结,大量医学全书、丛书和类书问世。此时期,中医护理学也进入一个全新的发展阶段,经过进一步总结和发展前人的经验,逐步向独立和完整的理论体系发展,尤其在传染病、养生保健等方面,形成了系统的理论和方法,丰富了中医临床护理的内容。

明代命门学说的产生,为中医学藏象理论增添了新的内容。

明代张介宾提出了"阳非有余""真阴不足"的观点,主张补养肾阳和肾阴。明代赵献可认为命门是人身之主和至宝,强调"命门之火"在养生、防病中的重要意义。命门学说对中医学理论和临床各科的发展有较大的影响,尤其对养生防病及慢性病、老年病的康复治疗与护理,有重要的指导意义。

明清时期形成的温病学说,是中医学理论的创新与突破。

明代吴又可在《温疫论》中提出"疠气"学说,认为温疫病是由不同于六淫的异气——"疠气"所致,并指出"疠气"具有强烈的传染性、致病性,多从口鼻而入,可引起疫病地域性大流行,症状、病程多类似。不同的疫病,有各自不同的发病季节。人与禽畜皆有疫病,但多各不相同。在治疗与护理方面,主张"客邪贵乎早逐",运用中"要谅人之虚实,度邪之轻重,察病之缓急"。在"论食""论饮"及"调理法"三篇专论中,详细论述了温疫病的护理要求。如"时疫有首尾能食者,此邪不传胃,切不可绝其饮食,但不宜过食耳""有愈后数日微热不思食,此微邪在胃,正气衰弱,强与之,即为食复。有下后一日便思食,食之有味,当与之,先与米饭一小杯,加至茶瓯,渐进稀粥,不可尽意,饥则再与"等,对温疫病患者的饮食护理总结出了宝贵的经验。

清代叶天士的《温热论》,系统地阐述了温病的发生、发展规律,创立了卫气营血辨证与施护纲领,总结出了温病察舌、验齿、辨斑疹等诊病经验,为临证护理时在观察病情方面增添了新的内容。另外,还指出应在观察舌象的同时,做好口腔护理。在饮食调护方面,提出"食物自适者即为胃喜为补"的观点,主张温病后期,宜用质重味厚的血肉有情之品,如牛骨髓、羊骨髓、猪骨髓、人乳、紫河车、羊肉、海参、羊肾等,以滋补被劫灼之肺胃或肝肾之阴。

清代吴鞠通的《温病条辨》,创立了三焦辨证与施护纲领。在调护方面指出"阳明温病,下后热退,不可即食,食则必复",并以"雪梨浆"治疗温病口渴,说明吴氏非常注重饮食调护在温病治疗中的作用。

明清时期,养生保健方面的调护也有进一步的发展,有关著述甚多。冷谦撰著的《修龄要旨》,是一部内容丰富的气功与养生保健著作。该书论述了四时调摄、起居调摄、四季却病、延年长生、导引却病等内容,对养生保健和护理有重要指导意义。明代龚廷贤的《寿世保元》则更系统地论述了养生及老年病护理的内容。对如何做好延年益寿与保健康复,主张"四时顺摄,晨昏护持""物来顺应,事过心宁""日勿妄言,意勿妄想""行住量力,勿为形劳""悲哀喜乐,勿令过情"。还要做到"惜气存精更养神,少思寡欲勿劳心;食唯半饱无兼味,酒至三分莫过频;每把戏言多取笑,常含乐意莫生嗔;炎热变乍都休问,任我逍遥过百春"等。

(五)当代中医护理学的蓬勃发展

中华人民共和国成立后,遵照"中医药学是一个伟大的宝库,应当努力挖掘,加以提高",以及"团结中西医"的精神,中医药事业得以复兴并迅猛发展。中医护理工作也开始独立开展起来,中医有了严格的医护分工。尤其是近二十年来,中医护理事业蓬勃发展,教学、临床、科研等各方面都取得了长足进步。

20世纪60年代初,中医护理培训班首次在南京举办。20世纪80年代,北京、湖北等地的中医院校创办了中医护理大专班,招收和培养大专生。20世纪90年代,河南、浙江等地也开办了中医护理大专班。2000年以后,多个中医院校开始了中医护理本科教育。目前,中医护理教育规模正迅速扩大,大学、高职、中专、自考、函授以及网络远程教育等教育形式大量涌现,多层次、多渠道、多形式的中医护理教育体系在全国范围已逐步形成,培养出了一大批中高级护理人才,为中医护理事业的发展奠定了良好的基础。

临床上,中医护理从原来照搬西医护理,逐步转变为开展中医护理临床实践。1997年7月由国家中医药管理局制定、颁布了具有中医特点的《中医护理常规技术操作规程》,要求全国中医院及有关单位、部门遵照执行,使中医医院护理工作标准化、规范化、合法化。同时,全国各地市级以上中医医院都设立护理部,以保证护理工作的顺利开展。

随着中医护理队伍不断壮大,各地相继成立了中医护理研究室,学术研究气氛日益浓厚,学术水平不断提高,取得了许多可喜的成果,"学科学,搞科研,兴护理"的科研风气在全国护理界逐渐形成。1959年,第一部系统的中医护理专著——《中医护病学》出版,填补了中医护理无专著的空白,加强了中医护理基础理论的研究。之后,多部专著相继出版,如《中医护理古籍汇要》《中医基础护理学》《中医辨证护理学》《实用中医护理指南》《中医内妇儿科护理学》《中医心理护理学》《中医标准护理计划》等。这些充分表明,中医护理学作为一门新兴学科,其理论体系正在不断成熟并日臻丰富和完善。

近年来,中医护理学日益受到国际护理界的瞩目,具有中国特色的现代中医护理,将为人类的健康和保健事业做出更大贡献。

二、中医护理学的基本特点

中医护理学的基本特点是整体观念和辨证施护。

（一）整体观念

所谓整体观念，就是中医护理学关于人体自身的完整性及人与自然、社会环境统一性的认识。中医护理学非常重视人体自身的完整性，认为人体是一个有机整体，人与自然、社会环境也是一个密切相关的整体。整体观念是中医认识和护理疾病的重要指导思想，体现在中医护理的基础理论和临床实践中。

1. 人体是一个有机整体

人体的脏腑、形体和官窍等组成部分，结构上不可分割，生理上相互联系，病理上相互影响。所以，在诊断、治疗和护理疾病时必须从整体着手，才能诊断准确，治疗调护得当。

（1）生理方面　人体由五脏（心、肺、肝、脾、肾）、六腑（胆、胃、小肠、大肠、膀胱、三焦）、五体（皮、肉、筋、脉、骨）、五官（目、舌、口、鼻、耳）、九窍（口、双鼻孔、双目、双耳、前阴、后阴）等组织器官构成。其中以五脏为中心，通过经络系统"内属于脏腑，外络于肢节"的联络作用，构成心、肝、脾、肺、肾五大系统。五大系统中，心为"五脏六腑之大主"，能主宰整个人体的生命活动。在正常情况下，五大系统彼此之间相互协调和相互制约，并通过精、气、血、津液等作用，共同完成人体的生理活动，从而表现出生命活动的整体联系。

（2）病理方面　人体是一个有机整体，局部的病变大都是整体功能失调在局部的病理反映。如舌的病变，既可能是心功能失调的反映，也可能是五脏整体功能失常的表现。因而局部病变的病理机制，不能单从局部去分析，应从五脏整体上去考虑。

脏腑之间，在病理上也会相互影响。某一脏腑发生病变，常可影响其他脏腑。如肝火过亢，不仅会出现胁痛、口苦等肝脏本身的病变，而且会导致胃的通降功能失常，出现胃脘胀痛、嘈杂吞酸等症。

另外，脏腑组织器官功能失常，可影响精、气、血、津液的生成与代谢；精、气、血、津液的代谢失常，也可影响脏腑组织器官的功能活动。

（3）诊治与护理方面　人体脏腑与形体、官窍之间，生理上相互联系，病理上相互影响，因而在诊察疾病时，应从整体出发，通过观察形体、官窍、舌脉、面色、声音等外在的变化，来推测和判断内脏的病变。如心开窍于舌，故口舌生疮往往是心火旺盛的表现；黄色与脾脏相应，面色发黄常常是脾病的表现。

治疗和护理疾病时，同样要注重整体性思想。如上述口舌生疮，往往是心与小肠火盛的表现，故从整体观念出发，治疗时宜采用清心泻小肠之火的方法。在护理上，除局部药物护理外，还应加强对患者情志、饮食等方面的调护，嘱其保持心情舒畅，不食煎炸油腻、辛辣之品以防助热生火，宜食清淡泻火之物，如绿豆汤、苦瓜等，以利于口舌糜烂自愈。

2. 人与环境的统一性

外界环境不外乎自然环境和社会环境。人生活在自然环境和社会环境中，其生理功能和病理变化必然受自然环境和社会环境的影响。

（1）人与自然环境的统一性　自然界的运动变化（如季节气候、昼夜晨昏、地理环境等）可直接或间接地影响机体的生命活动，而机体则相应地产生反应。

季节气候对人体的影响　一年有四季，春温、夏热、秋凉、冬寒。不同季节的气候各不相同，自然界的生物受这种气候变化的影响，相应会出现春生、夏长、秋收、冬藏的适应性变化，人也不例外。如《灵枢·五癃津液别》说："天暑衣厚则腠理开，故汗出……天寒则腠理闭，气湿不行,水下流于膀胱,则为溺与气。"说明春夏阳气升发,气血容易趋于体表,腠理疏松开泄,出汗较多;而秋冬阳气内敛,气血潜藏于内,肌腠致密,出汗减少,小便较多。同样,人体的脉象也随着四时气候的变化而出现春弦、夏洪、秋浮、冬沉相应的规律性变化。四时气候变化,是万物生长的重要条件,但有时也会成为生物生存的不利因素。当气候变化过于剧烈,人体不能对自然环境的变化做出适应性调节时,就会产生疾病。所以,在四时气候变化过程中,常会发生一些季节性疾病,或时令性流行病,如春季多温病、夏季多腹泻、冬季多伤寒等。

昼夜晨昏对人体的影响 昼夜晨昏的阴阳变化虽然没有四季变化那样明显,但对人体也有一定影响。如《素问·生气通天论》说:"故阳气者,一日而主外,平旦人气生,日中而阳气隆,日西而阳气已虚,气门乃闭。"说明人体的阳气会随着昼夜晨昏的变化而变化,阳气在白天趋向于表,一天之中,从早晨至中午,阳气逐渐隆盛,太阳西下时,阳气逐渐虚弱,渐渐潜藏于里,汗孔也随之关闭。昼夜晨昏的变化,对疾病也有一定的影响。如《灵枢·顺气一日分为四时》指出:"夫百病者,多以旦慧昼安,夕加夜甚……朝则人气始生,病气衰,故旦慧;日中人气长,长则胜邪,故安;夕则人气始衰,邪气始生,故加;夜半人气入脏,邪气独居于身,故甚也。"说明一般疾病多在清晨、上午较轻,从下午起逐渐加重,夜晚更甚。主要原因是因为随着昼夜阴阳的变化,人体的阳气也存在着生、长、收、藏的消长变化规律。

地理环境对人体的影响 地理环境的不同,在一定程度上会对人体的生理活动产生影响,进而影响体质的形成。如江南地区地势低平,气候偏于湿热,人体腠理多疏松;北方地区地势高而多山,气候多燥寒,人体腠理则多致密。地理环境不同,所患疾病也有所差异。如北方地区气候寒冷,常易感受寒邪而致病;东南沿海地区气候多潮湿温热,则易见湿热为病等;尤其是某些地方性疾病的发生与地理环境的关系更为密切,如克山病等。

综上所述,人生活在大自然中,其生理、病理无不受自然界的影响。这就要求我们在临证护理时,顺应自然规律,做到因时、因地制宜,以防治疾病。

(2)人与社会环境的统一性 人生活在复杂的社会环境中,个人作为其中的一分子,政治、经济、文化、宗教、法律、婚姻、人际关系等方面的变化,必然对人有所影响。

社会的治或乱,直接影响人体的健康。一般说来,社会安定,天下太平,人们丰衣足食,生活规律,则抵抗力强,患病较少,寿命较长。反之,社会动荡不安,战乱纷起,人们颠沛流离,缺医少食,生活没有规律,则抗病力差,较易患病,寿命较短。

社会政治、经济地位的变化,对人也有很大的影响。政治、经济地位过高,易使人骄横、霸道、目空一切,如《灵枢·师传》就指出"王公大人,血食之君,骄恣纵欲,轻人。"政治、经济地位低下,则易使人产生自卑心理、抑郁情绪,导致脏腑气血失调,影响人体的健康。故中医学特别重视情志因素对人的影响,主张"和喜怒而安居处""恬淡虚无,真气从之",以维持正常的精神情志活动,防止疾病的发生。因此,在防治疾病的过程中,医护人员应注意加强精神情志方面的调护,使患者维持良好的精神情绪,以促进身心的早日康复。

(二)辨证施护

辨证施护是中医认识和护理疾病的基本原则,也是中医护理学的主要特点之一。

1.症、证、病的基本概念

症,包括症状和体征两方面。症状,是患者的主观异常感觉或某些病态

思政园地

改变,如头痛、恶心等。体征,是诊察者通过望、闻、问、切及其他检查方法,客观查出患病机体的异常征象,如舌红、脉数等。

证,即证候,是疾病发展过程中某一阶段或某一类型的病理概括,一般由一组相对固定的、有内在联系的、能揭示疾病本质的症状和体征构成,如风寒犯肺、肺阴虚、肝火上炎等都属证候概念。

病,即疾病,是指一定的病因作用于机体,导致机体阴阳失调、气血紊乱、脏腑经络的功能失调或形态结构发生改变,环境适应能力下降的异常生命过程。疾病都具有特定的病因及演变规律,有较固定的症状和体征,反映了某种疾病全过程的总体属性、特征和规律。如感冒、中风、痢疾等皆属疾病的概念。

症、证、病三者既有区别,又有联系。病和证虽然都是对疾病本质的认识,但病的重点是全过程,而证的重点是某一阶段或某一类型。症是病和证的基本要素,病和证都由症状和体征构成。证候是对疾病某一阶段或某一类型的症状和体征的概括,能反映疾病的本质;各阶段或类型的证候贯穿起来,便是疾病的全过程。一种疾病可由不同的证候组成,而同一证候又可见于不同的疾病过程中。

2. 辨证施护的基本概念

辨证,是认识疾病过程中确立证候的思维和实践过程,即将四诊(望、闻、问、切)所收集的病情资料,运用中医理论进行分析、综合,概括、判断为某种证候的过程。施护,是根据辨证的结果,确定相应的护理原则和方法。

辨证和施护是诊治、调护疾病过程中紧密联系、不可分割的两个方面。辨证是认识疾病,判断证候的过程;施护是依据辨证的结果,确定调护疾病的手段和方法。辨证是施护的前提和依据,施护是辨证的延续。辨证与施护,是理、法、方、药及调护在临床上的具体运用,是指导中医诊治、调护疾病的基本原则。

3. 病护异同

证候是疾病过程中某一阶段或某一类型的病理概括,在临床辨证施护时,应注意一种病可包括几种不同的证,而同一种证也可能存在于多种疾病中。故调护疾病时,要注意同病异护和异病同护的问题。

同病异护,是指同一种疾病表现出的证候不同,因而施护的方法也就各异。如风温病,在发病的不同阶段,证候不同,故其施护方法也不尽相同。风温病早期,症见发热、微恶风寒,是风热表证,宜用辛凉解表的调护方法。风温病中期,症见高热、咳嗽、气急、口渴喜冷饮,是邪热壅肺证,当清热利肺为主,同时饮食应以清凉为主;高热不退者,可辅以物理降温法。风温病后期,症见身热已退、舌红口干、干咳少痰、脉细无力,是气阴两虚证,此时重在调护,法当清余热、滋肺阴、益肺气。

异病同护,是指不同的疾病在其发展过程中,出现性质相同的证,可采用相同的调治护理方法。如脱肛、子宫下垂、胃下垂等不同的疾病,大多属中气下陷证,故都可用补益中气这一相同的调护方法,可给予黄芪、党参等益气健脾之品以培育中气,并嘱患者注意休息,避免过劳。

由此可见,中医调护疾病不是着眼于"病"的异同,而是着眼于病机的区别和"证"的不同。相同的病机和证候,可采用基本相同的调护方法;不同的病机和证候,则采用不同的调护措施,即所谓"证同护亦同,证异护亦异",这也是辨证施护思想的具体体现。

三、中医护理学的主要内容

中医护理学主要阐述中医基础理论、中医护理学基本知识、常用中医疗法及护理操作技术，是护理专业的主干课程之一。其内容主要包括阴阳学说与五行学说，气、血、津液，藏象，经络，病因、发病、病机，防治与护理原则，中医护理基本内容，辨证施护，中医常用疗法及护理操作技术等。

目标检测

一、单项选择题

1. 下列著名医家中,被称为"补土派"的是（　　　）
   A. 叶天士　　　　　B. 张从正　　　　　C. 刘完素　　　　　D. 朱震亨　　　　　E. 李杲

2. 人体生命活动的主宰是（　　　）
   A. 肝　　　　　　　B. 心　　　　　　　C. 脾　　　　　　　D. 肺　　　　　　　E. 肾

3. 创立卫气营血辨证的是（　　　）
   A. 吴鞠通　　　　　B. 吴有性　　　　　C. 王孟英　　　　　D. 叶桂　　　　　　E. 薛生白

4. 最早的本草专著是（　　　）
   A.《诸病源候论》　　　　　　B.《伤寒杂病论》　　　　　C.《黄帝内经》
   D.《难经》　　　　　　　　　E.《神农本草经》

5. 我国第一部病因证候学专著是（　　　）
   A.《黄帝内经》　　　　　　　B.《诸病源候论》　　　　　C.《难经》
   D.《三因极一病证方论》　　　E.《温病条辨》

6. 认为"阳非有余""真阴不足"的医家是（　　　）
   A. 刘完素　　　　　B. 张介宾　　　　　C. 李杲　　　　　　D. 朱震亨　　　　　E. 张从正

7. 提出疠气学说的是（　　　）
   A. 吴鞠通　　　　　B. 吴又可　　　　　C. 王孟英　　　　　D. 叶桂　　　　　　E. 薛生白

8. 创立三焦辨证的是（　　　）
   A. 吴鞠通　　　　　B. 吴有性　　　　　C. 王孟英　　　　　D. 叶桂　　　　　　E. 薛生白

9. 下列哪一项属于中医护理学的主要特点（　　　）
   A. 治病求本　　　　　　　　B. 整体观念和辨证施护　　　　C. 标本同治
   D. 审因论治　　　　　　　　E. 三因制宜

10. 开创了临床辨证施护先河的著作是（　　　）
    A.《黄帝内经》　　　　　　　B.《肘后备急方》　　　　　C.《难经》
    D.《伤寒杂病论》　　　　　　E.《诸病源候论》

二、简答题

1. 何为整体观念,在中医护理学中如何应用?

2. 简述辨证与施护的关系。

3. 如何理解同病异护、异病同护?

第二章 阴阳学说与五行学说

学习目标

【学习目的】 通过学习阴阳学说和五行学说的基本概念、特性及基本内容,为后续章节的学习奠定基础。

【知识要求】 掌握阴阳、五行的概念及特性。熟悉阴阳、五行的基本内容。了解阴阳、五行在临床中的应用规律及指导意义。

【能力要求】 能运用阴阳学说和五行学说解释其在中医护理学中的应用。

阴阳学说和五行学说是古人在认识自然、改造自然的过程中形成的一种世界观和方法论,属中国古代哲学范畴。它也是中医学理论体系的一个重要组成部分,作为中医学特有的思维方法,主要用于阐释人体的生理功能和病理变化,指导疾病的诊断、治疗、预防及保健调护等。

第一节 阴阳学说

阴阳学说,是中华民族在长期的生产生活实践中逐步形成的独特思想,属辩证、对立统一的古代哲学理论。阴阳学说认为,宇宙万事万物是由于阴阳二气相互作用而产生的,也是由于阴阳二气相互作用而不断发展、变化的。战国至秦汉时期,阴阳学说开始运用到医学领域,用来阐述人体的生命活动,并指导临床诊断和疾病防治,成为中医学重要的思维方法。

一、阴阳的概念和特征

阴阳,是对自然界相互关联的某些事物或现象对立双方属性的概括,含有对立统一的意思。阴和阳,既可代表两个相互对立的事物或现象,如上与下、天与地等,又可代表同一事物或现象内部对立的两个方面,如人体中的气和血、脏和腑等。

阴阳最初的含义是朴素的,仅指日光的向背而言,向日为阳、背日为阴,后来阴阳的含义逐渐被引申扩大,如向日光处温暖、明亮;背日光处寒冷、晦暗。于是古人就把温暖、明亮归属于阳,寒冷、晦暗归属于阴。通过不断引申,把自然界相互关联、对立的事物或现象,如天地、上下、日月、昼夜、水火、升降、动静、内外、雌雄等都划分为阴与阳两个方面。这样,阴阳就成为对自然界中具有相对属性的事物或现象双方的抽象概括。一般而言,运动的、外向的、上升的、温热的、明亮的归属于阳;静止的、内在的、下降的、寒凉的、晦暗的归属于阴。阴和阳的相对属性引入医学领域,将人体中具有推动、温煦、兴奋等特性的物质或功能,统属于阳;而将具有凝聚、滋润、抑制等特性的物质或功能,统属于阴(表2-1)。

表 2 - 1　事物属性的阴阳归类表

属性	空间（方位）					时间		季节	温度	湿度	重量	性状	亮度	事物运动状态					
阳	上	外	左	南	天	昼	上午	春夏	温热	干燥	轻	清	明亮	化气	上升	动	兴奋	亢进	发散
阴	下	内	右	北	地	夜	下午	秋冬	寒凉	湿润	重	浊	晦暗	成形	下降	静	抑制	衰退	凝聚

事物的阴阳属性并不是绝对的，而是相对的。其相对性主要体现在：一是事物的阴阳属性在一定条件下可以向其相反的方向转化，即阴可以转化为阳，阳也可以转化为阴。如在疾病发展过程中，属阳的热证在一定条件下可以转化为属阴的寒证；属阴的寒证在一定条件下可以转化为属阳的热证。再如人体气化过程中，精属阴，气属阳，精代谢为能量（气），为阴转阳；消耗能量而获得营养物质（精），为阳转阴。二是阴阳中复有阴阳，即阴阳无限可分。如昼为阳，夜为阴，白昼的上午为阳中之阳，下午为阳中之阴；黑夜的前半夜为阴中之阴，后半夜为阴中之阳。故《素问·阴阳离合论》曰："阴阳者，数之可十，推之可百，数之可千，推之可万，万之大，不可胜数，然其要一也。"三是事物的阴阳属性往往因比较对象的改变而改变。如在季节气候当中，春季与冬季比较，其气温而属阳；若春季与夏季比较，则其气凉而属阴。

二、阴阳学说的基本内容

阴阳学说的基本内容可以从阴阳对立制约、阴阳互根互用、阴阳消长平衡、阴阳相互转化等几个方面加以说明。

（一）阴阳对立制约

阴阳对立制约，是阴阳双方在一个统一体中的相互斗争、相互排斥和相互制约。阴阳学说认为，自然界中的一切事物或现象都存在着相互对立的阴阳两个方面，如天与地、动与静、上与下、出与入、升与降、左与右、昼与夜、明与暗、寒与热、水与火等。阴阳之间的对立制约维持了阴阳的动态平衡和转化，促进了事物的发生、发展、变化。如春、夏、秋、冬四季有温、热、凉、寒的气候变化，春夏之所以温热，是因为春夏阳气上升抑制了秋冬的寒凉之气；秋冬之所以寒凉，是因为秋冬阴气上升抑制了春夏的温热之气。

阴阳的对立制约，不仅促进了自然界一切事物的发展变化，同时也贯穿于人体生命过程的始终。在人体的正常生理状态下，相互对立着的阴阳两方面并不是平平静静各不相干地共处于一个统一体中，而是处在相互制约、相互排斥、相互消长的动态之中。阴阳平衡，则人体的生命活动健康有序。如果阴阳之间的对立制约关系失调，动态平衡遭到破坏，就会产生疾病。阴阳双方中的一方过于亢盛，则过度制约另一方而致其不足，可称为"制约太过"。阴阳双方中的一方过于虚弱，无力抑制另一方而致其相对偏盛，可称为"制约不及"。

（二）阴阳互根互用

阴阳互根，是指事物或现象中相互对立的阴阳两方面具有相互依存、互为根本的关系。阴依存于阳，阳依存于阴，阴和阳任何一方都不能脱离对立的另一方而单独存在，每一方都以对方的存在为自己存在的前提和条件。如昼为阳，夜为阴。没有昼，就无所谓夜；没有夜，就无所谓昼。天为阳，地为阴。没有天，就无所谓地；没有地，就无所谓天。热为阳，寒为阴。没有热，就无所谓寒；没有寒，也就无所谓热；等等。

阴阳互用，是指阴阳双方具有相互资生、促进和助长的关系。如《素问·生气通天论》

曰:"阴者,藏精而起亟也;阳者,卫外而为固也。"意思是说藏于体内的阴精,不断地化生为阳气;保卫于体表的阳气,使阴精得以固守于内。《素问·阴阳应象大论》曰:"阴在内,阳之守也;阳在外,阴之使也。"这是指阴阳在事物统一体中双方相互为用的关系。结合人体来说,阴指物质,阳指功能。物质居于体内,所以说"阴在内";功能表现于外,所以说"阳在外"。在外的阳是内在物质运动的表现,故说阳为"阴之使";在内的阴是产生功能的物质基础,故说阴为"阳之守"。

阴阳的互根互用关系,是自然界的普遍规律。如果由于某种原因,使阴阳双方的这种互根互用关系遭到破坏,一方面人体阴阳之间互根关系彻底失调,就会出现有阴无阳或有阳无阴,导致"孤阴不生,独阳不长",甚至"阴阳离决,精气乃绝"(《素问·生气通天论》)而死亡。另一方面阴阳互用关系失常,就会出现阳损及阴或阴损及阳的异常变化,最终导致阴阳俱损。如人体功能(阳)的衰退,可导致生命物质(阴)的匮乏;或营养物质(阴)的不足,可导致生命活动(阳)的衰退,这就是阴阳互损的实例。

(三)阴阳消长平衡

阴阳消长,是指对立的阴阳双方不是一成不变的,而是处于不断增长或消减的运动变化过程之中。阴阳双方在彼此消长的运动过程中保持着动态平衡。

阴阳消长是阴阳运动变化的一种形式,而导致阴阳消长变化的根本原因在于阴阳之间存在着对立制约和互根互用的关系。阴阳对立制约关系导致的阴阳消长变化,主要表现为阴阳的互为消长,或表现为阴长阳消,或表现为阳长阴消;阴阳互根互用关系导致的阴阳消长变化,主要表现为阴阳的皆消皆长,或表现为此长彼亦长,或表现为此消彼亦消。

1. 阴阳互为消长

在阴阳双方彼此对立制约的过程中,阴与阳之间可出现某一方增长而另一方消减,或某一方消减而另一方增长的互为消长的变化。前者表现为阳长阴消或阴长阳消,后者表现为阳消阴长或阴消阳长。如以四时气候变化为例,从冬至春及夏,气候从寒冷逐渐转暖变热,这是"阳长阴消"的过程;由夏至秋及冬,气候由炎热逐渐转凉变寒,这是"阴长阳消"的过程。四时气候的变化,寒暑的更易,反映了阴阳消长的过程,但从一年总体来说,阴阳还是处于相对的动态平衡之中。再以人体的生理活动为例,白天阳气盛,故机体的生理功能以兴奋为主;夜晚阴气盛,故机体的生理功能以抑制为主。子夜一阳生,日中阳气隆,机体的生理功能由抑制逐渐转向兴奋,即是"阴消阳长"的过程;日中至黄昏,阳气渐衰,阴气渐盛,机体的生理功能也从兴奋转向抑制,即是"阳消阴长"的过程。

2. 阴阳皆消皆长

在阴阳双方互根互用的过程中,阴与阳之间又会出现此长彼亦长、此消彼亦消的皆消皆长的消长变化。如在四时气候变化中,随着春夏气温的逐渐升高而降雨量也逐渐增多,此即为此长彼亦长的阴阳皆长;随着秋冬气候的转凉而降雨量也逐渐减少,此即为此消彼亦消的阴阳皆消。又如在人体的生理活动中,饥饿时出现气力不足,即是由于阴精不足不能化生阳气而导致阳的不足,此属此消彼亦消的阴阳皆消;若补充营养物质,产生能量,增加了气力,则属此长彼亦长的阴阳皆长。

由此可以看出,阴阳的消长平衡关系是自然界事物发生、发展、变化的普遍规律。阴与阳之间的互为消长是不断进行的,是绝对的;而阴与阳之间的平衡则是相对的,是动态的平衡,但决不能因此忽视相对平衡的重要性和必要性。因为只有不断地消长和不断地平衡，才能推动事物正常的发展，对人体来说才能维持正常的生命活动。若阴阳的消长变化超越正常的限度，打破了阴阳的动态平衡，形成阴或阳的偏盛偏衰，在自然界会出现异常的气候变化，在人体则导致疾病的发生。

（四）阴阳相互转化

阴阳转化，是指相互对立的阴阳双方在一定条件下可以各自向相反的方向转化，即阴可以转化为阳，阳可以转化为阴。

阴阳转化是阴阳运动变化的又一基本形式。阴阳双方的消长变化发展到一定阶段，事物内部阴与阳的比例出现了颠倒，则该事物的属性就会向相反的方向转化，所以说转化是消长的结果。因此，在事物的发展过程中，如果说阴阳的消长是一个量变的过程，阴阳的转化则是在量变基础上发生的质变。

阴阳相互转化，必须具备一定的条件。《素问·阴阳应象大论》以"重阴必阳""重阳必阴""寒极生热""热极生寒"来阐述阴阳转化的机制，其中"重"和"极"就是阴阳转化的条件。

阴阳的相互转化，存在着渐变和突变两种形式。如四时寒暑的交替、一日之中的昼夜变化等，都属于渐变形式。若炎夏突降冰雹，急性热病中由高热突然变为体温骤降、面色苍白、四肢厥冷等，则属于突变形式。

在疾病的发展过程中，阴阳的转化常常表现为在一定条件下表证与里证、寒证与热证、虚证与实证的相互转化。如邪热壅肺的患者，表现为高热、面红、咳喘、烦渴、脉数有力等，属于阳热实证。若邪热极盛，耗伤正气，正不敌邪，而突然出现面色苍白、四肢厥冷、精神萎靡不振、脉微欲绝等一派虚寒表现的阴证，此即属阳证转化为阴证。再如寒饮中阻的患者，本为阴证，但寒饮停留日久，郁滞不行，可以化热，转为阳证。上述两例，前者的热毒极盛、后者的寒饮久停，即是促成阴阳相互转化的内在条件。

（五）阴阳交感

阴阳交感，是指阴阳二气在运动中相互感应交合，相互影响而发生作用。阴阳交感是自然界万事万物存在和发展的根本。在自然界中，天气下降，地气上升，阴阳二气交感，形成云、雾、雷电、雨、露等自然现象，化生万物；在人类，男女媾精，新的生命体诞生，人类得以繁衍生息。如果没有阴阳的交感运动，就没有生命，也就没有自然界万事万物。

阴阳交感是在阴阳二气的运动过程中进行的，没有阴阳二气的运动，也就不会发生阴阳交感。可见，阴阳二气的运动是阴阳交感得以实现的基础，阴阳交感则是阴阳二气在运动中相互感应的一个阶段，是阴阳在运动过程中的一种最佳状态。这一状态的实现来自阴阳二气在运动过程中的平衡协调，当它们在运动过程中相遇而又处于和谐状态时，就会产生交感作用。阴阳的相互交感，使对立的两种事物或力量统一于一体，于是产生了自然界，产生了万物，也就产生了人类，并使自然界生生不息。

综上所述，阴阳的对立制约、互根互用、消长平衡、相互转化和相互交感，是从不同的角度来说明阴阳之间的相互关系及其运动规律的。它们之间并不是孤立的，而是相互联系、相互影响、相反相成、互为因果的。阴阳两方面不仅相互对立与制约，而且相互依存、互根互用，以达到两者的对立统一。阴阳的消长、转化，又是以阴阳的对立、互根为内在根据的。阴阳消长是一个量变的过程，阴阳转化是一个质变的过程，阴阳消长是阴阳转化的前提与基础，阴阳转化是阴阳消长的结果。而阴阳交感则是阴阳关系的最佳状态,与阴阳的对立、互根、消长、转化是密不可分的。

三、阴阳学说在中医护理学中的应用

(一)说明人体的组织结构

阴阳学说认为人体是一个有机整体,人体内部充满着阴阳对立关系,所谓"人生有形,不离阴阳"(《素问·宝命全形论》)。人体的组织结构是有联系的,可以划分为相互对立的阴、阳两部分。阴阳学说对人体的部位、脏腑、经络、形气等的阴阳属性都做了具体划分。就人体部位而言,体表属阳,体内属阴;皮肤为阳,筋骨为阴;背属阳,胸腹属阴;四肢外侧为阳,内侧为阴。按脏腑功能特点分,五脏为阴,六腑为阳;五脏之中,心、肺居上为阳,肝、脾、肾居下为阴;心、肺再分阴阳,则心为阳中之阳,肺为阳中之阴,肝、脾、肾再分阴阳,则肝为阴中之阳,肾为阴中之阴,脾为阴中之至阴;而且每一脏腑之中又有阴阳之分,如心有心阴、心阳,肾有肾阴、肾阳等。在经络之中,也分为阴阳,如手三阳经与手三阴经、足三阳经与足三阴经。在气、血、津液、精之间,血、津液、精为阴,气为阳;而在气之中,营气在内为阴,卫气在外为阳;等等。

总之,人体上下、内外、表里、前后各组织结构之间,以及每一组织结构自身各部分之间的复杂关系,无不包含着阴阳的对立统一。

(二)说明人体的生理功能

中医学认为人体的生理活动是阴阳双方保持对立统一、协调平衡的结果。对人体的各种生理活动,也可以用阴阳加以概括。

人体的生理功能,体现在阴精与阳气对立统一的复杂关系之中。阴精是阳气的物质基础,没有阴精,无以化生阳气,即没有物质基础,就不可能产生能量。阳气是阴精的能量表现,没有阳气,无以化生阴精,即没有功能活动,就不可能转化为营养物质。阴精与阳气,物质与功能之间,能很好地体现出阴阳双方的对立、互根、消长、转化关系。只有阴与阳,物质与功能之间保持动态平衡的状态,才能维持人体正常的生理活动。故《素问·生气通天论》说:"阴平阳秘,精神乃治。"

人体中气和血的生理活动也能体现出阴阳双方的对立互根、消长转化关系。气属阳,血属阴。气具有生血、行血和摄血等功能,所以气的功能正常才能维持血的正常功能。而血又具有载气和养气等功能,所以血的功能正常也有助于气充分发挥其生理效应。可见,气和血之间也体现着阴阳双方的对立统一关系。

(三)说明人体的病理变化

阴阳学说认为,阴阳两者之间的协调平衡,即"阴平阳秘",是人体进行正常生命活动的基本条件。若这种平衡协调的关系被破坏,阴阳失去了平衡,就会产生病理改变,疾病由此而生。因此,阴阳平衡失调是疾病发生的根本病机。

疾病的发生和发展主要取决于两方面的因素:一是正气,二是邪气。正气与邪气也有阴阳两种属性,正气有阴气与阳气之别,邪气有阴邪(如寒邪、湿邪等)和阳邪(如风邪、暑邪等)之分。疾病发生、发展的过程,就是正邪斗争的过程,正邪斗争就会导致阴阳失调,出现阴阳偏盛和偏衰等各种病理变化。

1. 阴阳偏盛

阴阳偏盛是指阴或阳的任何一方过于亢盛所形成的病理变化。《素问·阴阳应象大论》指出:"阴胜则阳病,阳胜则阴病,阳胜则热,阴胜则寒。"

(1)阳胜则热,阳胜则阴病 阳胜,是指阳邪侵犯人体,或功能活动中属于阳的一方超过正常的生理限度,达到绝对亢盛的程度。由于阳的特性是热,故说"阳胜则热"。如温热之邪侵犯人体,可出现高热、烦躁、面红目赤、脉数等热象。由于阳能制约阴,故阳气过亢必然消耗和制约人体的津液和阴气,从而引起津液和阴气不足的病理变化,即所谓"阳胜则阴病"。如外感温热病在其发展过程中,往往会出现口干咽燥、舌红少津等津伤阴亏的临床表现。

(2)阴胜则寒,阴胜则阳病 阴胜,是指阴邪侵犯人体,或功能活动中偏于阴的一方超过正常的生理限度,达到绝对亢盛的程度。由于阴的特性是寒,故说"阴胜则寒"。如寒邪侵犯脾胃,可出现面白形寒、脘腹冷痛、大便稀溏、舌淡苔白、脉沉迟或沉紧等寒象。由于阴能制约阳,故阴过亢必然损伤和制约人体的阳气,从而引起阳气不足的病理变化,故说"阴胜则阳病"。随着病情的发展,可出现肢冷、蜷缩、下利清谷、脉沉微等阳气不足之象。

阴阳偏盛初、中期所形成的病证是以邪气亢盛为主要矛盾,阳偏盛导致实热证,阴偏盛导致实寒证。故《素问·通评虚实论》说:"邪气盛则实"。

2. 阴阳偏衰

阴阳偏衰是指阴或阳任何一方低于正常水平的病理变化。

(1)阳虚则寒 阳虚,是指体内的阳气虚损,推动、温煦作用明显降低的病理变化。根据阴阳对立制约的理论,阳虚不能制约阴,则阴相对偏盛而出现一系列虚寒之象。如机体阳气虚弱,可出现面色苍白、畏寒肢冷、神疲蜷卧、自汗、脉微弱等虚寒之表现。

(2)阴虚则热 阴虚,是指体内的阴气不足,滋润和濡养作用不足的病理变化。阴虚不能制约阳,故导致阳相对偏亢而出现热象。如久病伤阴或素体阴虚等,都可出现潮热、盗汗、五心烦热、口干咽燥、舌红少津、脉细数等虚热之表现。

阴阳偏衰所导致的病证是以正气亏虚为主要矛盾,阴虚出现虚热证,阳虚出现虚寒证,故《素问·通评虚实论》说:"精气夺则虚"。

3. 阴阳互损

因为阴阳之间互根互用,所以任何一方虚损到一定程度时,必然导致另一方的不足。如阳虚至不能化生阴气时,可出现阴虚的现象,即"阳损及阴"。同样,阴虚至不能化生阳气时,也可出现阳虚的现象,即"阴损及阳"。阳损及阴和阴损及阳在发展过程中,最终都可导致"阴阳俱虚"。

(四)指导疾病的诊断

《素问·阴阳应象大论》说:"善诊者,察色按脉,先别阴阳。"在辨证中明确阴阳才能抓住疾病的根本,才能正确分析、判断疾病的预后、转归等。

1. 分析四诊资料

望、闻、问、切四诊所搜集的资料,可根据阴阳理论概括其属性。

(1)望色泽辨阴阳 观察面部的颜色和光泽,可以辨别疾病的阴阳属性。色泽鲜艳、明亮者属阳,色泽晦暗者属阴。

(2)闻声息辨阴阳 听患者语言、声息等,辨别病情的阴阳属性。如语声高亢洪亮、言多而躁动不安者,多属实热证,为阳;语声低微无力、少言而蜷缩喜静者,多属虚寒证,为阴。

（3）问症状辨阴阳　通过询问,了解患者的饮食起居、喜好等情况,以辨别病证的阴阳属性。如身热恶热、喜食冷饮、躁动不安者,属阳;身寒喜暖、喜食热饮、蜷卧静默者,属阴。

（4）切脉象辨阴阳　以切脉部位分,寸部为阳,尺部为阴;以脉的至数分,数者为阳,迟者为阴;以脉之形状特点分,浮大洪滑等为阳,沉涩细小等为阴。

2.概括疾病证候

在临床中,还可用阴阳学说来认识疾病的本质,做到执简驭繁。在八纲辨证中,表证、热证、实证属阳;里证、寒证、虚证属阴。如患者表现为高热、烦渴、大汗出、脉洪大等,则为阳证;表现为畏寒肢冷、面色苍白、大便溏泻、脉沉迟等,则为阴证。

（五）指导疾病的治疗和调护

阴阳失调是疾病的基本病机,因此,根据阴阳的偏盛偏衰,调整阴阳,恢复其动态平衡是治疗和调护的基本原则之一。

1.阴阳偏胜的治疗和调护

阴阳偏胜形成的多是实证,故总的治疗原则是"实则泻之",即通过损其有余,协调阴阳,以达到恢复阴阳平衡的目的。阳偏胜导致阳胜则热的实热证用"热者寒之"的治法;阴偏胜导致阴胜则寒的实寒证用"寒者热之"的治法。

2.阴阳偏衰的治疗和调护

阴阳偏衰引起的多是虚证,故总的治疗原则是"虚则补之",即通过补其不足恢复阴阳平衡。阴偏衰导致阴虚则热的虚热证采用补其不足之阴气,当扶阴抑阳,采用滋阴之品进行治疗和调护,使阴阳恢复平衡状态,即所谓"壮水之主,以制阳光",《黄帝内经》称之为"阳病治阴"。阳偏衰导致阳虚则寒的虚寒证,当扶阳抑阴,采用补阳的方法,用温补助阳之品进行治疗和调护,使阴阳恢复平衡状态,即"益火之源,以消阴翳",《黄帝内经》称之为"阴病治阳"。

阴阳互损导致阴阳皆虚,故应采用阴阳同补的治疗原则。对阳损及阴导致的以阳虚为主的阴阳两虚证,当补阳为主,兼以滋阴;对阴损及阳导致的以阴虚为主的阴阳两虚证,当补阴为主,兼以扶阳。

（六）指导养生防病

养生又称"摄生",有保养生命之意,即人类通过各种方法,达到增强体质,提高机体抗病能力,延缓衰老的目的。中医学认为人体与自然界是统一的,因此自然界四时气候的阴阳变化与人体阴阳有着密切的关系。人们可通过导引、推拿、按摩、食疗、药补等方法调整自身的阴阳,使之与自然界阴阳变化相一致,从而达到"天人合一"的理想境界,减少疾病的发生,达到延年益寿的目的。

人体中阴阳的动态平衡,是生命活动的根本,故养生重在调理阴阳。善于养生者,就要使人体中的阴阳顺应四时气候和昼夜晨昏的阴阳变化,保持人与自然的协调统一。如根据春夏阳气升发,春夏养阳,秋冬阳气收敛,秋冬养阴。而对"能夏不能冬"的阳虚阴盛体质者,冬病夏治,夏用温热之品以预培其阳,则冬不易发病;对"能冬不能夏"的阴虚阳亢体质者,夏病冬治,冬宜用凉润之品以预养其阴,则夏不易发病。

（七）指导用药

明确药物的阴阳属性,对于选择合适的药物治疗疾病有重要的指导意义。药物的四气、五味、升降沉浮都可以用阴阳来划分（表2-2）。

四气是指药物的寒、热、温、凉四性。其中,寒、凉药物属阴,能减轻或消除热证;温、热药物属阳,能减轻或消除寒证。

五味是指酸、苦、甘、辛、咸。另外,还有淡味和涩味,故实际上不止五味,但习惯上仍称为"五味"。《素问·至真要大论》说:"辛甘发散为阳,酸苦涌泄为阴,咸味涌泄为阴,淡味渗泄为阳。"故一般认为,五味中辛、甘、淡三味属阳,酸、苦、咸三味属阴。

升降浮沉是指药物在体内发挥作用的趋向。升浮之药多具有上升发散的作用,故属阳;沉降之药多具有收涩、泻下、重镇的作用,故属阴。

临床用药就是针对病证的阴阳盛衰情况,根据药物性能的阴阳属性,选择相应的药物,以纠正阴阳的失调状态,从而达到治愈疾病之目的。

表2-2　药物阴阳属性归类表

属性	性能		
	四气	五味	升降浮沉
阳	温、热	辛、甘（淡）	升、浮
阴	凉、寒	酸、苦、咸	降、沉

第二节　五行学说

五行学说是研究木、火、土、金、水五类物质的内涵、特性、归类方法及生克乘侮规律,并用以解释宇宙万物发生、发展、变化及相互关系的一种古代哲学思想,属于中国古代唯物论和辩证法的范畴。五行学说认为世界是物质的,主要由木、火、土、金、水五种基本物质构成,自然界各种事物和现象的发展变化,都是这五种物质不断运动和相互作用的结果。

中医学在发展过程中,深受五行学说的影响。将五行学说应用于医学领域,可以阐释人体局部与局部、局部与整体、体表与内脏的有机联系以及人体与外界环境的统一,并用以说明人体的生理、病理变化,指导疾病的诊断和治疗。五行学说对中医理论体系的形成起了较大推动作用,对中医学的发展产生了深远的影响。

一、五行的基本概念

五指木、火、土、金、水五类基本物质,行指运动变化。五行,即木、火、土、金、水五种物质及其运动变化。

五行的最初含义与"五材"有关。我国古代劳动人民在长期的生活和生产实践中,认识到木、火、土、金、水是人们生活中不可缺少的五种最基本的物质。如《尚书正义》记载:"水火者,百姓之所饮食也;金木者,百姓之所兴作也;土者,万物之所资生也,是为人用。"《左传》说:"天生五材,民并用之,废一不可。"随着人们对物质世界认识的不断深化,进而对这五种物质的特性、相互关系、运动变化等加以抽象推演,才形成了五行学说。由此,五行学说中的"五行",不再特指木、火、土、金、水五类基本物质本身,而是一个抽象的哲学概念。古人以五行的抽象特性,采用取象比类和推演络绎的方法,来归纳和概括自然界的各种事物和现象,并以五行的"相生""相克"关系来解释各种事物和现象发生、发展变化的规律。

二、五行的特性及事物属性的五行归类

(一)五行的特性

古人在长期的生活和生产实践中,对木、火、土、金、水五类基本物质悉心观察,形成了对五行特性的直观、朴素认识。《尚书·洪范》载:"水曰润下,火曰炎上,木曰曲直,金曰从革,土爰稼穑。"在此基础上,进行抽象引申而逐步形成了对五行特性的基本认识。现将五行特性分述如下。

(1)木曰曲直 "曲",屈也;"直",伸也。曲直,是指树木的枝条具有生长、舒展、能屈能伸的特性。引申为凡具有生长、升发、条达、舒畅等性质或作用的事物和现象,均归属于木。

(2)火曰炎上 "炎",即焚烧、火热、光明之意;"上",即上升。炎上,是指火具有炎热、上升、光明的特性。引申为凡具有温热、升腾、光明等性质或作用的事物和现象,均归属于火。

(3)土爰稼穑 "爰",通"曰";"稼",即种植谷物;"穑",即收获谷物。稼穑,泛指土具有播种和收获农作物的作用。引申为凡具有生化、承载、受纳等性质或作用的事物和现象,均归属于土。故有"土为万物之母""万物土中生,万物土中灭"和"土载四行"之说。

(4)金曰从革 "从",顺也;"革",即变革。从革,是说金属是通过变革而产生的,即大多由矿石经过冶炼而来,故有"革土生金"之说。由于金属沉重、坚硬、锐利,且常被制成兵器用于杀戮,因而引申为凡具有肃杀、潜降、收敛等性质或作用的事物和现象,均归属于金。

(5)水曰润下 "润",即滋润、濡润;"下",即向下、下行。润下,是指水具有滋润、向下的特性。引申为凡具有滋润、下行、寒凉、闭藏等性质或作用的事物和现象,均归属于水。

从上述五行的特性可以看出,五行学说中的木、火、土、金、水已经不局限于这五种具体物质,而是五种物质属性的抽象概括。

(二)事物和现象的五行归类

五行学说以五行特性为依据,运用取象比类和推演络绎的方法,将自然界的各种事物和现象分别归属于木、火、土、金、水五类中,每一类事物和现象之间都有着相同或相似的特定属性,彼此构成了一定的联系(表2-3)。事物属性的五行归类,以五行为中心,以空间结构的五方、时间结构的五季、人体结构的五脏为基本框架,将自然界的各种事物和现象以及人体的生理病理现象,按其属性进行归纳,从而将人体的生命活动与自然界的事物或现象联系起来,形成了联系人体内外环境的五行结构系统,该系统充分说明了人体自身的统一性及人与自然环境的统一性。

(1)取象比类法 取象,即是从事物的形象(形态、作用、性质)中找出能够反映事物本质的特有征象;比类,即是以五行各自的抽象属性为基准,与某种事物所特有的征象相比较,以确定其五行归属。如以方位配五行:日出东方,与木升发的特性相似,故东方归属于木;南方炎热,与火的特性相类似,故南方归属于火;北方寒冷,与水之特性相类似,故北方归属于水;日落于西方,与金的特性相类似,故西方归属于金;中原地带土地肥沃,万物繁茂,与土之特性相类似,故中原归属于土。

(2)推演络绎法 即根据已知事物的五行归属,推演归纳其他未知的相关事物,从而确定这些事物的五行归属。如已知肝属木,由于肝与胆相表里、主筋、其华在爪、开窍于目,因此将

胆、筋、爪、目皆归属于木；心属火，小肠、脉、面、舌与心相关，故小肠、脉、面、舌归属于火；脾属土、胃、肌肉、口、唇与脾相关，故胃、肌肉、口、唇亦属于土；肺属金，大肠、皮肤、毛发、鼻与肺相关，故大肠、皮肤、毛发、鼻亦属于金；肾属于水，膀胱、骨、发、耳、二阴与肾相关，故膀胱、骨、发、耳、二阴亦属于水。

表 2 - 3   事物属性的五行归类

自然界							五行	人体						
五音	五味	五色	五化	五气	五方	五季		五脏	五腑	五官	五体	五志	五液	五脉
角	酸	青	生	风	东	春	木	肝	胆	目	筋	怒	泪	弦
徵	苦	赤	长	暑	南	夏	火	心	小肠	舌	脉	喜	汗	洪
宫	甘	黄	化	湿	中	长夏	土	脾	胃	口	肉	思	涎	缓
商	辛	白	收	燥	西	秋	金	肺	大肠	鼻	皮	悲	涕	浮
羽	咸	黑	藏	寒	北	冬	水	肾	膀胱	耳	骨	恐	唾	沉

三、五行学说的基本内容

五行之间的运动变化产生了相生、相克、制化的关系，从而构成了五行之间相互资生、助长、制约、对抗的复杂关系，使五行之间维持着相对的平衡协调，从而促进事物的发展变化。这种生克、制化的关系一旦破坏，则可出现五行之间的乘侮病理关系。

(一)五行相生

五行相生，是指木、火、土、金、水之间存在有序的递相资生、助长和促进的关系。其顺序依次是：木生火、火生土、土生金、金生水、水生木，五者依次资生，如环无端，周而复始(图 2 - 1)。

在相生关系中每一行都具有"生我""我生"的两面性。"生我"者为母，"我生"者为子。以火为例，"生我"者为木，木为火之"母"；由于火生土，故"我生"者为土，土为火之"子"。木与火是母子关系，火与土也是母子关系。

(二)五行相克

五行相克，是指木、火、土、金、水之间存在着有序的递相克制、制约的关系。五行相克的顺序是：木克土、土克水、水克火、火克金、金克木(图 2 - 1)。

在五行相克关系中每一行都具有"克我""我克"的两面性。"克我"者为我之"所不胜"，"我克"者为我之"所胜"。如木克土，木为土的"所不胜"；土克水，水为土的"所胜"。

因为五行之间存在生克关系，每一行都有"生我""我生""克我""我克"四个方面的关系，所以每一行既受他行的资助，又受他行的制约；其本身既可资助他行，也可制约他行。因此，每一行的变化，必然影响他行，同时也受他行的制约，从而使五行中的每一行都能保持相对平衡状态。

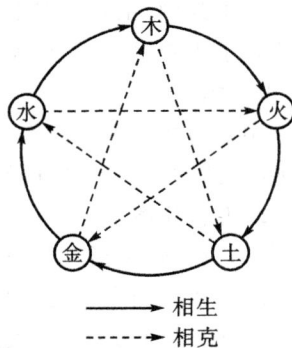

图 2 - 1   五行生克制化示意图

（三）五行制化

五行制化，是指五行之间既相互资生，又相互制约，维持五行之间平衡协调，推动事物间稳定有序的变化与发展。《素问·六微旨大论》说："亢则害，承乃制，制则生化。"五行中的某一行出现亢盛，则必有另一行对其进行制约，以防亢而为害，以此来维持事物协调发展，即在相生中有克制，在克制中求发展。具体来说，即木生火，火生土，而木又克土；火生土，土生金，而火又克金；土生金，金生水，而土又克水；金生水，水生木，而金又克木；水生木，木生火，而水又克火。如此循环往复。

（四）五行乘侮

五行乘侮是五行之间异常状态下的克制、制约关系。五行相克关系失调，就会出现"相乘"和"相侮"。

1. 五行相乘

五行相乘，是指五行中的某一行对其"所胜"一行的过度克制、制约，又称倍克。其顺序与五行相克顺序相一致，即木乘土、土乘水、水乘火、火乘金、金乘木（图2-2）。

导致五行相乘的原因有"太过"和"不及"两种情况。

"太过"是指五行中的某一行过于亢胜，对其"所胜"一行过度克制，引起其"所胜"一行的虚弱，从而导致五行之间的协调关系失常。如正常情况下，木能克土，土为木之所胜。若肝木旺盛表现为肝郁气逆等，对脾土克制太过，从而导致脾胃功能失调。这种由于木的亢盛所引起的相乘，称为"木旺乘土"。

"不及"是指五行中的某一行过于虚弱，难以抵抗其"所不胜"一行正常范围内的克制，结果使虚者更虚形成相乘。以木克土为例，正常情况下，木能制约土。若脾土虚衰，肝木虽然处于正常水平，脾土无力承受正常状态肝木的克制，因而造成木乘虚侵袭，使土更虚弱，称为"土虚木乘"。

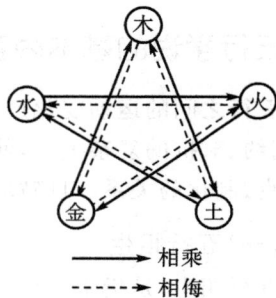

图2-2　五行乘侮关系示意图

相乘与相侮虽然在次序上相同，但本质上是有区别的。相克是五行之间的正常制约关系，相乘则是五行之间异常的制约关系。在人体，相克表示生理现象，相乘引起病理现象。

2. 五行相侮

五行相侮，是指五行中某一行对其"所不胜"之行的反向克制、制约，也称"反克""反侮"。其顺序与相克顺序相反，即木侮金、金侮火、火侮水、水侮土、土侮木（图2-2）。

导致相侮的原因有"太过"和"不及"两种情况。

"太过"所致的相侮是指五行中的某一行过于亢盛，使其"所不胜"一行不仅不能克制它，反而受到它的反向克制。以金克木为例，当肝木过于亢盛时，其"所不胜"一行肺金受到反向克制、制约，称为"木亢侮金"。

"不及"所致的相侮是指五行中某一行过于虚弱，不仅不能制约其"所胜"的一行，反而受到其"所胜"一行的"反克"。以木克土为例，当肝木虚弱、无力克土，受到正常状态下的脾土反向克制、制约，称为"木虚土侮"。

总之，五行的相乘和相侮，都是异常克制的病理现象，两者之间既有区别又有联系。相乘是按五行的相克顺序发生的异常克制现象,相侮则是按五行相克顺序相反方向发生的异常克制现象。相乘和相侮也可同时发生,发生相乘时,也可同时发生相侮。如当肝木过于强盛时,既可以乘土,又可以侮肺金;肺金虚时,既可受到肝木的反侮,又可受到心火的相乘。

（五）母子相及

母子相及是指五行中相生关系异常时出现的变化,表现为"母病及子""子病及母"。

1. 母病及子

母病及子,是指五行中的某一行异常累及其子行,出现母子两行皆异常。例如,水生木,肾水为肝木之母,肝木为肾水之子。如肾阴亏损不能滋养肝木,致肝阴不足,即水不能生木,导致木也虚弱,最终水竭木枯,母子皆衰,称为母病及子。

2. 子病及母

子病及母,是指五行中的某一行异常,殃及其母行。如肝阴不足,不能涵养肝阳,形成肝火旺盛,肝阳亢逆,日久损伤肾阴,最终导致子母两行皆衰,称为子病及母。

四、五行学说在中医护理学中的应用

中医护理学主要运用五脏之间的生克乘侮的变化规律,来阐述人体的生理、病理现象,并指导临床疾病的诊断、治疗及调护。

（一）说明五脏的生理功能及相互关系

1. 说明五脏的生理特点

按事物五行的归类方法,将人体的五脏分别归属于五行,并用五行的特性来说明五脏的生理功能。如木有生长、升发、条达、舒畅的特性,肝喜条达而恶抑郁,具有疏泄的功能,故肝属木。火有温热、炎上的特性,心阳亦有温煦之功,故心属火。土性敦厚,化生万物,脾主运化水谷,化生精微以营养全身五脏六腑、四肢百骸,故脾属土。金性收敛、清肃,肺具有肃降的特性,以降为顺,故肺属金。水性滋润,有寒凉、闭藏的特性,肾藏精,有封藏之性,故肾属水。

2. 构建天人一体的五脏系统

中医五行学说将人体脏腑、组织、形体、官窍及精神活动,与自然界中的五方、五气、五味等联系起来,形成了以五脏为中心,人体与自然界相统一的"天人一体"的整体观。《素问·阴阳应象大论》曰:"东方生风,风生木,木生酸,酸生肝,肝生筋……肝主目。"《素问·金匮真言论》曰:"东方青色,入通于肝,开窍于目,藏精于肝,其病惊骇,其味酸,其类草木……是以知病之在筋也。"指出自然界的东方、春季、青色、风气、酸味等属木,通过五行的木与人体的肝、筋、目联系起来,构筑了人体内外的肝木系统,体现了天人相应的整体观念。

3. 说明五脏之间的生理联系

（1）说明五脏之间的相生关系　木生火,即肝资助心,肝血充足,疏泄有度,心行血才能正常。火生土,即心助脾,心阳可温煦脾阳,助脾之运化。土生金,即脾生肺,脾化生水谷精微以养肺。金生水,即肺助肾,肺阴充足以养肾阴,肺气肃降以助肾纳气。水生木,即肾助肝,肾藏精以养肝血,肾阴滋养肝阴,以防肝阳上亢。

（2）说明五脏之间的制约关系　木克土,即肝克脾,肝气疏泄,调畅气机可以协调脾胃的升降,促进脾胃的运化,以防脾气壅滞。土克水,即脾克肾,脾阳运化水液,防止肾虚水泛。水克火,即肾克心,肾水上济于心,以防心火过亢。火克金,即心克肺,心火之温煦,以防肺气清肃太过。金克木，即肺克肝，肺之肃降，可制约肝阳的上亢。

（3）说明五脏之间的协调平衡 五脏中的每一脏都具有"生我""我生""克我""我克"的生理联系，每一脏都有相生、相克之脏，使之生化有源，制约有度，不至于过虚或过亢，从而维持五脏整体系统的协调平衡。

但是五行的特性并不能完全说明五脏的所有功能，而五行的生克制化也难以解释五脏间复杂的生理联系。因此，不能只局限于用五行相生相克的理论阐释五脏之间的复杂关系。

（二）说明五脏的病理变化

五行学说不仅可用以说明生理情况下五脏间的相互联系，而且还可用以说明五脏间病理情况下的相互影响。脏腑之间病变的相互影响，也可称为传变。以五行学说阐释五脏病变的相互传变，可分为相生关系的传变和相克关系的传变两个方面。

1. 相生关系的传变

相生关系的传变主要包括母病及子和子病及母两个方面。

（1）母病及子 指疾病的传变由母脏传及子脏。如肝属木，心属火，若肝血不足，不能涵养肝阳，形成肝阳上亢，上扰心神，属母病及子。母病及子多见于母脏不足累及子脏亏损，形成母子两脏皆虚的病证。

（2）子病及母 指疾病的传变由子脏传及母脏。如肝属木，心属火，木生火，若心火亢盛，引动肝火，形成心肝火旺，属子病及母。子病及母既有母子两脏同虚的虚证，也有子脏亢盛导致母脏亦盛的实证，还可见于子盛母虚的虚实夹杂证。

2. 相克关系的传变

相克关系的传变包括相乘和相侮两个方面。

（1）相乘 指五脏中某一脏过强或其所胜一脏过弱，导致某一脏对其所胜一脏过度克制的病理现象。如肝属木，脾属土，木能克土。若肝木过亢，肝气横逆，可犯胃乘脾，而形成肝脾不和证，即属木旺乘土。

（2）相侮 指五脏中某一脏过强或其所不胜一脏过弱，导致某一脏对其所不胜一脏反向克制的病理现象。如肺属金，肝属木，金能克木。若肝木过于旺盛，肺金无力制约肝木，肝木可上逆而影响肺金，形成肝火犯肺证，称为"木火刑金"。

在临床上，由于邪气、患者的体质、疾病本身规律等的不同，疾病的传变有时并不完全按照五行的生克乘侮规律传变。因此，应从具体情况出发，才能真正把握疾病的传变规律，有效防治疾病。

（三）指导疾病的诊断

人体是一个有机整体，内脏的病变可以反映到相应的体表组织器官，出现色泽、声音、形态、脉象等方面的异常。正如《灵枢·本藏》所说："视其外应，以知其内脏。"五行学说把五脏与五色、五音、五味等以五行分类归属联系起来，因而在临床诊断疾病时，可以综合望、闻、问、切四诊所得到的资料，按五行归属及生克乘侮规律，来推断病情。如面见赤色，口苦，脉洪属心病；面见青色，喜酸，脉弦属肝病；脾虚患者，若面见青色，为木来乘土，是脾虚肝乘。

五行学说还将色、脉结合起来，以五行的生克乘侮规律来推断病情的顺逆。色脉相合，其病为顺；若见其色，不得其脉，得相克之脉则死，得相生之脉则生。如肝病色青见脉弦，为色脉相合，其病顺。若肝病反见浮脉，则属克己之脉，其病为逆，预后不佳；若得沉脉则属生己之脉，其病为顺,预后较好。

(四)指导疾病的治疗

中医学利用五行学说指导疾病的治疗,主要体现在以下几个方面。

1. 控制疾病的传变

五脏之间存在着生克乘侮的关系,一脏有病,可传及他脏而发病。因此,在临床诊治疾病过程中,可运用五行生克乘侮关系来推断和概括疾病的传变规律,以制订防治措施。如肝气太过时,每多犯及脾胃,故治疗时除了疏肝平肝以外,还应健脾护胃,以防肝病传至脾胃。正如《难经·七十七难》所说:"见肝之病,则知肝当传之于脾,故先实其脾气。"

疾病的传变是一个复杂的过程,在临床实践中,既要根据五行的生克乘侮传变规律来推测疾病的传变,治病防变,又要具体病情具体分析,辨证论治。

2. 确定治则治法

五行学说不仅可用于指导疾病的诊断和预防,还可根据五行的生克乘侮规律来确定治疗疾病的原则和方法。

(1)根据相生关系确定的治则治法 根据相生关系确定的治疗原则包括"虚则补其母"和"实则泻其子"。"补母",适用于母子关系的虚证。"泻子",适用于母子关系的实证。

根据"虚则补其母"的原则所确定的常用治疗方法如下。

滋水涵木法 又称滋肾养肝法或滋补肝肾法,是滋肾阴以养肝阴的方法,适用于肾阴虚损而肝阴不足或肝阳上亢之证。

益火补土法 又称温肾健脾法或温补脾肾法,是温肾阳以助脾阳的方法,适用于肾阳衰微而脾阳不足,或脾阳亏虚,久病及肾的脾肾阳虚证。心属火,脾属土,"益火补土",本应理解为补心火以生脾土。但自从命门学说兴起之后,益火补土法中的"火"专指肾阳(或命门之火)而言,"益火补土"指温肾阳而补脾阳,不再指心火与脾土的关系。

培土生金法 又称健脾补肺法,是健脾气以补肺气的方法,适用于脾气虚弱,后天不足,造成肺脾俱虚的证候,或肺气虚而引起的肺脾两虚证。

金水相生法 又称滋养肺肾法,是滋养肺肾之阴的方法,适用于肺阴亏虚不能滋养肾阴,或肾阴不足,不能涵养肺阴而致的肺肾阴虚证。

根据"实则泻其子"的原则所确定的常用治疗方法如下。

肝火泻心法 是用清心火以治疗肝火旺盛的方法,适用于心肝火旺证。

利水祛痰法 是用利水以治疗肺实痰壅的方法,适用于肺肾同病,痰气壅滞,咳逆上气之证。

心火泻胃法 是用泻胃火以治疗心火旺的方法,适用于胃腑有热,熏蒸于心而致的神志不宁。

(2)根据相克规律确定的治则治法 根据相克规律确定的治疗原则包括"抑强"和"扶弱"。抑强适用于相克"太过"引起的相乘、相侮,扶弱适用于相克"不及"引起的相乘、相侮。常用治疗方法主要有以下几种。

抑木扶土法 又称疏肝健脾法或平肝和胃法,是通过疏肝、平肝,佐以健脾等法治疗肝旺脾虚证的方法,适用于木旺乘土或土虚木乘之证。通过抑制肝木的过旺,扶助脾土的不足,使两者之间恢复正常协调关系。临床应用时,根据具体情况的不同,抑木和扶土也应有所侧重。

如用于木旺乘土时,则以抑木为主,扶土为辅;若用于土虚木乘时,则应以扶土为主,抑木为辅。

培土制水法 又称敦土利水法,是通过补脾阳或温肾健脾以治疗水湿停滞病证的方法,适用于脾虚不运,水湿泛滥而致的水肿胀满之候。

佐金平木法 又称滋肺清肝法,是滋肺阴以清肝火的方法,适用于肝火犯肺证。

泻南补北法 又称泻火补水法或滋阴降火法,是用泻心火补肾水以治疗心肾不交病证的方法,适用于肾阴不足,心火偏亢,水火失济的心肾不交证。

3.指导脏腑用药

根据五行的分类归属方法,中药的五色、五味与人体的五脏都可分属于五行,从而使药物与五脏有了一种相应关系。根据五行的划分,不同的颜色、性味归属不同的脏。如青色、酸味入肝;赤色、苦味入心;黄色、甘味入脾;白色、辛味入肺;黑色、咸味入肾。临床上可根据不同的脏腑病证,选择相应的药物治疗,并且在日常生活中,可以根据不同的脏腑选用五味进行调理。如肝阴不足,则多食酸味以调补之;脾胃湿热,当少用或忌用甘味;肾虚水泛,当少食咸味。

4.针灸取穴

针灸学中将手、足十二经近手、足末端的井、荥、输、经、合"五输穴",归属于木、火、土、金、水五行。在针灸治疗中,根据病情也常用五行的生克乘侮规律来选穴治疗。如治疗肝虚证时,根据"虚则补其母"的原则,取肾经的合穴(水穴)阴谷,或本经合穴(水穴)曲泉进行治疗。若治疗肝实证,根据"实则泻其子"的原则,取心经荥穴(火穴)少府,或本经荥穴(火穴)行间治疗,以达到补虚泻实,恢复脏腑正常功能之效。

5.指导情志病证的治疗

脏腑和情志同归属于五行,不同的情志变化之间也有着相生相克的关系。因此,临床上可运用不同情志变化间的相互制约关系,来治疗精神情志病证。如怒伤肝,悲胜怒(金克木);喜伤心,恐胜喜(水克火);思伤脾,怒胜思(木克土);忧伤肺,喜胜忧(火克金);恐伤肾,思胜恐(土克水)。这种利用情志间的相互制约关系治疗精神情志病证的方法,就是所谓的"以情胜情"法。

目标检测

一、单项选择题

1.阴阳交感是指( )

  A.阴阳二气的和谐状况   B.阴阳二气是运动的   C.阴阳二气的相互运动

  D.阴阳二气在运动中相互感应而交合的过程   E.阴阳二气的对峙

2.天地阴阳二气交感是万物发生和变化的( )

  A.结果   B.根由   C.形式   D.物质   E.现象

3."无阳则阴无以生,无阴则阳无以化"说明阴阳的( )

  A.交互感应   B.对立制约   C.互根互用   D.消长平衡   E.相互转化

4.根据阴阳属性的可分性,五脏中属于阴中之阳的脏是( )

  A.心   B.肺   C.肝   D.脾   E.肾

5.根据阴阳属性的可分性,一日之中属于阳中之阴的是( )

  A.上午   B.下午   C.前半夜   D.后半夜   E.以上均非

6."亢则害,承乃制"是说明五行间的( )

A. 相生　　　　　B. 相克　　　　　C. 相乘　　　　　D. 相侮　　　　　E. 制化

7. "见肝之病,知肝传脾",从五行之间的相互关系看,其所指内容是(　　　)

A. 木疏土　　　　B. 木克土　　　　C. 木乘土　　　　D. 木侮土　　　　E. 土侮木

8. 脾病传肾属于(　　　)

A. 相生　　　　　B. 相克　　　　　C. 相乘　　　　　D. 相侮　　　　　E. 母病及子

9. 属于"子病及母"的是(　　　)

A. 脾病及肺　　　B. 脾病及肾　　　C. 肝病及肾　　　D. 肝病及心　　　E. 肺病及肾

10. 根据五行相生规律确立的治法是(　　　)

A. 培土生金法　　B. 佐金平木法　　C. 泻南补北法　　D. 抑木扶土法　　E. 培土制水法

11. 阴阳转化是(　　　)

A. 绝对的　　　　B. 相对的　　　　C. 稳定的　　　　D. 无条件的　　　E. 有条件的

12. 属于阴的属性有(　　　)

A. 温煦　　　　　B. 兴奋　　　　　C. 明亮　　　　　D. 潜藏　　　　　E. 上升

13. 阴阳的相对性表现在(　　　)

A. 阳制约阴　　　　　　　　B. 阴消则阳长　　　　　　　C. 阴根于阳

D. 阴阳的相互转化　　　　　E. 阴阳交感

14. 五行学说的基本内容不包括(　　　)

A. 五行的特性　　　　　　　B. 五行的生克制化　　　　　C. 母子相及

D. 五行的相侮　　　　　　　E. 五行的相乘

15. 根据相克规律确立的治法是(　　　)

A. 培土制水法　　B. 益火补土法　　C. 滋水涵木法　　D. 金水相生法　　E. 培土生金法

二、简答题

1. 阴阳学说的基本内容包括哪些?

2. 简述五行相乘的概念及次序。导致五行相乘的原因有哪些?

3. 简述五行相侮的概念及次序。导致五行相侮的原因有哪些?

4. 阴阳学说在中医护理学中的应用可概括为几个方面?

5. 五行学说在中医护理学中的应用可概括为几个方面?

第三章 气、血、津液

🔥 学习目标

【学习目的】 通过学习气、血、津液的概念与生理功能等,熟知气、血、津液在人体中的重要作用,为气血津液辨证施护的学习打下基础。

【知识要求】 掌握气的概念、生成、功能及分类,血、津液的概念、生成、运行和生理功能。了解气、血、津液之间的关系。

【能力要求】 能运用气、血、津液的相关知识解释人体的生理活动和病理变化。

气、血、津液是构成人体和维持人体生命活动的基本物质。气是不断运动、具有很强活力的精微物质;血是运行于脉内、富有营养的红色液态物质;津液是人体内一切正常水液的总称。从阴阳属性上来说,气对人体具有推动、温煦等作用,属阳;血和津液为液态物质,具有滋润、濡养等作用,属阴。

人体的脏腑、经络、形体、官窍等组织器官,有赖于气、血、津液提供能量,以进行正常的生理活动,而气、血、津液的生成及其输布、排泄,又有赖于脏腑、经络、形体、官窍等组织器官的正常生理活动。因此,气、血、津液与脏腑、经络、形体、官窍之间,生理上相互依存,病理上相互影响,有着极为密切的关系。

此外,构成人体的基本物质还有"精"。精有广义和狭义之分。广义之精,泛指构成人体和维持人体生命活动的精微物质,包括气、血、津液和从饮食物中摄取的水谷精微等。狭义之精,藏之于肾,即生殖之精。精藏于肾,将在第三章藏象中介绍,本章不再赘述。

第一节 气

一、气的基本概念

气是不断运动、具有很强活力的精微物质,是构成人体和维持人体生命活动的基本物质之一。

古代哲学家认为,气是构成世界的最基本的物质,宇宙间一切事物都是由气运动变化而产生的。古代医学家把这种观点引进医学领域,在中医学中逐渐形成了气的基本概念。《素问·宝命全形论》说:"人以天地之气生,四时之法成""天气合气,命之曰人",即指出人是自然界的产物,人的形成实际上是以"气"为基本物质基础的。《素问·六节藏象论》说:"天食人以五气,地食人以五味……气合而生,津液相成,神乃生。"指出人的生命活动是从"天地之气"中摄取营养成分,以养五脏,维持机体的正常生理功能。

二、气的生成

人体的气来源于三个方面:一是先天之气,禀受于父母,源于父母生殖之精;二是水谷之气,来源于饮食物,经脾胃运化而来;三为自然界清气,经肺吸入。三者结合起来,构成人体之气。先天之气,依赖于肾藏精的生理功能,才能充分发挥其生理效应;水谷之气,依赖于脾胃的运化功能,才能从饮食物中摄取化生;自然界中的清气,则依赖于肺的呼吸功能才能吸入。因此,气的生成除与先天禀赋、后天饮食营养以及自然环境状况有关外,还与肺、脾胃、肾的生理功能密切相关。肾、肺和脾胃的功能正常,气的生成才能正常。在气的生成过程中,脾胃的运化功能尤为重要,脾胃为气血生化之源,人体必须依赖脾胃运化的水谷精微以营养全身,而且先天之气也依赖水谷之气的充养,才能发挥正常的生理效应。因此,《灵枢·五味》曰:"故谷不入半日则气衰,一日则气少矣。"

三、气的运动

人体的气是不断运动着的具有很强活力的精微物质,它运行于全身,内至五脏六腑,外达筋骨皮毛,推动和激发人体的各种生理活动。

气的运动,称为"气机"。气的运动形式,虽然多种多样,但升、降、出、入是其最基本的形式,即气向上、向下、向外、向内运行。气的升与降、出与入广泛存在于机体内部,人体的脏腑、经络等组织器官都是气升、降、出、入的场所。气的升降出入运动,是人体生命活动的根本,气的升降出入运动一旦停止,也就意味着生命活动的终止。

从局部来看,气的升与降、出与入,各有侧重,如肝、脾主升,肺、胃主降等。从整个机体的生理活动来看,则升与降、出与入之间必须协调平衡,人体之气才能正常运行,各脏腑方能维持正常的生理活动。因此,气的升降出入运动是协调各种生理功能的一个重要环节。

> **知识链接**
>
> 由于气的运动形式多样,故"气机失调"的形式也很复杂,主要有以下几种。
>
> 气逆　气的上升运动太过,称为气逆,可出现头晕头胀、面红目赤,甚至昏迷、半身瘫痪、口角㖞斜等症,或泛酸、恶心、呕吐、咳嗽等症。
>
> 气陷　气的上升不及或下降太过,称为气陷,可出现头晕、健忘、眼前发黑、精神不振等症,或出现腹泻、小便频数、脏器脱垂等症。
>
> 气滞　气的运动受阻,在局部发生停滞,称为气滞,最典型的症状就是胀痛,如乳房胀痛、腹胀痛、头胀痛等。
>
> 气脱　气的外出太过而不能内守时,称为气脱,可见面色苍白、汗出不止、目闭口开、全身瘫软、二便失禁、四肢厥冷、脉微欲绝等危重症状。
>
> 气闭　气不能外达而闭塞于内时,称为气闭,可出现突然昏厥、不省人事、四肢逆冷等危重症状。

在生理上,气的运动应该通畅无阻,气的升降出入之间应协调平衡,这样,气的运动才是正常的,称为"气机调畅";而气的运动出现异常变化,升降出入之间失去协调平衡时,称为"气机失调",则为病理状态。

四、气的功能

气的生理功能主要有五个方面。

(一)推动作用

气的推动作用,是指气具有推动和激发作用。人体的生长发育与生殖,各脏腑、经络等组织器官的生理活动,以及血的生成、运行,津液的生成、输布和排泄等,均有赖于气的推动和激发作用。如果气的推动作用减弱,就会影响人体的生长、发育与生殖;使血、津液的生成不足,或运行迟缓,输布、排泄障碍;使脏腑、经络等组织器官的生理活动减弱,从而出现一系列的病理变化。

(二)温养作用

气的温养作用,是指气对脏腑、经络等组织器官具有温煦和营养的作用。气的温煦作用主要体现在:一是维持人体正常体温的恒定;二是温煦各脏腑、经络等组织器官以维持正常的生理活动;三是促进血和津液等液态物质的正常循行,即所谓"得温而行,得寒而凝"。如果气的温煦作用失常,则可出现畏寒喜暖、四肢不温、体温低下、脏腑功能减退、血和津液等运行迟缓的寒性病理变化。气的营养作用主要指由脾胃化生的水谷之气对脏腑、经络等组织的营养功能。如营气是水谷之气中的精专部分,通过经络输布全身,以发挥营养作用。

(三)防御作用

气的防御作用,是指气有卫护肌表,防御邪气的作用。气一方面可抵御外邪的入侵,另一方面能与侵入人体的病邪做斗争,驱邪外出。因此,《素问·刺法论》中说:"正气存内,邪不可干",即气的防御功能正常时,邪气不容易侵入;当气的防御作用减弱时,机体抵御邪气的能力降低,外邪容易侵入人体,机体易患疾病,或机体患病后难以痊愈。所以,气的防御作用与疾病的发生、发展和预后有着非常密切的关系。

(四)固摄作用

气的固摄作用,是指气对体内精、血、津液等液态物质和腹腔脏器等具有固护统摄、控制作用。具体表现如下。

(1)固摄血液,防止血液溢出脉外,保证血液在脉中的正常循行。

(2)固摄汗液、尿液、唾液、胃液等,控制其分泌量或排泄量,防止体液的无故丢失。

(3)固摄精液,防止妄泄。

(4)固定内脏,以维持其固定的位置,使之相对稳定而不下移。

如果气的固摄作用减弱,就会导致体内液态物质大量丢失、脏器下垂等病理变化。气不摄血可出现各种出血证,如便血、尿血、崩漏等;气不摄津可出现自汗、久泻、小便失禁等;气不摄精可出现滑精、早泄等;气虚下陷可出现胃下垂、肾下垂、子宫脱垂、脱肛等。

气的固摄和推动作用是相反相成,相互协调的。气一方面能推动液态物质运行、输布、排泄;另一方面,气又可固摄体内的液态物质,防止其无故流失。这两方面作用的相互协调,构成了气对体内液态物质正常运行、分泌、排泄的调节和控制机制,从而维持其正常的代谢。

(五)气化作用

气化作用,是指气的运动而产生的各种变化。具体来说,是指精、气、血、津液各自的新陈代谢及其相互转化。如饮食物转化成水谷精微,然后再化生成气、血、津液等;津液经过代谢,转化成汗液和尿液而排出体外;饮食物经过消化和吸收后,其残渣化成糟粕排出等,都是气化作用的具体表现。如果气化功能失常,则影响整个代谢过程的正常进行,从而引起各种代谢异常的病变。

气的功能虽然各不相同,但都是人体生命活动中不可缺少的,它们密切配合,相互为用,共同维持着人体生理活动的正常进行。

五、气的分类

人体的气从整体而言,是由先天之气、水谷之气和自然界的清气组成的,但由于各自来源、分布部位和功能的不同,因此又可以分为元气、宗气、营气和卫气四种。

(一)元气

元气又名"真气""原气",是人体最根本、最重要的气,也是人体生命活动的原动力。

1. 生成和分布

元气根源于肾,主要由肾精所化,即从父母禀受先天之精,经肾的气化作用和后天水谷之气的充养而生成,即所谓来源于先天,滋养于后天。元气的盛衰,与先天禀赋有着直接的关系,同时也与脾胃运化水谷之精的功能有关,即与肾及脾胃功能密切相关。元气形成以后,以三焦为通道而运于全身,内至五脏六腑,外达肌肤腠理,分布于机体的各个部位而发挥其功能。

2. 主要功能

元气的功能是推动人体的生长、发育,温煦和激发各个脏腑、经络等组织器官的生理活动。所以元气是人体生命活动的原动力,是维持生命活动的最基本物质。机体的元气充沛,则各脏腑、经络等组织器官功能旺盛,机体强健而少病,若元气的生成不足或后天失养,或耗损太过时,就会使元气虚衰,致使人体发育迟缓、各脏腑组织功能低下,产生各种病变。

(二)宗气

宗气是积于胸中之气,其积聚之处称为"上气海"。

1. 生成和分布

宗气是由脾胃运化生成的水谷之气与肺从自然界吸入的清气,两者相互结合而成的。因此,脾胃的运化功能与肺的呼吸功能正常与否,直接影响着宗气的盛衰。宗气生成之后,聚集于胸中,一方面上出于肺,由肺贯入心脉并布散全身;另一方面,上出喉咙,下蓄于丹田,并经气街注入足阳明胃经。

2. 主要功能

宗气的功能主要表现在两个方面。一是行呼吸:上出咽喉,促进肺的呼吸运动,与语言、声音的强弱有关。宗气充盛,呼吸徐缓而均匀,语言清晰,声音洪亮。二是行血气:宗气贯注于心脉,协助心气推动心脏搏动,推动血液运行等。故气血运行、心搏力量和节律等都与宗气有关。宗气充盛,脉搏徐缓有力,节律一致。宗气不足主要责于肺和脾胃等脏腑,其病理改变多反映心、肺两脏的功能失调,如出现呼吸微弱、语言低微、血行缓慢等。古人常通过诊察"虚里"部位以了解宗气的盛衰。"虚里"位于左乳下,相当于心尖搏动的部位。虚里搏动正常,表明宗气充盛;如果搏动躁急,引衣而动,是宗气大虚;若虚里搏动消失,是宗气亡绝。

另外,宗气可沿三焦向下,蓄于丹田,以资先天元气。

(三)营气

营气是行于脉中,具有营养作用的气。营气富有营养,在脉中营运不休。由于营气与血同行脉中,关系密切,故常常"营血"并称。

1. 生成及分布

营气来源于脾胃运化的水谷精微。水谷之精化为水谷之气,其中由精华部分所化生的为营气。营气运行于血脉之中,内入脏腑,外达肢节,周流全身,终而复始,营周不休。

2. 主要功能

营气的主要功能包括两个方面。一是化生血液:营气注入脉中而成为血液。《灵枢·邪客》曰:"营气者,泌其津液,注之于脉,化以为血。"说明营气与津液调和,共注脉中,化成血液,并保持血液量的恒定。二是营养全身:营气循脉流注全身,为脏腑、经络等组织器官的生理活动提供营养物质,滋养五脏六腑,灌溉皮毛筋骨。如营气亏少,则会引起血液亏虚,全身脏腑组织得不到营养而造成生理功能减退。

(四)卫气

卫气是运行脉外,具有保卫作用的气。卫气与营气相对而言,属于阳,故又称为"卫阳"。

1. 生成及分布

卫气来源于脾胃运化的水谷精微。水谷之精化为水谷之气,其中慓悍滑利部分化生为卫气。卫气行于脉外,其活动力强,流动迅速。因此,它不受脉管的约束,分布于皮肤、分肉之间。

2. 主要功能

卫气的功能主要表现在三个方面。一是护卫肌表,起到保卫作用,防御外邪的侵入。卫气充盛,则能护卫肌表,不易招致外邪侵袭。二是温养脏腑、肌肉、皮毛等,保证脏腑、肌表的生理活动得以正常进行。卫气充足,温煦机体,维持人体体温相对恒定。三是调节控制肌腠的开闭和汗液的排泄。通过汗液的排泄,使机体维持相对恒定的体温,保证机体内外环境之间的协调平衡。正如《灵枢·本藏》所说:"卫气者,所以温分肉,充皮肤,肥腠理,司开阖者也。"当卫气虚弱时,防御能力下降,调控腠理功能失职,可出现易感冒、自汗出,或无汗或有汗,多汗恶风等症状。

📖 知识链接

营气和卫气都来源于水谷精微,由脾胃所化生。营气性质精纯,富有营养;卫气性质慓疾滑利,易于流行。营气行于脉中,卫气行于脉外。营气化生血液,具有营养全身的作用;卫气具有温养脏腑、卫护肌表的功能。营主内守而属阴,卫主卫外而属阳,二者之间的运行必须协调配合才能维持正常的生理作用。反之,若营卫不和,可出现恶寒发热、无汗或有汗、抗病能力下降等表现。

第二节 血

一、血的基本概念

血是循行于脉管中富有营养的红色液态物质,是构成人体和维持人体生命活动的基本物质之一,对机体具有营养和滋润作用。脉是血液循行的管道,称为"血府",血必须循行于脉中才能发挥其生理功能。血循脉流于全身,发挥其营养和滋润作用,为脏腑、经络、形体、官窍提供营养,维持其生理活动。在某些因素的作用下,血液不能在脉内循行而溢出脉外时,称为"出血"或"离经之血"。离经之血若不能及时吸收、消散或排出而积于体内,则成为"瘀血"。离经之血和瘀血均失去了血液正常的功能。

二、血的生成

血,主要由营气和津液所组成。营气和津液都来自脾胃运化而生成的水谷精微,所以说脾胃是气血生化之源。即《灵枢·决气》所说:"中焦受气取汁,变化而赤,是谓血。"说明了脾胃(中焦)的运化功能在血液生成过程中的地位和作用。所以,饮食营养的优劣和脾胃运化功能的强弱均可影响血液的生成。

此外,精和血之间还存在着相互资生和相互转化的关系。肾藏精,精生髓,精髓是化生血液的基本物质之一。精藏于肾,血藏于肝,肾精充盈,则肝有所养,血有所充。肝的藏血充足,则肾有所滋,故有"肝肾同源""精血同源"之说。

三、血的运行

血液的正常运行必须具备三个条件:一是血液充盈,寒温适度;二是脉管通畅完好;三是心、肺、脾、肝四脏功能正常,特别是心脏功能尤为重要。

心主血脉,是血液运行的动力。血液能正常地在脉管中按一定方向循行,主要靠心气的推动,心气充足与否在血液循行中起着主导作用。

肺朝百脉,全身的血液都要通过经脉而汇聚于肺,通过肺的呼吸及肺气的宣降作用,将血液通过百脉而输布于全身。肺可调节气的升降出入,因而能辅助心推动和调节血液的运行。

肝主疏泄,调畅气机,贮藏血液,调节全身各处的血流量,保持血流通畅,维持血的循行正常,并使各组织器官的血流量维持在一个恒定的水平。

脾统血,在脾气的统摄作用下,血液正常地循行于脉中而不致溢出脉外。

总之,在血的运行过程中需要两种力量,即推动力和固摄力。推动力是血液循行的动力,体现在心主血脉、肺朝百脉和肝主疏泄等方面。固摄力是保障血液不致溢出脉外的因素,体现在脾主统血、肝主藏血等方面。这两种力量的协调平衡维持着血的正常循行。若推动力不足,则可出现血流不畅、瘀血等;若固摄力不足,则可出现血溢脉外,导致各种出血证。可见,心、肺、肝、脾等脏生理功能的相互协调与密切配合,共同保证了血的正常运行。

四、血的功能

血具有营养和滋润全身的生理功能,是神志活动的物质基础。

(一)营养和滋润作用

血由水谷精微所化生,含有人体所需的丰富的营养物质。血在脉中循行,内至五脏六腑,外达皮肉筋骨,运行不息,对全身各脏腑起营养和滋润作用,以维持其正常的生理功能,保证人体生命活动的正常进行。《素问·五藏生成》曰:"目受血而能视,足受血而能步,掌受血而能握,指受血而能摄。"说明了机体感觉和运动功能的正常必须依赖于血的营养和滋润。《难经·二十二难》曰:"血主濡之。"概括地说明了血有营养和滋润的作用。血的营养和滋润作用可以从面色、肌肉、皮肤、毛发等方面反映出来。血量充足,营养、滋润作用正常,则表现为面色红润、肌肉丰厚壮实、皮肤和毛发有光泽、感觉灵敏、运动自如等。当血量亏少,血的营养滋润作用减弱时,机体除脏腑功能低下外,还可表现为面色苍白不华、肌肤干燥、肢体麻木、运动无力等。

(二)神志活动的物质基础

血是人体神志活动的主要物质基础,故《素问·八正神明论》指出:"血气者,人之神,不可不谨养。"人体的神志活动必须依赖于血液的营养,只有血液充盛,才能产生充沛的、舒畅的神志活动。血气充盈,血脉调和,则人的精力充沛,神志清晰,感觉灵敏,活动自如。所以不论何种原因形成的血虚、血热或血液运行异常,均可出现不同程度的神志方面的症状,如精神不振、失眠、多梦、健忘、烦躁,甚至神志恍惚、惊悸、昏迷等。

第三节　津　液

一、津液的基本概念

津液是机体一切正常水液的总称,包括各脏腑组织的体液及其正常的分泌物,如胃液、涎液、涕和泪等。津液是构成人体和维持人体生命活动的基本物质之一。

津与液虽同属水液,但在性状、功能及其分布部位等方面又有所区别。质地清稀,流动性较大,主要布散于体表皮肤、肌肉和孔窍等部位,并能渗入血脉之内,起滋润作用的称为津;质地较稠厚,流动性较小,主要灌注于骨节、脏腑、脑、髓等组织,起濡养作用的称为液。由于津和液均源于饮食水谷,有赖于脾胃的运化而化生,两者在代谢过程中又可以相互转化,在病理过程中还可以相互影响,因此常常津液并称,不予严格区分。

二、津液的生成、输布与排泄

津液在体内的代谢包括生成、输布和排泄等一系列复杂的过程。这一过程是众多脏腑共同参与,相互协调的结果。《素问·经脉别论》对此做了简明的概括:"饮入于胃,游溢精气,上输于脾,脾气散精,上归于肺,通调水道,下输膀胱,水精四布,五经并行。"

(一)津液的生成

津液来源于饮食水谷,主要通过脾、胃、小肠、大肠等共同作用而生成。具体来说,胃主受纳,游溢精气,吸收水谷中的部分水液;小肠主液,分清别浊,吸收大量水液;大肠主津,在传导糟粕中吸收少量的水液。胃、小肠、大肠吸收的水液,一并上输于脾,经过脾的运化作用而生成津液。由此可见,津液充盛与否,一是与饮食水谷的摄入是否充足有关;二是与胃、小肠、大肠及脾的生理活动有关。若水谷摄入的量不足,或脾、胃等脏腑的功能活动衰退,都会导致津液的生成不足,引起津液亏虚的病理变化。

(二)津液的输布

津液在体内的输布主要是靠脾、肺、肾、肝和三焦等脏腑功能的协调配合完成的。

脾对津液的输布包括两方面:一方面将津液上输于肺;另一方面将津液直接向四周布散。

肺对津液的输布是通过肺的宣发、肃降作用实现的。肺气宣发,将津液向身体外周体表和上部布散;肺气肃降,将津液向下、向内布散,以发挥津液的滋润濡养作用,同时,还将初步代谢后的津液向下输布于肾,体现了"肺主行水"的生理功能。

肾对津液的蒸腾气化,是津液代谢的主宰和原动力。一方面,肾对人体水液代谢的整个过程起着推动和调控作用。从胃肠道吸收水液,到脾气运化水液、肺气宣降津液、肝气的疏利津行、三焦的决渎通利,以及津液的排泄等,都离不开肾阳的温煦、激发和推动作用。另一方面,肾脏本身也参与津液的输布。全身的水液都要通过肾的蒸腾气化,升清降浊,清者复经三焦上输于肺而布散全身,浊者化为尿液而注入膀胱。

肝主疏泄,调畅气机,气行则水行。肝的疏泄功能正常,能促进津液的输布;肝失疏泄,气机郁结,则会影响津液的运行,使水液停滞,产生痰饮、水肿、瘿瘤、梅核气等病证。

三焦是津液在体内运行的通道。津液通过三焦,随着气的升降出入,输布于全身而环流不息。三焦水道不利,也会影响水液代谢,而致水液停聚,引发多种病证。

总之,津液的输布依赖于肾的蒸腾气化、脾的转运输送、肺的宣发肃降、肝的疏泄条达和三焦水道的通利等,是多个脏腑生理功能密切配合、相互协调的结果,是人体生理活动的综合体现。

(三)津液的排泄

津液的排泄主要是通过排汗、排尿来完成的。此外,呼气和粪便等也会排出少量水分。尿液是津液排泄的最主要途径,故肾脏在津液排泄中的作用尤为重要。

肾对津液的排泄是通过肾的蒸腾气化功能实现的。肾的气化作用正常,则将输布于肾的津液分为清、浊两部分,清者重新吸收而布散全身,浊者化为尿液,下输于膀胱贮存起来。当尿量积累到一定程度时,在肾的气化作用下排出体外。而尿液在贮存过程中不会随时排出,又有赖于肾气的固摄作用。由此可见,尿液的生成和排泄均依赖于肾的蒸腾气化功能,肾在维持人体津液代谢平衡中起着至关重要的作用。若肾的气化作用失常,则可引起尿少、尿闭、尿多或尿失禁等多种津液代谢失常的病变。

肺主宣发,能将津液外输到体表皮毛,化为汗液排出体外。若肺的宣发功能失常,则会出现汗液排泄的异常。此外,肺在呼气时也会带走部分水分。

粪便是人体饮食水谷代谢后排出的糟粕。大肠在排出粪便时,也会带走一部分水液。若脾胃运化腐熟功能或肠道吸收功能失常,则会引起大便稀溏,致使体内津液大量丢失,引起伤津或脱液等病变。

总之,津液的生成、输布、排泄过程是许多脏腑相互协调、密切配合完成的,其中尤以肺、脾、肾三脏的生理功能至关重要。诚如《景岳全书·肿胀》所说:"盖水为至阴,故其本在肾;水化于气,故其标在肺;水惟畏土,故其制在脾。"若肺、脾、肾等脏腑的功能失调,则会影响津液的生成、输布和排泄,导致津液的生成不足,或损耗过多,或水液停滞,产生津液亏虚或痰饮、水肿等多种病变。

三、津液的功能

(一)滋润濡养

一般来说,津主要发挥滋润作用,液主要发挥濡养作用。津液广泛存在于脏腑、官窍等组织器官之内。输布于肌表、孔窍等处的津,能滋润皮毛、肌肤、口腔、眼、鼻等;灌注于内脏、脑、骨髓等处的液,能濡养内脏,充养脑髓、脊髓、骨髓等。

(二)充养滑利血脉

津液是血液的重要组成部分。津液经孙络渗入血脉之中,化生为血液,以循行全身发挥滋润、濡养作用。

津液还有调节血液浓度的作用,当血液浓度增高时,津液渗入脉中,稀释血液并补充血量,维持正常的血量,起到滑利血脉的作用。当机体的津液亏乏不足时,血中之津液可渗出脉外以补充津液,以致脉中的有效血量减少,血液相对变稠,易形成"津亏血燥"或"津亏血瘀"等病理变化,故有"津血同源"之说。

第四节　气、血、津液之间的关系

气、血、津液在性状、分布及生理功能等方面虽各有特点,但均是构成人体和维持人体生命活动的基本物质,均来源于脾胃化生的水谷精微。因此,它们在生理上相互依存、相互为用,病理上相互影响,三者之间有着极为密切的关系。

一、气与血的关系

气属阳,有温煦和推动的作用;血属阴,有营养和滋润的作用。两者相互依存、相互为用。气和血的关系,常概括为"气为血之帅,血为气之母。"

(一)气为血之帅

气为血之帅,是指气对血的作用,包括气能生血、行血、摄血三方面。

1. 气能生血

气能生血,是指血液的组成及其生成过程均离不开气和气的运动变化,即气化功能。从摄入的饮食物转化成为水谷精微,再转化成营气和津液,最后化生为血液,每一个转化过程无不依赖于气化作用。气化作用的强弱直接影响血液的生成,并且营气直接参与血的生成,成为血的组成部分之一。

2. 气能行血

气能行血,是指血液的运行离不开气的推动作用。血属阴而主静,不能自行,而之所以能在脉中循行,内至脏腑,外达皮肉筋骨,全赖心气、肺气的推动及肝气的疏泄调畅。故《血证论·阴阳水火气血论》说:"运血者,即是气。"因此,气的充盛及调畅,是血液得以正常运行的重要条件,即所谓"气行则血行"。若气虚无力推动血行,或气机郁滞不通不能推动血行,都会产生血瘀的病变。若气机逆乱,则血行亦随气的逆乱而异常。如血随气升则面红、目赤、头痛,甚则吐血、衄血;血随气陷,则脘腹坠胀、下血崩漏等。因此,临床治疗血行失常的病证时,需根据病情配合补气、行气、降气的药物,才能获得较好的治疗效果。

3.气能摄血

摄血,是气固摄功能的具体体现。血在脉中循行而不逸出脉外,依赖气对血液的固摄作用,主要体现在脾统血的生理功能之中。脾气充足,统摄有权,则血行脉中而不致逸出脉外。若脾气亏虚,统摄作用减弱,则血不循经而逸出脉外,导致斑疹、便血、尿血、崩漏等各种出血病证。治疗此类出血病证,必须用健脾气以摄血的方法。另外,在临床中,发生大出血时,用大剂补气药物以摄血,也是这一理论的具体应用。

(二)血为气之母

血为气之母,是指血是气的载体,并能给气以充分的营养。血对气的作用包括血能载气和血能养气两方面。

1.血能载气

因为气的活力很强,易于逸脱,所以必须依附于血,依赖血液的运载才能运行全身。因此,血虚时也往往伴有气虚。而大出血的患者,气更会无所依附,形成涣散不收、浮散无根的气脱证,称为"气随血脱"。故在治疗大出血时,往往用益气固脱之法。

2.血能养气

血液含有丰富的营养,可为气的化生和功能活动提供物质基础,使气得到及时而适当的补充。所以,血液充盈,则气得以滋养;若血虚日久,无以养气,必然导致气虚。

二、气与津液的关系

气与津液的关系和气与血的关系极为相似。津液的生成、输布和排泄,有赖于气的推动、固摄和气的升降出入运动,而气在体内的存在及运动变化也离不开津液的滋润和运载。

(一)气能生津

气能生津,是指气的运动变化是津液化生的动力。津液的生成来源于摄入的饮食水谷,有赖于胃的"游溢精气"、脾的运化以及大、小肠的吸收水液功能。故脾、胃等脏腑之气健旺,则化生津液充足;脾、胃等脏腑之气虚衰,则影响津液的生成,导致津液不足,治疗时可采用补气生津之法。

(二)气能行津

气是津液在体内正常输布运行的动力,津液的输布及其化为汗、尿等排出体外的代谢过程全赖于气的推动。若脾、肺、肾等脏腑的气化功能正常,则能促进津液在体内的输布、排泄。若气虚,推动作用减弱而气化无力,或气机郁滞不畅而气化受阻,都可引起津液的输布和排泄障碍,而形成痰、饮、水、湿等病理产物,称为"气不化水"或"气不行水"。反之,津液的输布和排泄受阻而发生停聚时,也会影响气的升降出入,出现气机不畅,甚则气滞,称为"水停气滞"。因此,气与津液两者的病变常互相影响。临床治疗时,应行气与利水之法并用,才能取得较好的疗效。

(三)气能摄津

津液与血一样,同属液态物质,有赖于气的固摄作用,才能防止其无故流失,并使之排泄正常。如卫气固摄腠理,主司汗孔开阖,以防津液过多外泄;肾气固摄下窍,使膀胱正常贮尿、排尿,勿使津液过多排泄等,都是气对津液发挥固摄作用的体现。当气的固摄作用减弱,就会导致体内津液的无故流失,出现多汗、多尿、遗尿、小便失禁等病理表现。临床治疗时,往往采用补气之法,以控制津液的过多外泄。

(四)津能载气

津能载气,是指津液对气具有运载的功能。气必须依附于津液,才能存在于体内并流布全身。因此,津液的丢失,必然导致气的耗伤。如外感暑热病邪,不仅津液受到耗损,气也随之外泄,出现少气懒言、体倦乏力等气虚的表现。当出现多汗、多尿及吐泻等津液大量流失的情况时,气更易无所依附而大量外脱,出现气短息微、神疲乏力、脉微细无力等症,称为"气随津脱"。清代尤在泾在《金匮要略心典·痰饮》中说:"吐下之余,定无完气。"因此,临床中在使用汗法、下法和吐法时,应注意中病即止,以免伤津耗气。

三、血与津液的关系

血与津液均为液态物质,都具有滋润和濡养作用,与气相对而言,都属于阴。它们在生理上有津血同源、津血互化的关系,在病理上也可相互影响。

从生理上讲,血和津液都来源于水谷精微,依赖脾胃的运化功能所化生。此外,津血还可相互转化,所以说津血同源。津液是血液化生的组成部分,中焦运化生成的津液在心、肺的作用下,进入脉中,与营气相合,变化为血。同时,布散于肌肉、腠理等处的津液,也可以不断地渗入孙络,以化生和补充血液。血液行于脉中,脉中的津液也可以渗出脉外,以弥补脉外津液的不足。

血和津液生理上相互依存、相互转化,病理上也常互相影响。如失血过多时,脉外之津液可渗注于脉中,以补偿脉内血容量之不足。因津液大量渗入脉内,故可导致脉外津液不足,出现口渴、尿少、皮肤干燥等病理表现。反之,津液大量耗伤时,脉内之津液亦可渗出脉外,造成血脉空虚,血液相对变稠,易形成"津枯血燥""津亏血瘀"等病变。因此,对于失血病证,不宜采用发汗的方法;对于多汗或吐泻等津液严重耗伤的患者,亦不可轻用破血、逐血之峻剂或放血疗法。《灵枢·营卫生会》说:"夺血者无汗,夺汗者无血。"张仲景在《伤寒论》中也有"衄家不可发汗""亡血家不可发汗"的告诫。

综上所述,气、血、津液为各脏腑组织功能活动的物质基础。气为脏腑活动提供动力,血为脏腑功能活动提供营养,津液能濡养脏腑。所以,气、血、津液的任何一方面异常,均可导致脏腑的功能活动异常而出现病理改变。

目标检测

一、单项选择题

1. 推动人体生长发育及脏腑功能活动的气是( )
   A. 元气　　　　B. 宗气　　　　C. 营气　　　　D. 卫气　　　　E. 动气

2. 具有温煦脏腑、润泽皮毛、控制汗孔开阖等功能的气是( )
   A. 元气　　　　B. 宗气　　　　C. 营气　　　　D. 卫气　　　　E. 肺气

3. 津液与血液之间相互资生、相互转化称为( )
   A. 津血同源　　B. 精血同源　　C. 气血同源　　D. 血汗同源　　E. 肝肾同源

4.气的运动受阻、运动不利时,称为(　　)
　　A.气机不畅　　　B.气结　　　　　C.气闭　　　　　D.气逆　　　　　E.气虚

5.具有营养作用的气是(　　)
　　A.元气　　　　　B.宗气　　　　　C.营气　　　　　D.卫气　　　　　E.中气

6.与气的生成密切相关的脏是(　　)
　　A.心、肝、脾　　B.肺、肝、肾　　C.肺、脾、肾　　D.心、肺、肾　　E.肝、脾、肾

7.人体生命活动的原动力是(　　)
　　A.营气　　　　　B.卫气　　　　　C.元气　　　　　D.宗气　　　　　E.谷气

8.血的生成与哪个脏腑的关系最密切(　　)
　　A.肝　　　　　　B.心　　　　　　C.脾胃　　　　　D.肺　　　　　　E.肾

9.与血液运行关系最为密切的脏是(　　)
　　A.心　　　　　　B.肺　　　　　　C.脾　　　　　　D.肝　　　　　　E.肾

10.主水的脏是(　　)
　　A.肺　　　　　　B.脾　　　　　　C.肾　　　　　　D.三焦　　　　　E.膀胱

11.在机体内,除哪项外,其他所有正常的液体都属于津液的范畴(　　)
　　A.胃液　　　　　B.肠液　　　　　C.血液　　　　　D.泪液　　　　　E.唾液

12.下列哪一脏或腑与津液的生成关系不密切(　　)
　　A.脾　　　　　　B.胃　　　　　　C.肺　　　　　　D.小肠　　　　　E.大肠

13.津液的输布主要依靠哪些脏腑的综合作用而完成(　　)
　　A.心、肝、脾、肺、三焦　　　　　　B.心、肝、脾、肾、三焦
　　C.肺、脾、肾、肝、三焦　　　　　　D.心、肝、肺、肾、三焦
　　E.肺、脾、肾、心、三焦

14.下列不属于津液的排泄途径是(　　)
　　A.汗　　　　　　B.尿　　　　　　C.粪　　　　　　D.呼气　　　　　E.呕吐物

15.与气能摄血最相关的脏是(　　)
　　A.心　　　　　　B.肝　　　　　　C.脾　　　　　　D.肺　　　　　　E.肾

16.下列哪项属于气机失调(　　)
　　A.气逆　　　　　B.气陷　　　　　C.气滞　　　　　D.气结　　　　　E.以上均是

17.因气的运动而产生的各种变化称为(　　)
　　A.气机　　　　　B.气化　　　　　C.气逆　　　　　D.气脱　　　　　E.气闭

二、简答题

1.气的功能有哪些?

2.气分为哪几类?各自的功能有哪些?

3.血的功能体现在哪些方面?

4.津和液有何区别?

5.如何理解"气为血之帅,血为气之母"?

第四章 藏 象

【学习目的】 通过学习脏腑的生理病理及相互之间的关系等基本理论,为后续章节的学习奠定基础。

【知识要求】 掌握五脏六腑的生理功能以及脏与脏、脏与腑、腑与腑之间的相互关系。熟悉藏象的概念及脏腑的特点,五脏六腑的病理变化,奇恒之腑的生理功能。了解藏象学说的形成,五脏六腑的解剖形态。

【能力要求】 初步具备运用藏象学说说明人体生理功能与病理变化的能力。

"藏象"一词,首载于《素问·六节藏象论》。藏,是指藏于体内的脏腑器官,即内脏。象,其含义有二:一是指内脏表现于外的生理、病理现象;二是指内脏的解剖形态。《类经·藏象类》注云:"象,形象也。藏居于内,形见于外,故曰藏象。"可见,中医学的"藏象",是对人体内脏的形态结构、生理功能、病理变化和表现于外的生命现象的高度概括。

人体内脏根据功能特点的不同,可分为五脏(心、肝、脾、肺、肾)、六腑(胆、胃、小肠、大肠、膀胱、三焦)和奇恒之腑(脑、髓、骨、脉、胆、女子胞)三类。五脏的共同生理功能是化生和贮藏精气;六腑的共同生理功能是受盛和传化水谷;奇恒之腑的功能似脏,贮藏精气,形态似腑,却不纳水谷,而有异于六腑,故称之为"奇恒之腑"。

藏象学说是通过对人体生理、病理现象的观察,研究人体各个脏腑的生理功能、病理变化及其与外界环境相互关系的学说,是中医基础理论的核心。其形成主要与以下四个方面相关:一是古代解剖学的知识。《灵枢·经水》说:"其死,可解剖而视之。其脏之坚脆,腑之大小,谷之多少,脉之长短,血之清浊……皆有大数。"可见,古代的解剖知识为藏象学说的形成奠定了形态方面的基础。二是长期对人体生理和病理现象的观察。如皮肤受凉而感冒,会出现鼻塞、打喷嚏、咳嗽等症状,从而推断出皮毛、鼻和肺之间存在着某些联系。三是反复医疗实践的总结。如许多目疾,从肝着手治疗而获愈,久之,便得出"肝开窍于目"的理论;根据"气血者,人之神"的原理,用养血安神的药物治疗心悸、失眠等心神不宁的病证,佐证了"心主神志"的论点。四是古代哲学思想的渗透。以阴阳、五行学说为代表的古代哲学思想渗透到中医学中,对藏象理论的形成也起了重要作用。如用阴阳学说说明人体的部位、功能等多个方面,借助五行学说建立五行藏象体系等。

以五脏为中心的整体观是藏象学说的主要特点,主要体现在两方面:一是以五脏为中心,以气、血、津液为基础,以形神活动为根本,通过经络系统"内属于脏腑,外络于肢节"将六腑、五体、五官、九窍、四肢百骸等构成了一个有机整体;二是天人相应,即人体五脏的生理活动与自然界季节气候及地域环境等密切联系,形成一个息息相关的统一体。

藏象学说的理论体系虽以一定的古代解剖知识为基础,认识了内脏的某些功能,但其发展主要基于"有诸内,必形诸外""视其外应,以知内脏"及取象比类的思维方法来认识人体脏腑的功能,其观察分析的结果大大超越了人体解剖学脏器的范畴,形成了中医独特的生理和病理学理论。因此,藏象学说中的心、肺、肝、脾、肾等内脏的名称虽与西医人体解剖学脏器名称相同,但其生理、病理的内涵却不完全一样。中医脏腑的某一功能,可能包含西医解剖学中几个脏器的生理功能;反之,西医解剖学中某一脏器的生理功能,亦可分散在藏象学说中几个脏腑的生理功能之中。可见,中医"藏"的概念不仅是一个解剖学概念,更重要的是概括某一系统的生理、病理学概念。如藏象学说中的心脏,除代表解剖学上的实体外,还包括一部分神经系统,尤其是大脑的某些功能,所以中医学的"心"不能与西医解剖学上的心等同看待,要注意区别理解。

第一节 五 脏

心、肺、肝、脾、肾合称为五脏。在经络学说中,心包络亦称为脏,合之为六脏,但在藏象学说中习惯将其归属于心。五脏除具有化生和贮藏精气的共同生理功能,又各有其所司,彼此协调,共同维持人体的正常生命活动。

一、心

心位于胸腔,两肺之间,膈膜之上,外有心包护卫。心主宰的生命活动在五脏六腑中居首要地位,故古人把心喻为"君主之官""生之本""五脏六腑之大主"。

(一)主要生理功能

心的主要生理功能是主血脉和主藏神。心与小肠相表里,在体合脉,其华在面,开窍于舌,在志为喜,在液为汗。

1.主血脉

心主血脉包括主血和主脉两个方面。

血,即血液;脉,即脉管,为血之府,是血液运行的通道,故亦称脉道。心脏和脉管相连,血行脉中,心、脉与血液构成一个相对独立的系统,这个系统的生理功能都为心所主。心脏搏动时,血液运行于脉管之中,周流全身,循环不息,发挥营养和滋润作用。心脏的正常搏动全赖于心气。心气是推动血行脉中的基本动力,只有心气充沛,才能维持正常的心力、心率和心律,推动血液在脉管中正常循行。

心主血脉的功能正常,心气、心血充足,则脉象和缓有力,节律均匀,面色红润光泽。若心脏发生病变,就会通过脉搏、面色、舌色、胸部感觉等方面反映出来。如心气虚弱,则心脏搏动无力,可见心慌气短、面色无华、脉虚无力,甚则血行障碍;心血虚,则面色淡白无华、心慌心悸、脉细无力;心脉瘀阻,则面色晦暗、唇舌青紫、心前区憋闷或刺痛、脉象结代或涩,重者可痛至面青、唇舌俱紫、大汗淋漓,甚至暴亡。

2.主藏神

主藏神又称主神志或主神明。神有广义和狭义之分。广义之神,是整个人体生命活动的主宰和总的体现,包括意识思维、面色表情、目光眼神、言语应答、肢体活动、姿态等;狭义之神,是指人的精神、意识、思维、情志活动等。心所藏之神,既包括主宰人体生命活动的广义之神,又包括精神、意识、思维、情志等狭义之神。

人体的脏腑、经络、形体、官窍各有不同的生理功能,但它们都必须在心神的主宰和调节下,分工合作,共同完成整体的生命活动。心神正常,则人体各脏腑的功能互相协调,彼此合作,全身安泰。神能驭气控精,调节血液和津液的运行输布,而精藏于五脏之中而为五脏之精,五脏之精所化之气为五脏之气,五脏之气推动和调控五脏的功能。因此,心神通过驾驭协调各脏腑之气以达到调控各脏腑功能之目的。由于心所藏之神有如此重要的作用,故称心为"五脏六腑之大主"(《灵枢·邪客》)。同时,心为神明之脏,主宰人的精神、意识、思维及情志活动。如《灵枢·本神》说:"所以任物者谓之心。"心是可接受外界客观事物并做出反应,进行情志、意识和思维活动的脏器。这一复杂的精神活动实际上是在"心神"的主导下,由五脏协作共同完成的。由于心为藏神之脏,君主之官,生之本,五脏六腑之大主,故情志所伤,首伤心神,次及相应脏腑,导致脏腑气机紊乱。

血液是神志活动的物质基础。因此,心的气血充盈,生理功能正常,则精力充沛、神志清晰、思维敏捷。若心主血脉的功能异常,常可导致心神的病变,出现精神、意识、思维异常,如失眠、多梦、健忘、记忆力减退、精神恍惚、意识模糊,甚或谵妄、昏迷等。

(二)心的系统联系

1. 心与小肠相表里

心与小肠通过经脉的相互属络构成表里关系。

2. 在体合脉,其华在面

心合脉,是指全身的血脉都属于心。华,是光彩的意思。其华在面,是说心的功能正常与否,常可从面部的色泽反映出来。因为面部血脉极为丰富,全身气血皆可上注于面,所以面部的色泽能反映出心气的盛衰、心血的多少。心功能健全,血脉充盈,循环通畅,则面色红润光泽,奕奕有神;反之,心功能减退,心血亏少,则面白无华;心脉瘀阻,则面色青紫等。

3. 开窍于舌

窍,指孔窍、苗窍。心开窍于舌,指心的气血盛衰在舌象上反映最明显,因此观察舌的变化可以了解心主血脉和藏神功能是否正常。

心的功能正常,则舌体红活荣润、柔软灵活、味觉灵敏、语言流畅。心的功能异常,亦可从舌上反映出来。如心阳不足,则舌质淡白胖嫩;心阴不足,则舌质红绛瘦瘪;心火上炎,则舌质红赤,甚至起刺生疮;心血瘀阻,则舌质紫暗或有瘀点、瘀斑;心神失常,则舌强、语謇或失语等。

4. 在志为喜

喜,是人对外界信息的反应,属于良性刺激。喜乐适度对心的生理功能有调节作用,但喜乐过度或不及,均可使心神受伤。如喜乐过度,则使人喜笑不休、精神涣散不收;不及则使人易悲、精神不振。另外,心为神明之主,不仅喜能伤心,而且五志过极均能损伤心神。

5. 在液为汗

汗,是津液通过阳气的蒸化后,经汗孔排出肌表的液体。汗液的生成、排泄与心血、心神的关系密切。心主血脉,血液与津液同源互化,津液渗入脉内则形成血液,而血液中的水液渗出脉外则为津液,津液是汗液化生之源。心血充盈,津液充足,化汗有源,既可滋润皮肤,又可排出体内代谢后的产物。但汗出过多,津液大伤,耗伤心血,可见心慌、心悸;大汗不止,还可导致心阳暴脱。反之,心的功能失常,可导致汗出异常,如心气虚常见自汗、心阴虚多见盗汗。故有"津血同源""血汗同源",以及"汗为心之液"之说。另外,汗液的排泄又受心神的调节,所以情绪波动时亦可见汗出现象。

> **知识链接**
>
> 心包络,简称心包,亦称"膻中",是心脏外面的包膜,有保护心脏的作用,在经络学说中,手厥阴心包经与手少阳三焦经相表里,故心包络属于脏。古代医家认为,心为人身之君主,不得受邪,所以若外邪侵心,则心包络当先受病,故心包有"代心受邪"之功用。后世明清温病学派受"心不受邪"思想的影响,在温病学说中,将外感热病中出现的神昏谵语等心神功能失常的病理变化,称为"热入心包"或"痰热蒙蔽心包"。实际上,心包受邪所出现的病证,即是心的病证,心和其他脏器一样皆可受邪气之侵。

二、肺

肺位于胸腔,左右各一,覆盖于心之上,犹如宰辅,故《素问·灵兰秘典论》称之为"相傅之官"。肺位于上焦,位置最高,又有"华盖"之称。肺叶娇嫩,质地疏松。肺外合皮毛,上通鼻喉,直接与外界相通,不耐寒、热、燥、湿诸邪,易被侵袭,故又称为"娇脏"。

(一)主要生理功能

肺的主要生理功能是主气、司呼吸,主宣发肃降,通调水道,朝百脉,主治节。肺与大肠相表里,在体合皮,其华在毛,开窍于鼻,在志为悲(忧),在液为涕。

1.主气、司呼吸

肺主气,首见于《黄帝内经》。如《素问·五藏生成》说:"诸气者,皆属于肺。"肺主气包括主呼吸之气和主一身之气两个方面。

(1)主呼吸之气 指肺具有主司呼吸运动的作用,是人体内外气体交换的场所。人体通过肺的呼吸运动,不断地呼出体内浊气,吸入外界清气,吐故纳新,促进人体新陈代谢的正常进行。

(2)主一身之气 指肺具有主持、调节全身各脏腑之气的作用,即全身之气都归肺所主。

肺主一身之气体现在两个方面:一是气的生成,特别是宗气的生成。宗气是一身之气的重要组成部分,主要依赖肺吸入的自然界清气,与脾胃运化的水谷之气相结合于胸中而生成。因此,肺的呼吸功能正常与否,直接影响着宗气的生成,也影响着一身之气的盛衰。二是对全身气机的调节作用。肺的节律性呼吸,对全身气机的升降出入运动起着重要的调节作用。肺的呼吸均匀通畅,节律一致,则各脏腑及经络之气的升降出入运动通畅协调。

肺主一身之气,实际上隶属于肺的呼吸功能。肺的呼吸功能正常是气的生成和气机调畅的根本条件。如果肺的呼吸功能失常,不仅可以导致宗气及一身之气的生成不足,出现呼吸无力、声低气怯,或少气不足以息、肢倦乏力等气虚不足的症状,并且可影响一身之气的调节,导致各脏腑及经络之气的升、降、出、入运动失调。若肺丧失了呼吸功能,清气不能吸入,浊气不能排出,新陈代谢停止,人的生命活动也随之终止。所以说,肺主一身之气的作用主要取决于肺的呼吸功能。

2.主宣发肃降

宣发,即宣布和发散;肃降,即清肃和下降。肺主宣发是指肺气具有向上升宣和向外周布散的作用;肺主肃降是指肺气具有向下、向内清肃通降的作用。肺的宣发与肃降功能是由肺气的升降运动来实现的,故称"肺气宣发"和"肺气肃降"。

肺气的宣发作用主要体现在三个方面:一是呼出体内浊气。机体在新陈代谢过程中产生的浊气,通过肺的呼吸运动排出体外。二是布散精微物质。即在肺气的推动作用下,将脾转输的部分水谷精微和津液上输头面诸窍,外布全身皮毛、肌腠。三是宣发卫气,调节腠理,控制汗液的排泄。肺气宣发卫气于肌表,调节腠理开阖,将代谢后的水液化为汗液,并在卫气的作用下控制和调节其排泄。若外感风寒而致肺失宣发,则呼吸不利、鼻塞喷嚏、胸闷咳喘;卫气郁遏,腠理闭塞,则恶寒、无汗;津液内停,痰饮内生,阻塞气道,则见呼吸困难、喘咳不得卧等症。

肺气的肃降作用主要体现在三个方面:一是吸入自然界之清气。肺气下降,才能将吸入之清气与脾转输的水谷之气融合成宗气。二是下布精微物质。将肺吸入之清气和脾转输至肺的部分水谷精微及津液向下、向内布散于其他脏腑,以发挥滋润营养的作用。三是向下输送浊液。肺气下降,将脏腑代谢后产生的浊液下输肾和膀胱,成为尿液生成之源。肺居胸中,为五脏六腑之华盖,其气以清肃下降为顺。因此,肺失肃降,可见呼吸表浅、咳喘气逆,或小便不利、水肿等水液代谢障碍的病变。

3.通调水道

通,即疏通;调,即调节;水道即水液运行的通道。肺主通调水道,是指肺的宣发和肃降运动对体内津液的输布、运行、排泄有疏通和调节的作用。肺气的宣发,可使津液布于全身,发挥其滋润濡养作用。同时,部分水液在卫气的作用下生成汗液,通过汗孔排出体外。而肺气的不断肃降,又能使水液经肾的气化作用,下输于膀胱,生成尿液排出体外,保持小便的通利。正因为水液的运行和排泄都与肺的宣发和肃降功能有关,所以有"肺主行水""肺为水之上源"的说法。如果肺的宣发和肃降失常,影响水道的通畅时,就会发生小便不利、尿少、水肿、痰饮等水液运行障碍的病变。

4.朝百脉,主治节

朝,即汇聚的意思。肺朝百脉,指全身的血液都通过百脉汇聚于肺,通过肺的呼吸,进行体内外清浊之气的交换,然后再输布到全身。血液的运行虽然以心气推动为主,但肺主一身之气,主司呼吸,调节全身的气机,所以血液的运行亦有赖于肺气的输布和调节。

治节,即治理调节。肺主治节的作用主要体现在四个方面:其一,肺主呼吸,使人的呼吸运动有节律地一呼一吸,完成体内外气体的正常交换;其二,随着肺的呼吸运动,治理和调节全身的气机,即调节气的升、降、出、入运动;其三,由于肺调节气的升、降、出、入运动,因而能辅助心脏,推动和调节血液的运行;其四,肺的宣发和肃降,治理和调节津液的输布、运行和排泄。因此,肺主治节,实际上是对肺的主要生理功能的高度概括。

(二)肺的系统联系

1.肺与大肠相表里

肺与大肠通过经脉的相互属络构成表里关系。

2. 在体合皮,其华在毛

皮毛,包括皮肤、汗腺、毫毛等组织,是人身之表,为抵御外邪侵袭的屏障。因为肺有宣发卫气、输精于皮毛等生理功能,所以肺的生理功能正常,则皮肤致密,抗御外邪能力就强。反之,肺气虚弱,其宣发卫气和输精于皮毛的生理功能减弱,则卫表不固,抵御外邪侵袭的能力低下,便易于感冒,甚或出现皮毛憔悴枯槁等现象。

此外,皮毛也有宣散肺气、调节呼吸的作用。《黄帝内经》把汗孔称为"气门",是说汗孔不仅是排泄汗液的门户,而且也是随着肺的宣发和肃降进行体内外气体交换的部位。

3. 开窍于鼻

肺开窍于鼻。肺与鼻的关系体现在两个方面:一是鼻为呼吸出入的通道,具有通气功能,而肺主气、司呼吸,故有"鼻为肺窍"之说;二是鼻主司嗅觉,协助发音,其功能主要依赖于肺气的宣发作用。肺气宣畅,则呼吸通利,嗅觉灵敏,声音能彰;若肺失宣发,则呼吸不利,鼻塞不通或嗅觉不灵,不闻香臭。

此外,喉为呼吸的门户和发音器官,肺的经脉经过咽喉,故喉的通气和发音功能也与肺气的宣发有关。肺气虚弱,则声音低微;风寒束肺,则声音嘶哑或失音等。

4. 在志为悲(忧)

悲,指悲伤;忧,指忧愁。悲和忧虽略有差异,但对人体生理功能的影响是类同的,故皆为肺之志。悲和忧均属不良情绪变化,对人体的主要影响是使气不断消耗,可见呼吸气短、精神萎靡、倦怠乏力等症状。如果肺气充盛,则对外来不良情志刺激的耐受力强,不易产生过度的悲忧;反之,肺气虚损、宣降失常时,机体对外来不良情志刺激的耐受力下降,易产生悲忧的情绪变化。

5. 在液为涕

涕是鼻腔黏膜分泌的黏液,具有润泽鼻窍、保持呼吸道通畅的作用。涕由肺所主,主要依赖于肺气的宣发作用。肺的宣发功能正常,涕不外流而润泽鼻窍,则肺气通畅,呼吸均匀。在病理情况下,肺寒则鼻流清涕;肺热则涕稠黄浊;肺燥则鼻干少涕。

三、脾

脾位于中焦偏左,横膈之下,与胃以膜相连。脾与胃同居中焦,是人体对饮食物进行消化、吸收并输布其精微的主要脏器。人出生以后,生命活动的维持,气、血、津液的化生,均依赖于脾运化的水谷精微,故称脾为"后天之本""气血生化之源"。

(一)主要生理功能

脾的主要生理功能是主运化,主升,主统血。脾与胃相表里,在体合肌肉,主四肢,开窍于口,其华在唇,在志为思,在液为涎。

1. 主运化

运,即转运输送;化,即消化吸收。脾主运化,指脾具有把饮食水谷转化为水谷精微和津液,并把水谷精微和津液吸收、转输到全身各脏腑组织的生理功能。脾的运化功能包括运化水谷和运化水液两个方面。

(1)运化水谷 水谷,泛指各种饮食物。运化水谷,指脾对饮食物的消化及精微物质的吸收、输布作用。饮食物的消化吸收实际上是在胃和小肠内进行的,但必须依赖于脾的运化功能，才能把水谷化为精微；也必须依赖于脾的转输和散精作用，才能布散到全身。因此，脾运化水谷的功能健全，则消化吸收功能旺盛，能为化生气、血、津液等提供足够的养料，使全身脏腑组织得到充分的营养，以维持正常的生理活动。若脾失健运，则消化吸收功能失常，出现腹胀、便溏、食欲不振，以及倦怠、消瘦等气血生化不足的病变。

（2）运化水液　脾运化水液，指脾具有吸收、输布水液，调节人体水液代谢的功能。人体摄入的水液经过脾的吸收和转输，布散全身而发挥滋养、濡润的作用；同时，脾又把各组织器官利用后的多余水液，及时地转输给肺和肾，通过肺和肾的气化作用，化为汗和尿排出体外，从而维持人体水液代谢的平衡。由于脾位于中焦，故在水液代谢中起着重要的枢纽作用。如果脾运化水液的功能减退，则可导致水湿潴留的各种病变，或凝聚而成痰饮，或流注肠道而成泄泻，甚至导致水肿。故《素问·至真要大论》说："诸湿肿满，皆属于脾。"

> **知识链接**
>
> 　　脾运化水液，对湿邪有特殊的易感性，外湿或内湿停留，最易困遏脾气，影响脾的运化功能，脾的这一特性称为"喜燥恶湿"。临床上对脾虚生湿或湿邪困脾的病证，可采用健脾利湿的方法进行治疗。

2. 主升

升，即上升。脾主升，指脾气运动的特点以上升为主，具体表现在升清和升举内脏两个方面。

（1）升清　清，指水谷精微等营养物质。脾主升清，指脾气的上升转输作用，将水谷精微等营养物质上输心、肺，化为气血，以营养全身各脏腑组织器官。脾气的升清作用，实际上是脾气运化功能的表现形式。脾主升清与胃主降浊相对而言。脾以升为健，胃以降为和。脾升胃降，升清降浊，相反相成，共同完成饮食物的消化、吸收和输布。若脾气虚弱，不能升清，气血化源不足，可见面色无华、头晕目眩、神疲乏力；清气不升，反下走肠道，则见便溏、泄泻。

（2）升举内脏　脾主升举内脏，指脾气上升能起到维持内脏位置的相对稳定，防止其下垂的作用。若脾气虚弱，无力升举，反而下陷，可导致某些内脏下垂，如胃下垂、肾下垂、子宫脱垂（阴挺）、脱肛（直肠脱垂）等。临床治疗内脏下垂病证，常采用健脾升陷的补中益气汤治之。

3. 主统血

脾主统血，指脾气有统摄、控制血液在脉中正常运行而不逸出脉外的功能。

脾气统摄血液的功能，实际上是气的固摄作用的体现。脾气是一身之气分布到脾脏的部分，一身之气充足，脾气必然充盛；而脾气健运，一身之气自然充足。气足则能摄血，故脾统血与气摄血是统一的。脾气健旺，运化正常，气生有源，气足而固摄作用健全，血液则循脉运行而不逸出脉外。若脾气虚弱，运化无力，气生无源，气衰而固摄功能减退，血液失去统摄而导致出血，如便血、尿血、崩漏及肌衄等，称为脾不统血。脾不统血由气虚所致，属虚性出血，一般出血色淡质稀，如为便血，可呈黑色柏油样，并有气虚证之表现。

（二）脾的系统联系

1. 脾与胃相表里

脾与胃通过经脉的相互属络构成表里关系。

2. 在体合肉，主四肢

脾在体合肉，或称脾主肌肉，指脾的运化功能与肌肉的壮实及其功能活

动有着密切的联系。全身之肌肉均有赖于脾运化的水谷精微和津液来营养滋润，才能丰满壮实，以发挥正常的收缩运动功能。如《素问·痿论》说："脾主身之肌肉"。

人体的四肢，同样依赖脾运化的水谷精微及津液的营养和滋润，以维持其正常的生理活动。因此，脾的运化功能强健，为肌肉、四肢提供足够的营养物质，则肌肉丰满强壮、四肢活动轻劲有力；脾失健运，精微物质的生成和转输障碍，肌肉、四肢也随之失去营养，则肌肉消瘦、四肢软弱无力，甚至痿废不用。

3. 开窍于口，其华在唇

脾开窍于口，指人的食欲、口味与脾的运化功能密切相关。脾气健运，则食欲旺盛、口味正常；脾失健运，湿浊内生，则见食欲不振、口淡乏味，或口腻、口甜等。

脾之华在唇，指口唇的色泽可反映脾运化功能的盛衰。如脾气健运，营养充足，气血充盈，则口唇红润有光泽；反之，脾失健运，营养不足，气虚血少，可见口唇色淡无华。

4. 在志为思

脾在志为思，指脾的生理功能与思虑相关。正常限度内的思虑，是人人皆有的情志活动，对机体的生理活动及脾的运化功能并无不良影响。但思虑过度，或所思不遂，则会影响气的正常运行，导致气滞或气结。从影响脾脏的生理功能来说，一方面阻碍脾气的运化功能，使脾胃之气结滞，表现为不思饮食或食不知味，脘腹胀闷；另一方面影响脾的升清功能，出现头晕目眩、气短乏力等症。

5. 在液为涎

涎为口津，即唾液中质地较为清稀少沫的部分。脾在液为涎，指脾的运化和统摄能控制涎液的分泌。涎具有润泽口腔、保护口腔黏膜的作用，在进食时分泌增多，有助于食物的吞咽和消化。脾的运化功能正常，则涎液化生适量，上注于口而不溢于口外。若脾胃不和或脾虚失摄，则导致涎液分泌急剧增加，而发生口涎自出等病理现象，故说"脾在液为涎"。

四、肝

肝位于腹腔，横膈之下，右胁之内，下附有胆。

（一）主要生理功能

肝的主要生理功能是主疏泄和主藏血。肝与胆相表里，在体合筋，其华在爪，开窍于目，在志为怒，在液为泪。

1. 主疏泄

疏，即疏通；泄，即宣泄、畅达、升发。肝主疏泄，指肝具有疏通、畅达全身气机，进而促进精、血、津液的运行输布，脾胃的运化，胆汁的分泌排泄及情志的畅达等作用。肝主疏泄主要表现在四个方面。

（1）调畅气机 气机，指气的升、降、出、入运动。机体脏腑、经络、形体、官窍的功能活动全赖于气的升、降、出、入运动。由于肝气的生理特性是主升、主动,喜条达而恶抑郁,这对于全身气的升、降、出、入运动协调平衡,具有重要的调节作用。肝的疏泄功能正常,则气机调畅,气血调和,经络通利,脏腑及组织器官的功能活动协调有序,精、血、津液等液态物质的运行输布无阻。若肝失疏泄,调畅气机的功能失常,常见两个方面的病理现象:一是肝失疏泄,调畅气机的功能减退,气的升发不足,气机疏通和畅达受阻,形成气机不畅,甚或气机郁结的病理变化,称为"肝气郁结",临床多见胸胁、两乳或少腹等肝经循行部位的胀痛不适。二是肝的疏泄太过,导致肝气亢逆,过于升发,称为"肝气上逆",临床多见头目胀痛、面红目赤、急躁易怒等症。同时,因肝气上升太过,血随气逆,亦可导致吐血、咯血等血从上溢的病理变化,甚或出现猝然昏倒、不省人事的临床表现。

血液的运行和津液的代谢,也有赖于气机的调畅。气为血帅,气行则血运;气能行津,气行则津布,故肝的疏泄调畅气机作用能促进血液的运行和津液的输布、排泄。若肝失疏泄,气机郁结,既可导致血行障碍,形成瘀血,或为癥积,或为肿块,在女子可出现经行不畅、痛经、经闭等,又可导致津液的输布、排泄障碍,形成水、湿、痰饮等病理产物,或为痰阻经络而成痰核,或为水停肌肤而成水肿。

(2)促进脾胃运化　饮食物的消化、吸收主要依赖于脾胃的功能活动,但肝的疏泄功能又是保证脾胃正常消化吸收的重要条件。肝对脾胃的影响,主要表现在促进脾升胃降和分泌排泄胆汁两个方面。

促进脾升胃降　肝主疏泄,调畅气机,有助于脾胃之气升降,只有脾升胃降,饮食物的消化吸收才能正常进行。如肝气犯脾,导致脾气不升,可出现腹胀、肠鸣、腹泻、胁肋胀痛等症;肝气犯胃,导致胃失和降,可出现恶心呕吐、呃逆、嗳气、反酸、胃脘胀痛等症。

分泌排泄胆汁　胆附于肝,内藏胆汁,在肝的疏泄作用下,泄注于小肠,具有帮助消化饮食物的作用。若肝失疏泄,可影响胆汁的分泌排泄,导致脾胃的消化吸收障碍,出现胁肋不适、口苦、纳食不化、厌油腻食物,甚至出现黄疸。

(3)调畅情志　情志活动,指人的情感、情绪变化,是精神活动的一部分。情志活动分属五脏,但由心所主。心之所以有主神志的功能,是与心主血脉密切相关的。而血的正常运行,又要依赖于气机的调畅,因肝主疏泄,调畅气机,所以肝具有调畅情志的功能。肝气的疏泄功能正常,则气机调畅,气血和调,心情舒畅,情志活动正常;若肝气的疏泄功能不及,肝气郁结,可见心情抑郁不乐,悲忧善虑;若肝气郁而化火,或大怒伤肝,肝气上逆,常见烦躁易怒、亢奋激动。反之,情志活动异常,又多导致气机失调的病变,如"怒则气上,喜则气缓,悲则气消,恐则气下,惊则气乱"等(《素问·举痛论》)。由于情志异常与肝气的疏泄功能失常有密切关系,故治疗情志病时应着重调理肝气。

(4)调节生殖功能　女子的排卵与月经来潮、男子的排精等,与肝气的疏泄功能有密切的关系。男子精液的贮藏与施泄,是肝、肾二脏之气的闭藏与疏泄作用相互协调的结果。肝气的疏泄功能正常,则精液排泄通畅有度;肝失疏泄,则排精不畅。女子的按时排卵,也是肝气疏泄和肾气闭藏功能相互协调的体现。气机调畅又是女子行经能否通畅有度的重要条件,因而亦受肝气疏泄功能的影响。肝气疏泄功能正常,则月经周期正常,行经通畅;若肝失疏泄,气机失调,则见月经周期紊乱、行经不畅,甚或痛经。治疗此类病证,常以疏肝为第一要法。由于肝气的疏泄功能对女子的生殖功能尤为重要,故有"女子以肝为先天"之说。

2. 主藏血

肝主藏血,指肝脏具有贮藏血液和调节血量的生理功能。

(1)贮藏血液 肝脏是人体贮藏血液的重要器官,在正常情况下,人体的血液除运行全身外,还有部分血液由肝脏贮藏起来。肝内贮藏一定血液,除调节血量外,还可以濡养自身,制约肝的阳气,防止其过亢,从而维持肝的阴阳平衡,使肝的疏泄功能正常,又可防止出血。

(2)调节血量 肝贮藏充足的血液,可根据生理需要调节人体各部分血量的分配。在正常情况下,人体各部分的血量是相对恒定的。但当机体活动剧烈或情绪激动时,肝脏就通过肝气的疏泄作用将所贮藏的血液向外周输布,以供机体的需要。当人体处于安静状态或情绪稳定时,机体外周对血液的需求量相对减少,部分血液便又归藏于肝。对《素问·五藏生成》中"人卧血归于肝",王冰注解为"肝藏血,心行之,人动则血运于诸经,人静则血归于肝脏。何者?肝主血海故也。"

> **知识链接**
>
> 肝藏血的功能失常,可以出现两个方面的病变:一是肝血不足,机体各部分得不到足够血液的营养濡润,而致血虚失养的病变。如妇女冲任血亏,出现月经量少或经闭等症。二是肝不藏血,血液妄行,如吐血、衄血、妇女月经过多、崩漏等。

(二)肝的系统联系

1. 肝与胆相表里

肝与胆通过经脉的相互属络构成表里关系。

2. 在体合筋,其华在爪

筋,即筋膜,包括肌腱和韧带,是连接关节、肌肉,主司关节运动的一种组织。肝之所以主筋,是因为全身筋膜的营养依赖肝血的供给。肝血充盈,筋得其养,才能运动灵活而有力。若肝血不足,血不养筋,则筋的运动能力就会减退。老年人动作迟缓、运动不灵、步履无力,就是肝血衰少,不能养筋之故。血不养筋,还可出现手足震颤、肢体麻木、屈伸不利等症。邪热过亢,燔灼肝之阴血,使筋失所养,则见四肢抽搐,甚则角弓反张等表现。前者称为"血虚生风",后者称为"热极生风",治疗大多从肝着手。

爪,指爪甲,包括指甲和趾甲,乃筋之延续,所以有"爪为筋之余"之说。肝藏血,在体合筋,故肝血的盛衰也可影响爪甲的荣枯。肝血充足,则爪甲坚韧、红润光泽;若肝血不足,则爪甲软薄,枯而色夭,甚则变形或脆裂。

3. 开窍于目

肝开窍于目。目为视觉器官,具有视物功能,又称"精明"。肝的经脉上连于目系,目的视觉依赖于肝的疏泄和肝血的营养,才能发挥正常的视觉功能。肝之精血充足,肝气调和,则视物清晰,能辨五色、别短长。若肝有病变,往往表现于目。如肝血不足,目失其养,则两目干涩、视物不清或夜盲;肝经风热,则目赤痒痛,迎风流泪;肝气郁结,化火上炎,则目赤肿痛或头胀目眩;肝风内动,则目斜上视,或目睛转动失灵等。临床上,不少目疾从治肝着手,疗效显著,这都是从"肝开窍于目"的理论中得到的启发。

4. 在志为怒

怒,是人在气愤不平、精神亢奋时的一种情绪变化。一般而言,一定限度内的怒,对调节机体气机有重要意义。但过怒或郁怒不解,对机体则是一种不良的刺激,既可引起肝气郁结,表现为心情抑郁、闷闷不乐,甚或影响脾之运化及气、血、津液的运行输布,又可致肝气上逆,血随气冲,表现为面红目赤、急躁易怒、吐血、呕血,甚或中风昏厥。故息怒宁志是中医养生保健的主要方法之一。

5. 在液为泪

泪由肝精、肝血所化,肝开窍于目,泪从目出。泪有濡润、保护眼睛的功能。在正常情况下,泪液的分泌是濡润而不外溢,但当异物侵入眼中时,泪液即可大量分泌,起到清洁眼睛和排出异物的作用。此外,在极度悲哀的情况下,泪液的分泌也可大量增多。在病理情况下,泪液分泌异常多与肝病有关。如肝血不足,泪液分泌减少,常见两目干涩;肝经湿热,可见目眵增多,迎风流泪等。

五、肾

肾位于腰部,脊柱两侧,左右各一。《素问·脉要精微论》说:"腰者,肾之府。"由于肾藏先天之精,为脏腑阴阳之本,生命之源,故称肾为"先天之本"。

(一)主要生理功能

肾的主要生理功能是藏精,主生长发育与生殖,主水,主纳气。肾与膀胱相表里,在体合骨,生髓,通脑,其华在发,开窍于耳及前、后二阴,在志为恐,在液为唾。

1. 藏精,主生长发育与生殖

肾藏精,指肾具有贮存、封藏精的生理功能。精是构成人体和维持人体生命活动的基本物质。根据其来源,可分为先天之精和后天之精。先天之精是禀受于父母的生殖之精,与生俱来,藏于肾中。后天之精指人出生之后,由脾胃运化而生成的水谷之精。后天之精被身体利用后的盈余部分,亦归藏于肾。故《素问·上古天真论》说:"肾者主水,受五脏六腑之精而藏之。"

藏于肾中之精,称为"肾精"。肾精是以先天之精为基础,加之灌注于肾的后天之精,两者相结合而生成的。先天之精不断得到后天之精的培育而逐渐充盛,成为人体生长发育和繁衍后代的物质基础,而后天之精在先天之精的推动下,源源化生,除维持脏腑组织器官正常的新陈代谢外,剩余的部分则注于肾中以充养先天之精。

肾藏精,精能化气。肾精、肾气与人体的生长发育、生殖、全身阴阳的协调平衡密切相关。

(1)主生长、发育与生殖 肾精、肾气的盛衰,关系着人体的生长、发育和生殖能力。如《素问·上古天真论》说:"女子七岁,肾气盛,齿更发长;二七而天癸至,任脉通,太冲脉盛,月事以时下,故有子;三七,肾气平均,故真牙生而长极……七七,任脉虚,太冲脉衰少,天癸竭,地道不通,故形坏而无子也。丈夫八岁,肾气实,发长齿更;二八,肾气盛,天癸至,精气溢泻,阴阳和,故能有子;三八,肾气平均,筋骨劲强,故真牙生而长极……八八,天癸竭,精少,肾脏衰,形体皆极,则齿发去。"说明人从幼年开始,因为肾精、肾气逐渐充盛,所以就有齿更发长的变化;发育到青春期,肾精、肾气充盛到一定程度便会产生一种物质——天癸,标志着人体生殖功能的成熟,于是男子有了溢精现象,女子有了月经来潮,从而具备了生殖能力;以后随着肾精、肾气的进一步充盛,人也随之发育到壮盛期,表现为身体壮实,筋骨强健,生殖功能也处于最旺盛时期。随着人从中年进入老年时期,肾精、肾气逐步趋向衰退,天癸亦随之减少,并逐渐竭尽,生殖功能也由低下到消失,形体也逐渐衰老。可见,肾精、肾气的盛衰,关系到人的生长、壮盛和衰老的整个过程。肾精、肾气充盈,则人体生长发育良好,生殖能力健全;肾精、肾气衰少,就会造成生长、发育迟缓,生殖功能低下。临床上,某些不孕症、小儿发育迟缓、筋骨痿软等症,常由肾精、肾气不足所致。

(2)主一身之阴阳 肾主一身之阴阳,指肾具有主宰和调节全身阴阳,维持机体阴阳动态平衡的功能。从阴阳属性划分,肾气又包含了肾阴与肾阳两部分。肾阴,又称"元阴""真阴""肾水""真水"等,是人体阴气的根本,对机体各脏腑组织起着濡润、滋养的作用。肾阳,又称"元阳""真阳""肾火""真火""命门之火"等,是人体阳气的根本,对机体各脏腑组织起着温煦、生化的作用。肾阴与肾阳,两者相互制约,相互依存,相互为用,共同维持人体阴阳的相对动态平衡,故称肾为"五脏阴阳之本""水火之脏"。在病理情况下,如果肾阴不足,滋润濡养的功能减退,会导致脏腑功能虚性亢奋,产生虚热性病变,可见五心烦热、潮热盗汗、腰膝酸软、舌红少苔、脉细数等;肾阳不足,温煦和生化功能减退,会产生虚寒性病变,出现精神疲惫、腰膝冷痛、形寒肢冷、小便不利、舌淡苔白、脉弱等。此外,他脏阴阳不足的病变,最终也会累及肾阴、肾阳,故有"久病及肾"的说法。

(3)参与血液的生成 肾藏精,精生髓,髓可生血。精血同源,肾精与肝血之间可以相互转化。故有"血之源头在于肾"之说。

2. 主水

肾主水,指肾对体内水液的代谢及水液平衡的调节起着主宰作用。肾对体内水液的主宰,主要通过肾的气化作用来实现。肾的气化功能正常,则开阖有度。开,就是水液得以输出和排泄;阖,就是关闭,贮存一定量的水液于体内,以供生理活动的需要。肾主水主要体现在两个方面:一是在水液代谢过程中,尤其是脾的吸收和转输,肺的宣发肃降和通调水道,以及三焦水道的通畅等,均依赖于肾中阳气的激发和推动;二是各脏腑组织器官代谢后产生的水液,在脾、肺等脏腑的作用下,经三焦水道下输于肾,通过肾的气化,分清泌浊。清者依赖肾阳的蒸腾气化,上升脾、肺,重新参与水液的代谢;浊者则化为尿液,在肾与膀胱之气的推动作用下排出体外。可见,只有肾的蒸腾气化功能正常,下输于肾的水液才能分清降浊,化为尿液和排泄尿液,以维持人体水液的代谢平衡。

尿液的生成和排泄,在维持机体水液代谢过程中,起着极其重要的作用。膀胱是人体贮尿和排尿的器官,但尿液的生成和排泄都必须依赖肾的气化作用。肾的蒸腾气化功能正常,则膀胱开阖有度,尿液才能正常生成和排泄。如果肾的蒸腾气化功能失常,膀胱开阖不利,就会引起水液代谢障碍的病变。如阖多开少,小便的生成和排泄发生障碍,可引起尿少、水肿等症;开多阖少,又可引起气不化水,而发生小便清长、尿频量多等病理现象。

3. 主纳气

肾主纳气,指肾气有摄纳肺所吸入的自然界清气,保持吸气的深度,防止呼吸表浅的作用。人体的呼吸功能,由肺所主,其中呼气主要依赖肺气的宣发作用,吸气主要依赖肺气的肃降作用。但吸入的清气,通过肺气的肃降作用下达于肾,必须再经肾气的摄纳潜藏,才能维持一定的深度,以利于气体的交换。故《难经·四难》说:"呼出心与肺,吸入肾与肝。"清代林珮琴《类证治裁·喘证》说:"肺为气之主,肾为气之根。肺主出气,肾主纳气。阴阳相交,呼吸乃和。若出纳升降失常,斯喘作焉。"因此,无论是肾气虚衰,摄纳无权,气浮于上,还是肺气久虚,久病及肾,均可导致肾纳气功能失常。

肾的纳气功能,实际上是肾气的封藏作用在呼吸运动中的具体体现。肺吸入的清气必须下达于肾,实际上是强调肺的呼吸在肾气的封藏作用下维持一定的深度,有利于清浊气体的内外交换。故清代何梦瑶《医碥·杂症·气》云:"气根于肾,亦归于肾,故曰肾纳气,其息深深;肺司呼吸,气之出入,于是乎主之。且气上升,至肺而极,升极则降,由肺而降,故曰肺为气主。"肾精充足,肾气充沛,摄纳有权,则呼吸均匀和调。若肾精亏虚,肾气衰减,摄纳无力,肺吸入之清气不能下纳于肾,则会出现呼吸表浅,或呼多吸少,动则气喘等病理表现,称为"肾不纳气"。

(二)肾的系统联系

1. 肾与膀胱相表里

肾与膀胱通过经脉的相互属络构成表里关系。

2. 在体合骨,生髓,其华在发

肾精具有促进骨骼生长发育和修复的作用。肾藏精,精生髓,髓居骨中而称骨髓,骨的生长发育有赖于骨髓的充养。如《素问·痿论》说:"肾主身之骨髓。"肾精充足,骨髓生化有源,则骨骼得到髓的充分滋养而坚固有力;肾精不足,骨髓生化无源,不能滋养骨骼,便会出现小儿囟门迟闭、骨软无力,以及老年人骨质脆弱、易于骨折等。

髓分骨髓、脊髓和脑髓,皆由肾精所化生。肾精的盛衰,不仅影响骨骼的生长发育,而且也影响脊髓及脑髓的充盈和发育。所以,肾精充盈,髓海得养,脑发育健全,则能发挥正常生理功能;反之,肾精不足,髓海空虚,脑失所养,易见健忘、头晕、耳鸣等髓海不足、清窍失养的病理表现。

齿与骨同出一源,亦由肾精所充养,故称"齿为骨之余"。牙齿的生长、脱落与肾精的盛衰有着密切的关系。肾精充盛,则牙齿坚固而不易脱落;肾精不足,小儿则牙齿生长迟缓,成人则牙齿松动或过早脱落。

精血互生,精足则血旺,血旺就使毛发得到充分的润养,故有"发为血之余"的说法。发的营养虽依赖于血,但其生机根源于肾。《素问·五藏生成》说:"肾……其荣,发也。"因为发为肾之外候,所以发的生长与脱落,润泽与枯槁,常能反映肾精的盛衰。青壮年精血充盛,发黑而润泽光亮;老年人精亏血少,发白而枯槁脱落。因此,临床中若见未老先衰、年少而头发枯槁无泽、早脱早白等,多与肾精不足有关。

3. 开窍于耳及二阴

肾开窍于耳,耳的听觉功能灵敏与否,与肾精、肾气的盛衰密切相关。《灵枢·脉度》说:"肾气通于耳,肾和则耳能闻五音矣。"因此,肾精、肾气充盛,髓海得充,清窍得养,则听觉灵敏,分辨力高;反之,肾精、肾气不足,髓海空虚,清窍失养,则听力减退,或耳鸣,甚则耳聋。人到老年,肾精、肾气衰少,则多表现为听力日渐减退,故说"肾开窍于耳"。

二阴,指前阴和后阴。前阴是排尿和生殖的器官;后阴是排泄粪便的通道。尿液的贮存和排泄虽在膀胱,但必须依赖肾的蒸腾气化作用才能完成。肾的蒸腾气化功能失常,则可见尿频、遗尿、尿失禁,或尿少、尿闭等小便异常的病变。前阴又是人体的外生殖器官,其生殖功能与肾精、肾气的盛衰密切相关。如肾精、肾气不足,可导致人体性器官发育不良和生殖能力减

退,故前阴生殖器官又有"外肾"之称。粪便的排泄本属大肠的传化糟粕功能,但亦与肾相关,如肾阴不足,肠液枯涸,则便秘;肾阳虚损,气化无权,可致阳虚便秘或阳虚泄泻;肾的封藏固摄失司,则久泄滑脱,故说"肾开窍于二阴"。

4. 在志为恐(惊)

恐,即恐惧、害怕的情志活动。《素问·阴阳应象大论》说:"在脏为肾……在志为恐。"恐的情志活动与肾精关系密切,过恐则伤肾。恐与惊相似,都是指处于一种惧怕的心理状态。但二者又有区别:恐为自知而胆怯,乃内生之恐惧;惊为不自知,事出突然而受惊慌乱,乃是外来之惊惧。

5. 在液为唾

唾,亦称口津,是口腔津液中较为稠厚多沫的部分。唾为肾精所化生,有润泽口腔、帮助消化的作用。古代医家多认为,若咽之不吐,有滋养填充肾精的作用,故古代医家主张"吞唾"以养肾精。若多唾或久唾,则易耗损肾精;肾阴不足,唾液分泌量减少,则口干舌燥;肾水泛溢,气不固摄,则多唾或喜唾。

唾与涎,都是口腔分泌的液体,但两者有所区别。涎为脾精所化生,质地较清稀少沫;唾为肾精所化生,质地较稠厚多沫。故临床治疗口角流涎多从治脾着手,治疗唾多频出多从治肾考虑。

第二节 六 腑

六腑,是胆、胃、小肠、大肠、膀胱、三焦的总称。其共同生理功能是受盛和传化水谷,生理特点是"泻而不藏""实而不能满"。故有六腑以降为顺,以通为用之说。"通"和"降"的太过与不及,均属于病理变化。

一、胆

胆居右胁内,附于肝之下,是中空的囊状器官。胆内贮藏清净的胆汁,胆汁味苦,色黄绿,古称"精汁",故胆又有"中精之府"或"中清之府"之称。

胆的主要生理功能是贮存和排泄胆汁,主决断。胆与肝通过经脉的相互属络而构成表里关系。

(一)贮藏和排泄胆汁

胆汁来源于肝,胆汁生成后,进入胆腑,由胆腑浓缩并贮藏。贮藏于胆腑的胆汁,在肝气的疏泄作用下排泄而注入肠中,以促进饮食水谷的消化和吸收。若肝胆的功能失常,胆汁的分泌排泄受阻,就会影响脾胃的受纳腐熟和运化功能,出现厌食、腹胀、腹泻等症状。若湿热蕴结肝胆,以致肝失疏泄,胆汁外溢,浸渍肌肤,则发为黄疸,出现目黄、身黄、小便黄等症状。相对于肝气升发,胆气以下降为顺,若胆气不利,气机上逆,则可出现口苦、呕吐黄绿苦水等症状。

(二)主决断

胆主决断,是指胆在精神活动中,具有判断事物、做出决定的作用。胆的这一功能对于防御和消除某些精神刺激的不良影响,以维持精、气、血、津液的正常运行和代谢,确保脏腑之间的协调关系,有着极为重要的作用。胆气豪壮之人,剧烈的精神刺激对其所造成的影响较小,且恢复也较快;胆气虚怯之人,在受到不良精神刺激的影响时,则易于形成疾病,出现胆怯易惊、善恐、失眠、多梦等精神情志异常的病变。

> **知识链接**
>
> 　　胆的形态结构与其他五腑相同,皆属中空有腔的管状或囊状器官,故为六腑之一;但因其内盛精汁,与五脏"藏精气"的功能特点相似,且与饮食水谷不直接接触,只是排泄胆汁入肠道以促进饮食物的消化和吸收,故又为奇恒之腑之一。

二、胃

胃位于腹腔上部,与脾以膜相连。胃的上口名贲门,与食管相接,下口为幽门,通于小肠。胃又称为"胃脘",分上、中、下三部:胃的上部称为上脘,包括贲门;胃的下部称为下脘,包括幽门;上、下脘之间名中脘,即胃体部分。

胃的主要生理功能是受纳、腐熟水谷,主通降。胃与脾通过经脉的相互属络而构成表里关系。

(一)受纳和腐熟水谷

受纳,是接受和容纳的意思。腐熟,是饮食物经过胃的初步消化,形成食糜的意思。饮食入口,经过食管,容纳于胃,故胃有"水谷之海""太仓"之称。容纳于胃中的水谷,经胃的腐熟后,下传小肠做进一步消化,其精微经脾之运化而营养全身。所以,胃的受纳、腐熟水谷功能,必须与脾的运化功能相配合,才能化水谷为精微,以化生气、血、津液,营养全身,所以合称脾胃为"后天之本"。若胃的受纳、腐熟功能减退,可出现纳呆、厌食、胃脘胀满等症;胃的受纳、腐熟功能亢进,则可表现为多食善饥等症。

脾胃消化食物、化生精微的功能,又概称为胃气,即广义的胃气。中医学非常重视胃气的作用,认为人"以胃气为本"。胃气强,则五脏俱盛,胃气弱,则五脏皆衰。胃气的盛衰有无,可以通过饮食、舌象、脉象等方面表现出来。中医在治疗疾病时,也特别注意保护胃气。狭义的胃气,是指胃主通降水谷的生理功能。

(二)主通降

胃主通降,是指胃气宜保持通畅下降的运动状态。饮食物入胃,经过胃的腐熟作用后,变成食糜下传小肠,再经小肠的泌别清浊作用,其浊者下移大肠,形成粪便排出体外。这都是通过胃气下降作用实现的,所以说胃主通降,以降为和。在中医藏象学说中,多以脾胃的升降纳运功能来概括整个消化系统的生理功能。因此,胃的通降作用还包括大肠、小肠的传化功能在内。胃之通降是降浊,降浊是胃继续受纳的前提条件。若胃失通降,不仅影响食欲,而且因浊气在上,可见纳呆、口臭、脘腹胀闷或疼痛、大便秘结等症。若胃气不降反而上逆,则见恶心、呕吐、嗳气、呃逆等症。另外,胃气不降,还会影响脾的升清功能。

知识链接

　　胃的生理特性是喜润恶燥。喜润,即喜水之润;恶燥,即恶燥烈太过。喜润恶燥是指胃中津液充足,则能维持其受纳、腐熟和通降下达的功能。反之,其病易化燥化火,灼伤胃中津液,常影响胃的通降功能。所以在治疗与护理胃病时,要注意顾护胃阴,慎用燥烈伤阴之品。

三、小肠

　　小肠位于腹中,上端接幽门与胃相通,下端接阑门与大肠相连。

　　小肠的主要生理功能是受盛化物和泌别清浊。小肠与心通过经脉的相互属络而构成表里关系。

(一)受盛化物

　　受盛,是接受,以器盛物的意思;化物,有消化、化生精微之意。小肠的受盛化物功能主要表现在两方面:一是小肠接受经胃初步消化的饮食物,起到容器的作用。二是经胃初步消化的饮食物,必须在小肠内停留一定的时间,以利于食物的进一步消化吸收。小肠受盛化物功能失常,可导致消化吸收障碍,表现为腹胀、腹泻、便溏等。

(二)泌别清浊

　　泌,即分泌;别,即分别。清,泛指各种精微物质;浊,指饮食物经过消化后剩余的残渣部分。所谓泌别清浊,是指小肠接受了来自胃初步消化的水谷在做进一步消化的同时,随之分出清和浊两部分。清者,即饮食物中的精微部分,由小肠吸收,并通过脾的升清和散精作用,转输心、肺营养全身。浊者,即饮食物中的残渣糟粕,在胃和小肠之气的通降作用下传送至大肠,形成粪便,排出体外。另外,小肠在吸收水谷精微的同时,也吸收了大量的水液,经脾的转输、肺的宣降通调,并在肾的气化作用下,将代谢后的水液渗入膀胱,形成尿液,排出体外。由于小肠参与了人体的水液代谢,故有“小肠主液”之说。

　　小肠泌别清浊的功能正常,则水液和糟粕各走其道,二便正常。如张介宾《类经·藏象类》所说:“小肠居胃之下,受盛胃中水谷而分清浊,水液由此而渗于前,糟粕由此而归于后,脾气化而上升,小肠化而下降,故曰化物出焉。”若小肠泌别清浊的功能失常,导致水液与糟粕杂下,则可出现肠鸣泄泻,同时小肠不能吸收水液,尿的来源减少,则见小便短少等症。对此,临床上常采用分利之法,即所谓“利小便即所以实大便”。

　　由此可见,小肠受盛化物和泌别清浊的功能在饮食物的消化吸收过程中起着极其重要的作用。但在中医藏象学说中,常将其归属于脾胃的纳运功能之中。所以临床上对小肠的病变,也多从脾胃论治。

四、大肠

　　大肠位于腹中,包括结肠与直肠,其上口通过阑门与小肠相接,其下端为肛门。大肠与肺通过经脉的相互属络而构成表里关系。

大肠的主要生理功能是传化糟粕。大肠接受由小肠下传的食物残渣,吸收多余的水分,形成粪便,经肛门排出体外。故《素问·灵兰秘典论》说:"大肠者,传导之官,变化出焉。"由于大肠具有吸收食物残渣中部分水分的功能,故又有"大肠主津"之说。大肠传化糟粕的功能失常,主要表现为排便的异常。如果大肠不能吸收水液,则会出现大便溏泻、肠鸣等症状;大肠津亏,可见大便秘结;大肠湿热,可见下痢脓血、肛门灼热等。

此外,大肠排泄糟粕还与肺气的肃降、胃气的降浊、脾气的运化、肾气的蒸化和固摄等功能有关,这些脏腑发生病变也可以引起大肠传导功能的失常。

五、膀胱

膀胱又称尿脬,为囊状器官,位于小腹中央,肾之下,大肠之前。其上有输尿管与肾相通,其下与尿道相连,开口于前阴。

膀胱的主要生理功能是贮存和排泄尿液。膀胱与肾通过经脉的相互属络而构成表里关系。

摄入人体的水液通过肺、脾、肾等脏腑的综合作用,化为津液,分布于周身,发挥润泽滋养作用。其代谢后的浊液,在肾的气化作用下输于膀胱。当膀胱内的尿液达到一定量时,在肾的气化作用下膀胱开阖有度,才能及时自主地将尿液排出体外。故《素问·灵兰秘典论》说:"膀胱者,州都之官,津液藏焉,气化则能出矣。"

尿液的贮存和排泄,主要依赖肾与膀胱之气的共同协作。肾与膀胱的气化功能协调,则膀胱开阖有度,小便排泄正常。若肾和膀胱发生病变,既可出现小便不利,或癃闭,又可引起尿频、尿急、遗尿、尿失禁等症。

六、三焦

三焦是上焦、中焦、下焦的合称。历代对三焦的认识,归纳起来,主要有二:一是指六腑三焦,有名有形;二是指人体上、中、下三个部位的划分,有名无形。

(一)六腑之三焦及其生理功能

三焦作为六腑之一,是位于腹腔中的实体性脏器,不仅有具体的形态结构和生理功能,还有自身的经脉手少阳三焦经。三焦与心包通过经脉相互属络而构成表里关系。

六腑三焦的功能主要表现在通行元气和运行水液两方面。

1. 通行元气

《难经·六十六难》说:"三焦者,原气之别使也。"元气是人体最根本的气,由肾精所化生。元气根于肾,通过三焦布达五脏六腑,以激发和推动各脏腑组织的功能活动。所以说,三焦是元气运行的通道。

2. 运行水液

三焦有疏通水道、运行水液的功能。全身的水液代谢,是由肺、脾、肾等多个脏腑协同作用而完成的,但必须以三焦为通道,通过三焦的气化作用,才能正常升降出入,维持水液代谢的协调平衡。故《素问·灵兰秘典论》说:"三焦者,决渎之官,水道出焉。"

(二)三焦的划分及其生理功能

由于三焦的部位及其所包含的脏腑不同,因而具有不同的特点。

1.上焦

上焦是指膈以上至头面的部位，包括心、肺两脏。也有人认为包括上肢。上焦的生理特点是主宣发敷布，即通过心、肺的作用，将水谷精微布散全身，以营养滋润全身脏腑组织，有如雾露之溉。故《灵枢·营卫生会》将其生理特点概括为"上焦如雾"，即形容上焦如雾露弥漫一样布散精微，以灌溉全身。

2.中焦

中焦是指膈下、脐上的上腹部，包括脾与胃。中焦具有消化、吸收并输布水谷精微和化生气血的功能，实际上是对脾胃功能的概括。《灵枢·营卫生会》把中焦的生理特点概括为"中焦如沤"。沤，是形容水谷腐熟成乳糜的状态。

3.下焦

下焦是指脐以下至二阴的部位，包括肾、小肠、大肠、膀胱等脏腑。也有人认为包括下肢。下焦的功能主要是排泄糟粕和尿液，即指肾、膀胱、小肠、大肠等脏腑分别清浊、排泄废物的作用。因这种生理功能具有向下疏通和向外排泄的特点，故称"下焦如渎"（《灵枢·营卫生会》）。渎，即水道，形容下焦像水道一样排泄水液和糟粕。

第三节　奇恒之腑

奇恒之腑，是脑、髓、骨、脉、胆、女子胞的总称。它们形态似腑，多为中空的器官，而功能似脏，主藏精气，似脏非脏，似腑非腑，故称之为"奇恒之腑"。其中，胆又为六腑之一。

脉、骨、髓、胆已在五脏与六腑相关章节中述及，本节只介绍脑及女子胞。

一、脑

脑，居于颅腔之内，由髓汇聚而成，故亦称为"脑髓"。《素问·五藏生成》说："诸髓者，皆属于脑。"《灵枢·海论》说："脑为髓之海。"可见，脑是人体极其重要的器官，是生命要害之所在，其主要生理功能是主精神思维和主感觉、运动。

（一）主精神思维

人的精神思维活动，是外界客观事物反映于大脑的结果。古人对脑主精神思维的功能已有明确的认识。如《素问·脉要精微论》说："头者，精明之府，头倾视深，精神将夺矣。"明代李时珍在《本草纲目》中提出："脑为元神之府。"清代王清任在《医林改错》中明确提出："灵机记性不在心，在脑。"故脑主精神思维的功能正常，则精神振奋、意识清楚、思维敏捷、语言清晰流畅、情志活动正常。反之，则精神萎靡不振、反应迟钝、记忆力减退，甚至精神错乱等。

（二）主感觉、运动

感觉的接受和运动的支配由脑所主，是由于眼、耳、口、鼻、舌等官窍皆位于头面，与脑相通。古代医家也认识到人体之视、听、言、动等与脑密切相关。如《医林改错》中明确指出："两耳通脑，所听之声归脑；两目系如线长于脑，所见之物归脑；鼻通于脑，所闻香臭归脑；小儿周岁脑渐生，舌能言一二字。"《灵枢·海论》说："髓海有余，则轻劲多力，自过其度；髓海不足，则脑转耳鸣，胫酸眩冒，目无所见，懈怠安卧。"故髓海充盈，脑主感觉、运动的功能正常，则视物清晰，听觉、嗅觉灵敏，感觉正常，动作灵巧敏捷，肢体刚劲有力。反之，髓海不足，则感觉、运动功能失常,就会出现视物不清,听觉、嗅觉不灵,感觉障碍,动作迟缓,肢体软弱无力,甚或痿废不用等症状。

脑由髓汇集而成,而髓由精化,精由肾藏,肾藏之精又依赖于后天之精的充养,故脑髓的充盈与否,不但与肾精密切相关,而且亦与五脏六腑之精有关。另外,精神思维与感觉、运动虽由脑主,但尚有"五神脏"之说,即精神思维与感觉、运动分由五脏主司。如《素问·宣明五气》所说:"心藏神,肺藏魄,肝藏魂,脾藏意,肾藏志。"由此可见,五脏六腑的功能协调,脑才能发挥正常的生理功能,故脑的病变,中医学多从五脏进行辨证论治。

二、女子胞

女子胞又称胞宫、子宫,位于小腹部,膀胱之后,直肠之前,下口与阴道相连,呈倒置的梨形。女子胞的形态、大小、位置可随年龄而异。女子胞是女性的内生殖器官,有主持月经和孕育胎儿的功能。

(一)主持月经

女子胞的络脉系于肾,冲、任二脉皆起于胞中。健康女子到十四岁左右,肾中精、气充盛,天癸至,冲、任二脉通盛,生殖器官发育成熟,女子胞发生周期性的变化,则月经开始来潮,女子便具备受孕生育的能力。若肾中精、气虚衰,冲、任二脉气血不足,就会出现月经不调,经量减少,甚或闭经等症。到四十九岁左右,肾精、肾气衰少,天癸竭,月经闭止,生育能力丧失。

(二)孕育胎儿

女子胞是女性孕育胎儿的器官。男女成年后,阴阳交媾,两精结合于胞宫,就构成了胎孕。《类经·藏象类》说:"阴阳交媾,胎孕乃凝,所藏之处,名曰子宫。"故肾中精、气旺盛,冲、任二脉气血充盈,子宫提供给胎儿的气血、养料充足,则胎儿生长发育正常。肾中精、气亏虚,冲、任二脉不固,或血虚不足以养胎,则可见胎儿发育不良、胎动不安或流产。

中医学认为女子胞的生理功能除与肾、冲任二脉密切相关外,还与心、肝、脾等脏腑有关。因月经的来潮和胎儿的孕育,都有赖于血液的充盈和营养,而心主血,肝藏血,脾统血,只有心、肝、脾、肾和冲任二脉的功能正常,女子胞才能维持其正常的生理功能。当各种原因导致上述脏腑和经脉功能失调时,都会影响女子胞的功能而引起月经与妊娠方面的病变。故在治疗时,中医常从调理以上脏腑及经脉着手。

第四节　脏腑之间的关系

人体是一个有机整体,各脏腑的功能活动不是孤立的,而是密切相关的,在生理上相互依存、相互制约,病理上相互影响、相互传变。脏腑之间的关系,主要包括脏与脏之间的关系、脏与腑之间的关系和腑与腑之间的关系。

一、脏与脏之间的关系

脏与脏之间的关系,即五脏之间的关系。心、肺、脾、肝、肾五脏各有不同的生理功能和病理变化,但五脏之间又存在复杂的生理联系和病理影响。讨论脏与脏之间的关系,不能局限于五行学说的生克乘侮,更应注重分析五脏之间生理功能的相互为用、相互资生、相互制约及病理上的相互影响、相互传变。

(一)心与肺

心、肺同居上焦,心主血而肺主气,心主行血而肺主呼吸。心与肺的关系,主要表现在血液运行与呼吸吐纳之间的协同调节方面。

心主一身之血,肺主一身之气,两者相互协调,保证气血的正常运行,维持机体各脏腑组织的新陈代谢。血液的正常运行,必须依赖于心气的推动,亦有赖于肺气的辅助。肺朝百脉,助心行血,是血液正常运行的必要条件。正常的血液循环,又能维持肺主气功能的正常进行。由于宗气具有贯心脉而司呼吸的生理功能,从而加强了血液运行与呼吸吐纳之间的协调平衡。因此,积于胸中的宗气是连接心之搏动和肺之呼吸的中心环节。

在病理上,若肺气虚弱,行血无力或肺失宣肃,肺气壅塞,可影响心的行血功能,易致心血瘀阻;反之,若心气不足,心阳不振,血行不畅,也可影响肺的呼吸功能,导致胸闷、咳喘等症。

(二)心与脾

心主血而脾生血,心主行血而脾主统血。心与脾的关系,主要表现在血液生成方面的相互为用及血液运行方面的相互协同。

1. 血液生成

心主一身之血,心血供养于脾以维持其正常的运化功能。水谷精微通过脾的转输升清作用,上输于心、肺,贯注于心脉而化赤为血。脾主运化而为气血生化之源。脾气健旺,血液化生有源,以保证心血充盈。

病理上,若脾虚失于健运,化源不足,或统血无权,慢性失血,均可导致血虚而心失所养。而劳神思虑过度,既耗心血,又损脾气,亦可形成心脾两虚之证。临床常见眩晕、心悸、失眠、多梦、腹胀、食少、体倦无力、精神萎靡、面色无华等症,治之以补养心脾的归脾汤之类为宜。

2. 血液运行

血液在脉中正常运行,既有赖于心气的推动以维持通畅而不迟缓,又依靠脾气的统摄以使血行脉中而不逸出。

若心气不足,行血无力,或脾气虚损,统摄无权,均可导致血行失常的病理变化,或见气虚血瘀,或见气虚失摄的出血。

(三)心与肝

心与肝的关系主要表现为血液运行和情志调节两方面。

1. 血液运行

心主血,肝藏血。心之行血功能正常,则肝有所藏;肝藏血功能正常,血液充盈,则心有所主。病理上,心血不足,肝血常因之而虚;肝血不足,心血常因之而损。故临床上心悸、失眠等心血不足病证常与视物昏花、月经涩少等肝血不足病证同时并见。

2. 情志调节

心主神志,肝主疏泄,调畅情志。心、肝两脏,相互为用,共同调节人的情志活动。心血充盈,则心神健旺,有助于肝气疏泄,情志调畅;反之,肝疏泄有度,情志调畅,则有利于心主神志。病理上,心神不安与肝气郁结,心火过亢与肝火炽盛,常同时出现或相互引动。前者可表现为精神恍惚、情志抑郁等症,后者则出现心烦失眠、急躁易怒等症。

（四）心与肾

心与肾的关系主要表现在心肾阴阳水火互制互济及精神互用、精血互生两方面。

1.阴阳水火互制互济

心居于上,属阳属火;肾居于下,属阴属水。正常情况下,心火(阳)下降于肾,以温肾阳而使肾水不寒;肾水(阴)上济于心,以滋心阴而使心火不亢。这种彼此交通、相互制约、相互为用的平衡协调关系,称为"心肾相交"或"水火既济"。若肾水不足不能上济心阴,或心火过亢不能下温肾水,可见心烦、失眠、多梦、腰膝酸软,或男子梦遗、女子梦交等心肾不交的临床表现。若肾阳不振,阳虚水泛,上凌于心,可见心悸、水肿等水气凌心的病证。心阴亏虚,下汲肾阴,则见腰膝酸软、遗精等阴虚火旺之候。

2.精神互用、精血互生

心主血藏神,肾藏精生髓,上通于脑。精是神的物质基础,神是精的外在表现。另外,精血之间可互生互化,肾精充足则能生髓化血,使心血充盈;心血充盈亦可化精,使肾精充盛。病理上,肾精亏损,不能生髓化血,或心血不足,血不化精,均可导致精血亏虚,心神失养,出现健忘、失眠、头晕、耳鸣等症。

（五）肺与脾

肺与脾的关系主要表现在气的生成和水液代谢两方面。

1.气的生成

肺主一身之气,脾为生气之源。人体之气主要由肺吸入自然界的清气和脾胃运化的水谷之气组成。故肺的呼吸功能和脾的运化功能是否健旺,与气的盛衰密切相关。若脾气虚损,运化无力,常可导致肺气不足;肺气亏虚亦可累及于脾,导致脾气虚弱。两者均可出现体倦乏力、少气懒言等肺脾两虚的病变。

2.水液代谢

水液在体内的代谢,涉及多个脏腑。就脾、肺而言,脾主运化水液,肺主通调水道。一般情况下,脾将吸收的水液上输于肺,通过肺的宣发肃降作用布散周身。脾、肺两脏协调配合、相互为用,是保证津液正常生成、输布和排泄的重要环节。病理上,脾失健运,水湿内停,湿聚成痰,可影响肺的宣降功能,常见咳嗽、喘息、吐痰等症,所以有"脾为生痰之源,肺为贮痰之器"的说法。反之,肺病日久,也可影响脾的运化功能,如肺失宣降,湿停中焦,脾阳受困,出现水肿、倦怠、腹胀、便溏等症。

（六）肺与肝

肝主升发,肺主肃降。肺与肝的生理联系主要体现在人体气机升降的调节方面。"肝生于左,肺藏于右",肝气从左升发,肺气由右肃降。肝气以升发为宜,肺气以肃降为顺。此为肝、肺气机升降的特点所在。肝升肺降,升降协调,对全身气机的调畅及气血的调和起着重要的调节作用,古人称为"龙虎回环"。肺气充足,肃降正常,有利于肝气的升发;肝气疏泄,升发条达,有利于肺气的肃降。可见肝升与肺降,既相互制约,又相互为用。

病理状态下,肝、肺病变可相互影响。如肝郁化火,或肝气上逆,肝火上炎,可耗伤肺阴,使肺气不得肃降,而出现咳嗽、胸痛、咯血等肝火犯肺证,阴阳学说称为"左升太过,右降不及",五行学说称为"木火刑金"或"木旺侮金"。如肺失清肃,燥热内盛,也可伤及肝阴,致肝阳亢逆,而出现头痛、易怒、胁肋胀痛等肺病及肝之候。

（七）肺与肾

肺与肾的关系主要表现在津液代谢、呼吸运动和金水相生三方面。

1. 津液代谢

肾主水，能升清降浊，主司水液的蒸腾气化；肺为水之上源，主宣发肃降，通调水道。肺气宣降行水的功能，有赖于肾的气化作用；肾主水司开阖的功能，也有赖于肺气的肃降作用使水液下归于肾。肺、肾两脏相互为用，共同维持体内水液代谢的平衡。在病理状态下，肺失宣降或肾的气化功能失调，均可导致水液代谢失常而出现尿少、水肿等症。

2. 呼吸运动

人体的呼吸运动虽由肺所主，但需要肾的纳气功能协助，肺所吸入的清气才能下纳于肾，以保持呼吸的深度，所以有"肺为气之主，肾为气之根"的说法。肺主气而司呼吸，肾藏精而主纳气，肺、肾协调，相互配合，才能维持正常的呼吸运动。在病理上，肾气不足，摄纳无权，气浮于上，或肺病久虚，日久伤肾，均可出现以呼多吸少、动则喘甚为主要表现的肾不纳气证。

3. 金水相生

肺属金，肾属水，肺、肾两脏之阴相互资生、相互为用。肺阴充足，下输于肾，滋养肾阴，则肾阴充盛；肾阴为一身阴气之本，肾阴充盛，上养肺阴，则肺阴充足。肺、肾之阴互资互用的这种关系称为"金水相生"。在病理上，肺阴虚可损及肾阴，肾阴虚也可累及肺阴，可出现潮热、颧红、盗汗、干咳、腰膝酸软等肺、肾阴虚的临床表现。

（八）肝与脾

肝与脾的关系主要表现在饮食物的消化吸收和血液运行方面。

1. 消化吸收

肝主疏泄，调畅气机，疏利胆汁，促进脾胃对饮食物的纳运功能。脾主运化，为气血生化之源，化源充足，肝体得养，则疏泄正常。病理上，肝、脾病变相互影响。如肝失疏泄，气机不畅，可致脾失健运，出现胸胁脘腹胀闷不适、纳呆、腹泻等肝脾不调的表现。脾失健运，也可影响肝的疏泄。如脾虚生湿，蕴久化热，湿热郁蒸，肝胆疏泄不利，可形成黄疸。

2. 血液运行

肝主藏血，调节血量；脾主生血统血。肝、脾两脏相互协同，在维持血液正常运行方面起着重要作用。在病理上，若脾虚化源不足，或脾不统血，失血过多等，均可导致肝血不足，出现头晕眼花或妇女月经量少、经闭等症。

（九）肝与肾

肝与肾的关系主要表现在精血同源、藏泄互用和阴气互养三方面。

1. 精血同源

肝藏血，肾藏精，精血互化。肝血依赖肾精的充盛和滋养，肾精又依赖肝血化生精的补充，精血互生互化，所以有"精血同源"或"肝肾同源"的说法。在病理情况下，肾精亏损，可导致肝血不足；肝血不足，也会引起肾精亏损，症见头晕目眩、耳聋耳鸣、腰膝无力等肝、肾精血两亏的症状。

2. 藏泄互用

肝主疏泄，肾主封藏，两者既相互制约，又相互为用。肝之疏泄可使肾气开阖有度，肾之封藏可防肝气疏泄太过。故肝之疏泄与肾之封藏，相反相成，共同维持和调节女子月经的来潮和男子的排精。若肝、肾藏泄失调,女子可见月经周期失常,经量或多或少;男子可见遗精早泄或阳强不泄等症。

3. 阴气互养

肾阴为一身阴气之本,肾阴充盛,则能滋养肝阴以防肝阳上亢;肝阴充足,也能下养肾阴,以滋润营养全身脏腑、形体、官窍。在病理情况下,肝、肾之阴相互影响,如肾阴不足,不能滋养肝阴而导致肝阳上亢,出现头晕头胀、面红目赤、急躁易怒等症,称为"水不涵木"。反之,肝阴不足,肝阳化火,也可下劫肾阴,症见烦热、盗汗、腰膝无力、男子遗精、女子梦交等肝肾阴亏的病变。

(十)脾与肾

脾与肾的关系主要表现在先后天相互资生和调节水液代谢两方面。

1. 先后天相互资生

脾主运化,为后天之本;肾主藏精,为先天之本。脾之运化,依赖于肾阳的推动和温煦才能健运;肾之精、气,也依赖于脾运化的水谷精微充养和培育才能不断充盛。两脏在生理上相互促进,病理上也会互相影响。如肾阳不足不能温煦脾阳,或脾阳不足进而累及肾阳,皆可见腹部冷痛、下利清谷或五更泄泻、腰膝酸冷等脾肾阳虚之候。

2. 调节水液代谢

脾主运化水液,肾主水液开阖。脾主运化水液有赖于肾阳蒸腾气化作用的支持;肾主水液开阖也有赖于脾运化水液功能的协助。脾、肾两脏相互协作,共同主司津液代谢的协调平衡。病理方面,脾虚失运,水湿内生,经久不愈,可致肾虚水泛;肾虚开阖失司,水液内停,亦可影响脾的运化功能,最终均可导致尿少、水肿、腹胀、便溏、畏寒肢冷、腰膝酸软等脾肾两虚、水湿内停之症。

二、脏与腑之间的关系

脏与腑的关系主要是脏腑表里配合关系。脏属阴而腑属阳,阴主里而阳主表。一脏一腑,一阴一阳,通过经脉相互属络,相互配合,构成表里关系。

一脏一腑的表里配合关系,其依据主要有三:一是经脉属络,即属脏的经脉络于所合之腑,属腑的经脉络于所合之脏。二是生理配合。五脏六腑在生理功能上相互配合、相互为用,如脾之运化水谷,需要胃受纳、腐熟功能的配合;而胃的受纳、腐熟功能也需要脾运化功能的协助。肝之疏泄条达,需要胆腑排泄胆汁功能的配合;而胆贮存、排泄胆汁的生理功能,又依赖于肝疏泄功能的正常。三是病理相关。脏病及腑,腑病及脏,脏腑同病。如肺热壅盛,肃降失常,可致大肠传导失职而见大便干结;大肠热结,腑气不通,也可影响肺之宣降而致胸闷、喘促等症。因而治疗上就有脏病治腑、腑病治脏和脏腑同治等方法。

(一)心与小肠

手少阴心经属心络小肠,手太阳小肠经属小肠络心,两者经脉相互属络构成表里相合关系。

心与小肠的关系主要表现在病理方面。心经实火,可通过经络移热于小肠,导致小肠实热,症见尿少、尿赤、排尿灼热涩痛;反之,小肠有热,也可循经上扰于心,使心火亢盛,出现心烦、口舌生疮,甚或糜烂等症。

（二）肺与大肠

手太阴肺经属肺络大肠，手阳明大肠经属大肠络肺，两者经脉相互属络构成表里相合关系。

在生理方面，肺与大肠相互协助。肺气肃降能促进大肠的传导，有利于糟粕的排出；大肠传导正常，腑气通畅，也有助于肺气的肃降而使呼吸保持均匀。在病理方面，两者相互影响。如肺失肃降，传导失职，腑气不通，可见大便秘结、排出困难的病变；大肠传导功能失常，腑气阻滞，也可影响肺的肃降功能而引起胸满、咳喘等症。

（三）脾与胃

脾与胃同居中焦，以膜相连。足太阴脾经属脾络胃，足阳明胃经属胃络脾，两者经脉相互属络构成表里相合关系。脾胃共同完成饮食物的受纳腐熟和消化吸收。脾与胃的关系，主要表现在纳运相助、升降相因、燥湿相济三方面。

1.纳运相助

胃主受纳，腐熟水谷，是脾主运化水谷的前提条件；脾主运化，转输精微，也为胃的继续受纳、腐熟水谷提供条件及能量。脾胃纳运相助，共同完成对饮食物的消化及其精微的吸收和输布，两者同为后天之本，气血生化之源。脾失健运，可致胃纳谷不香；胃气失和，亦可影响脾之健运，出现食少便溏、腹胀脘痞等脾胃纳运失调的病变。

2.升降相因

脾主升清，胃主降浊。在饮食物的消化吸收过程中，脾气上升，将运化吸收的水谷精微等营养物质向上输布，则有助于胃气的通降；胃气通降，将初步消化的食糜及食物残渣向下通降，也有助于脾之升清。另外，脾胃升降相因，相反相成，构成了人体气机升降之枢纽，既保证纳运功能的正常进行，又维持内脏位置的相对固定。在病理上，脾失健运，清气不升，可影响胃的受纳和降，甚或导致胃气上逆，出现纳呆、恶心呕吐、呃逆等病证。反之，食滞胃脘，浊气不降，也可影响脾之运化及升清功能，症见腹胀、腹泻、肢体困倦等。

3.燥湿相济

脾胃相对而言，脾为脏属阴，依赖阳气的温煦，脾阳健旺能运化和升清，故性喜燥而恶湿；胃为腑属阳，依赖阴气的滋润，胃阴充足自能受纳腐熟和通降，故性喜润而恶燥。脾胃燥润喜恶之性不同，但又相互为用，燥湿相济，阴阳相配，保证了脾胃正常纳运与升降。

（四）肝与胆

肝居于右胁内，胆附于肝之下。足厥阴肝经属肝络胆，足少阳胆经属胆络肝，两者经脉相互属络构成表里相合关系。

生理上，肝与胆的功能密不可分，相互协调。胆汁来源于肝，肝的疏泄功能正常，则胆汁的分泌和排泄正常；胆汁排泄通畅，又有助于肝主疏泄功能的正常发挥。

病理上，肝病常影响胆，胆病也常影响肝，形成肝胆同病。如肝气郁结，失于疏泄，则影响胆汁的分泌和排泄；胆贮存和排泄胆汁的功能发生障碍，也会影响肝的疏泄功能，最终均可导致肝胆气滞，出现胁肋胀满、口苦、黄疸等症。治疗上，疏肝的药物多具有利胆的功效，而利胆的药物同样多具有疏肝的作用，故多肝胆同治。

此外，肝主谋虑，胆主决断，两者在精神思维活动方面也是密切联系的。肝虽主谋虑，但要做出决断还取决于胆。胆虽主决断，而决断又先来自肝之谋虑。肝胆配合，人的情志活动正常，遇事则能正常决断。若肝气疏泄失常，可表现为决而无谋的武断；反之，胆气虚又可表现为谋而不决的优柔寡断。

(五)肾与膀胱

肾居腰部,膀胱位于小腹,两者通过输尿管相连。足少阴肾经属肾络膀胱,足太阳膀胱经属膀胱络肾,两者经脉相互属络构成表里相合关系。

肾为水脏,主水液代谢,开窍于二阴;膀胱贮尿、排尿,为主水之腑。膀胱的开阖作用,取决于肾的气化功能。肾气充盛,蒸化与固摄功能正常,不但尿液能够正常生成和贮存,而且能自主地排出体外。膀胱贮尿、排尿有度,有利于肾主水功能的发挥。肾与膀胱相互配合,共同完成尿液的生成与排泄,以维持人体水液的代谢平衡。病理上,两者常相互影响。如肾气不足,气化不利,可影响膀胱的开阖;反之,膀胱湿热或膀胱失约,也可影响肾主水的功能。两者均可出现尿少、尿闭、尿多、小便失禁或遗尿等小便异常之症。一般说来,实证者,多责之于膀胱,以治膀胱为主;虚证者,多责之于肾,治疗常从补肾入手。

三、腑与腑之间的关系

胆、胃、大肠、小肠、三焦、膀胱六腑的生理功能虽然各不相同,但它们都是传化水谷、输布津液的器官,所谓"六腑者,所以化水谷而行津液者也"(《灵枢·本藏》)。

饮食入胃,经胃的腐熟,成为食糜,下降于小肠,小肠受盛胃的食糜,再进一步消化,并泌别清浊。清者为水谷精微以养全身,其中的水液经三焦渗入膀胱,浊者为食物残渣下传大肠。渗入膀胱的水液,经蒸化作用排泄于外而为尿。进入大肠的食物残渣,经燥化与传导作用,通过肛门排出体外是为粪便。在上述饮食物的消化、吸收与排泄过程中,还有赖于胆汁的排泄以助消化,及三焦的疏通水道作用以渗水液。由于六腑传化水谷,需要不断地受纳排空,虚实更替,故有"六腑以通为用""六腑以通为顺"之说。

饮食物从口摄入后,经过六腑的共同作用,从消化吸收乃至糟粕的下传排出,必须不断地由上而下递次传送。六腑中的内容物不能停滞不动,其受纳、消化、传导、排泄的过程是一个虚实、空满不断更替的过程。六腑的生理特点是实而不能满,满则病;通而不能滞,滞则害。

六腑在病理上相互影响,如胃有实热,津液被灼,必致大便燥结,大肠传导不利。而大肠传导失常,肠燥便秘也可引起胃失和降,胃气上逆,出现嗳气、呕恶等症。又如胆火炽盛,每可犯胃,出现呕吐苦水等胃失和降之症,而脾胃湿热,郁蒸肝胆,胆汁外溢,则见口苦、黄疸等症。

知识链接

六腑病变,多表现为传化不通,故在治疗上又有"腑病以通为补"之说。这里所谓"补",不是用补益药物补脏腑之虚,而是指用通泄药物使六腑以通为顺。这对腑病而言,堪称"补"。当然,并非所有腑病均用通泄药物治疗,只有六腑传化功能发生阻滞而表现为实证时,方能"以通为补"。相反,如胃阴不足、膀胱失约等证,治疗又当以补虚扶正为主。

目标检测

一、单项选择题

1. 五脏生理功能的特点是（　　）
   A. 传化物而不藏，实而不能满　　　B. 藏精气而不泻，满而不能实
   C. 藏精气而不泻，实而不能满　　　D. 传化物而不藏，满而不能实
   E. 虚实交替，藏而不泻

2. 心在志为（　　）
   A. 怒　　　　　B. 思　　　　　C. 恐　　　　　D. 悲　　　　　E. 喜

3. 肺主一身之气，主要取决于（　　）
   A. 生成宗气　　　　　B. 调节气机　　　　　C. 宣发卫气
   D. 肺的呼吸功能　　　E. 肺主肃降

4. 肺的门户是（　　）
   A. 鼻　　　　　B. 腠理　　　　　C. 喉　　　　　D. 汗孔　　　　　E. 皮毛

5. 宣发卫气的脏是（　　）
   A. 脾　　　　　B. 肝　　　　　C. 肾　　　　　D. 心　　　　　E. 肺

6. 称为"后天之本"的脏是（　　）
   A. 心　　　　　B. 脾　　　　　C. 肾　　　　　D. 肝　　　　　E. 肺

7. 五脏中主升清的脏主要是指（　　）
   A. 肝　　　　　B. 肺　　　　　C. 脾　　　　　D. 心　　　　　E. 肾

8. 具有"喜燥恶湿"特性的脏是（　　）
   A. 肝　　　　　B. 心　　　　　C. 脾　　　　　D. 肺　　　　　E. 肾

9. 有"刚脏"之称的脏是（　　）
   A. 肺　　　　　B. 脾　　　　　C. 肾　　　　　D. 肝　　　　　E. 心

10. 具有促进脾升胃降功能的脏是（　　）
    A. 肺　　　　　B. 脾　　　　　C. 肝　　　　　D. 肾　　　　　E. 小肠

11. "筋之余"是指（　　）
    A. 发　　　　　B. 齿　　　　　C. 爪　　　　　D. 脉　　　　　E. 骨

12. 两目干涩，视物不清，主要责之于（　　）
    A. 肝火上炎　　B. 肝血不足　　C. 肝经风热　　D. 肝风内动　　E. 肝气上逆

13. 被称为"五脏阴阳之本"的脏是（　　）
    A. 心　　　　　B. 肾　　　　　C. 肺　　　　　D. 肝　　　　　E. 脾

14. "气之根"是指（　　）
    A. 心　　　　　B. 肝　　　　　C. 脾　　　　　D. 肺　　　　　E. 肾

15. 具有主决断功能的腑是（　　）
    A. 胆　　　　　B. 胃　　　　　C. 小肠　　　　D. 大肠　　　　E. 膀胱

16. 下列不属于奇恒之腑的是（　　）
    A. 脑　　　　　B. 髓　　　　　C. 筋　　　　　D. 脉　　　　　E. 胆

17. "生痰之源"是指（　　　）

    A. 肾　　　　　　　B. 胃　　　　　　　C. 脾　　　　　　　D. 肺　　　　　　　E. 三焦

18. 成人牙齿松动、过早脱落的根本原因在于（　　　）

    A. 肾阳虚衰　　　　B. 肾阴亏乏　　　　C. 命门虚寒　　　　D. 肾精亏损　　　　E. 肾气不固

19. 下列哪项属于肾阳虚的症状（　　　）

    A. 脉无力而迟缓　　B. 午后潮热　　　　C. 心烦不安　　　　D. 舌干红　　　　　E. 阳事易兴

20. "水脏"是指（　　　）

    A. 肾　　　　　　　B. 脾　　　　　　　C. 肺　　　　　　　D. 膀胱　　　　　　E. 三焦

二、简答题

1. 人体的内脏可分为几类？各有哪些？

2. 肺气宣发的生理作用如何？

3. 如何理解"肺主通调水道"？

4. 肝是如何调节血量的？

5. 何谓"心肾相交"？

6. 如何理解"脾气主升"？

第五章　经　络

学习目标

【学习目的】　通过学习经络的组成、循行、生理功能和临床应用等知识,为后续章节的学习奠定基础。

【知识要求】　熟悉经络的概念及经络系统的组成;十二经脉的走向交接规律、分布规律、表里关系及流注次序;奇经八脉的概念及其功能特点;经络的生理功能。了解经络学说的临床应用。

【能力要求】　能在人体上指出十二经脉的循行规律。

经络学说,是研究人体经络系统的概念、组成、循行分布、生理功能、病理变化及其与脏腑、气血津液等相互关系的学说,是中医学理论体系的重要组成部分。

经络学说的形成与古人长期的医疗实践有关。实践过程中的观察、解剖知识的积累以及古代哲学的渗透,使经验逐渐上升为理论,从而形成了经络学说。经络学说贯穿于人体的生理、病理及疾病的诊断和防治等各个方面,与藏象、气血津液等理论相结合,可深刻地阐释人体的生理功能和病理变化。

经络学说不仅对针灸、推拿等学科,而且对中医临床各科病证的辨治和施护,都有重要的指导意义。故《灵枢·经脉》指出:"经脉者,所以决死生,处百病,调虚实,不可不通也",强调了经络学说的重要性。

第一节　经络的概念和经络系统的组成

一、经络的概念

经络是经脉和络脉的总称,是人体运行气血、联络脏腑形体官窍、沟通上下内外、感应传导信息的通道。

经络分为经脉和络脉两大类。经,有路径、途径的意思,故经脉是经络系统中的主干。络,有联络、网络之意,故是经脉的分支。经脉大多循行于人体的深部,有固定的循行路线;络脉多循行于人体较浅部位,有的还显现于体表,多纵横交错,遍布全身。

经脉和络脉相互沟通联系,内属于脏腑,外络于肢节,有运行气血、联络沟通等作用,使人体的脏腑组织、形体官窍等紧密地联结成一个有机的整体。

二、经络系统的组成

经络系统由经脉、络脉及其连属部分组成。

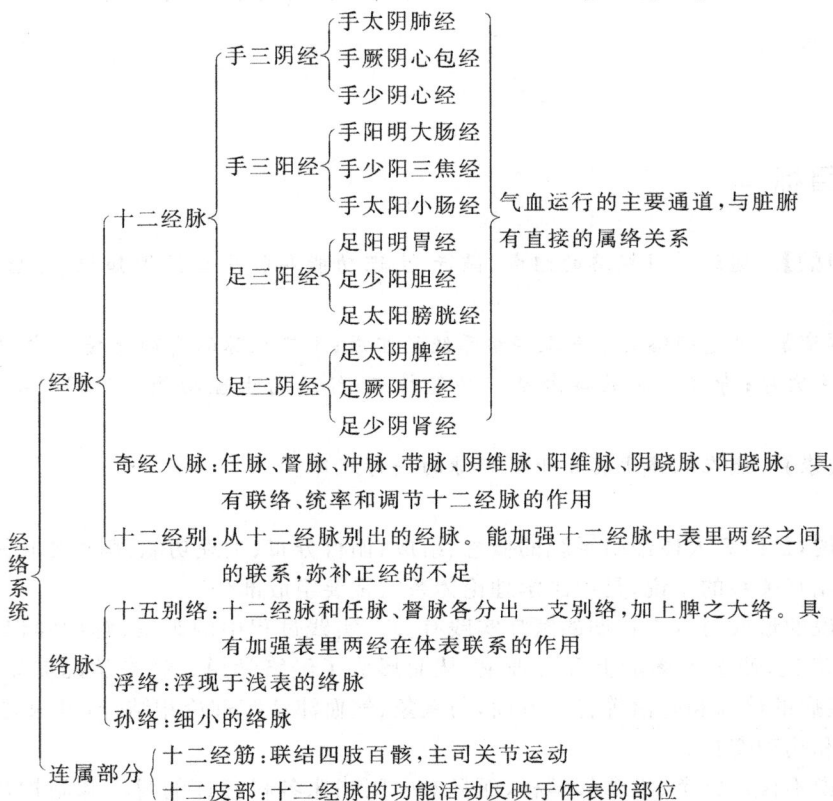

```
                                          ┌ 手太阴肺经
                              ┌ 手三阴经 ┤ 手厥阴心包经
                              │          └ 手少阴心经
                              │          ┌ 手阳明大肠经
                              ├ 手三阳经 ┤ 手少阳三焦经
                              │          └ 手太阳小肠经    气血运行的主要通道,与脏腑
                  ┌ 十二经脉 ┤          ┌ 足阳明胃经      有直接的属络关系
                  │          ├ 足三阳经 ┤ 足少阳胆经
                  │          │          └ 足太阳膀胱经
                  │          │          ┌ 足太阴脾经
                  │          └ 足三阴经 ┤ 足厥阴肝经
            ┌ 经脉 ┤                    └ 足少阴肾经
            │     │
            │     ├ 奇经八脉:任脉、督脉、冲脉、带脉、阴维脉、阳维脉、阴跷脉、阳跷脉。具
            │     │          有联络、统率和调节十二经脉的作用
            │     └ 十二经别:从十二经脉别出的经脉。能加强十二经脉中表里两经之间
  经络      │                的联系,弥补正经的不足
  系统 ┤    ┌ 十五别络:十二经脉和任脉、督脉各分出一支别络,加上脾之大络。具
            │          │          有加强表里两经在体表联系的作用
            ├ 络脉 ┤ 浮络:浮现于浅表的络脉
            │          └ 孙络:细小的络脉
            │          ┌ 十二经筋:联结四肢百骸,主司关节运动
            └ 连属部分 ┤ 十二皮部:十二经脉的功能活动反映于体表的部位
```

(一)经脉

经脉分为正经、奇经、十二经别三大类,是经络系统的主要组成部分。

1. 十二正经

正经有十二条,又称"十二经脉",包括手三阴经、足三阴经、手三阳经、足三阳经。十二经脉有一定的起止、循行部位和交接顺序,在肢体的分布和走向也有一定的规律,与脏腑有直接的属络关系,是气血运行的主要通道。

2. 奇经八脉

奇经有八条,即督脉、任脉、冲脉、带脉、阴跷脉、阳跷脉、阴维脉、阳维脉。奇经八脉具有统率、联络和调节十二经脉的作用。奇经八脉的分布不像十二经脉那样规则,相互之间无表里关系,与脏腑也没有直接的属络关系,与正经有别,故名奇经。

3. 十二经别

十二经别是从十二经脉别出的重要分支。它们分别起于四肢肘膝以上部位,循行于脏腑深部,上出于颈项浅部。十二经别的主要作用是加强十二经脉中相为表里两经之间的联系,并能达到正经未循行到的器官与形体部位,故可弥补正经的不足。

(二)络脉

络脉有别络、浮络和孙络之分。

1.别络

别络是络脉中较大者,其主要功能是加强表里两经之间在体表的联系,并有渗灌气血的作用。一般认为别络有十五支,十二经脉与督脉、任脉各有一支别络,再加上脾之大络,合称为"十五别络"。

2.浮络

浮络是循行于人体浅表部位且常浮露可见的络脉,分布广泛,没有定位,有沟通经脉、通达肌表的作用。

3.孙络

孙络是最细小的络脉,属络脉的再分支,遍布全身,不计其数。孙络在人体内有"溢奇邪""通荣卫"的作用。

(三)连属部分

经络系统的组成中,还包含了其连属部分。经筋和皮部,是十二经脉与筋肉、体表的连属部分。

1.十二经筋

十二经筋是十二经脉与筋肉的连属部分。人体的经筋,是十二经脉之气"结、聚、散、络"于筋肉、关节的体系,即是十二经脉循行部位上分布于筋肉系统的总称。十二经筋具有连缀四肢百骸、主司关节运动的作用。

2.十二皮部

十二皮部是十二经脉在体表的连属部分,即十二经脉在体表一定部位上的反应区。全身的皮肤是十二经脉功能活动反映于体表的部位,所以把全身的皮肤分为十二部分,分属于十二经脉,即称"十二皮部"。

第二节 十二经脉

一、十二经脉的命名

十二经脉是根据经脉所属络的脏腑、循行部位的上下内外,并结合阴阳理论来命名的(表5-1)。

1.脏为阴,腑为阳

凡隶属于脏的经脉称阴经;隶属于腑的经脉称阳经。

2.上为手,下为足

循行于上肢的经脉称手经;循行于下肢的经脉称足经。

3.内为阴,外为阳

循行在肢体内侧面的经脉为阴经,阴经有太阴、厥阴、少阴之分,分别循行于肢体内侧面的前缘、中线、后缘;循行在肢体外侧面的经脉为阳经,阳经有阳明、少阳、太阳之别,分别循行于肢体外侧面的前缘、中线、后缘。

表5-1　十二经脉名称分类表

	阴经	阳经	循行部位 （阴经行于内侧，阳经行于外侧）	
手	手太阴肺经	手阳明大肠经	上肢	前缘
	手厥阴心包经	手少阳三焦经		中线
	手少阴心经	手太阳小肠经		后缘
足	足太阴脾经*	足阳明胃经	下肢	前缘
	足厥阴肝经*	足少阳胆经		中线
	足少阴肾经	足太阳膀胱经		后缘

注：* 在内踝8寸以下，肝经走在前缘，脾经走在中线，至内踝上8寸处两经交叉，之后，脾经走在前缘，肝经走在中线。

根据以上命名原则，肺、心包及心的经脉皆行于上肢，依次分布于上肢内侧的前缘、中线、后缘，故分别称为手太阴肺经、手厥阴心包经和手少阴心经；与此三脏相表里的三腑的经脉，依次分布于上肢外侧的前缘、中线、后缘，分别称为手阳明大肠经、手少阳三焦经和手太阳小肠经。脾、肝、肾的经脉皆行于下肢，依次分布于下肢内侧的前缘、中线、后缘，分别称为足太阴脾经、足厥阴肝经和足少阴肾经；与此三脏相表里的三腑的经脉，分别称为足阳明胃经、足少阳胆经和足太阳膀胱经，依次分布于下肢外侧的前缘、中线、后缘。

二、十二经脉的走向与交接规律

十二经脉的走向和交接有一定的规律。《灵枢·逆顺肥瘦》说："手之三阴，从脏走手；手之三阳，从手走头；足之三阳，从头走足；足之三阴，从足走腹。"即手三阴经从胸腔走向手指末端，交于手三阳经；手三阳经从手指末端走向头面部，交于足三阳经；足三阳经从头面部走向足趾末端，交于足三阴经；足三阴经从足趾末端走向腹腔、胸腔，交于手三阴经。如此则构成一个阴阳相贯、如环无端的循行系统（图5-1）。

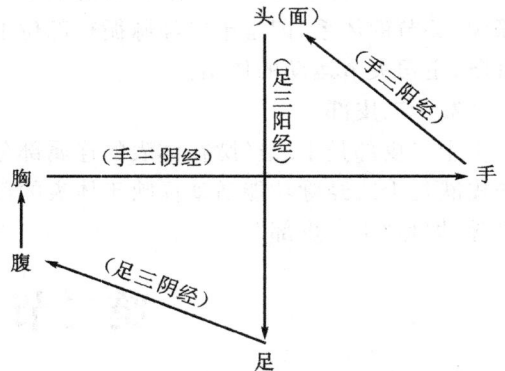

图5-1　十二经脉的走向与交接规律示意图

三、十二经脉的分布规律

十二经脉对称地分布于人体的头面、躯干和四肢部。

1. 头面部

头为诸阳之会，手、足三阳经皆在头面部相会交接。其中，阳明经循行于面部、额部；太阳经行于面颊、头顶及头后部；少阳经行于头部两侧。

2. 躯干部

十二经脉都循行于躯干部。其中，手三阳经行于肩胛部；足三阳经中，足阳明经行于胸、腹面，足太阳经行于背面，足少阳经行于侧面；手三阴经均从腋下走出；足三阴经均行于腹、胸面，自内向外依次为足少阴、足阳明、足太阴、足厥阴。

3.四肢部

阴经行于四肢的内侧面,分别是太阴经在前、厥阴经居中、少阴经在后。但下肢内踝上8寸以下,则是厥阴经在前、太阴经居中、少阴经在后。阳经行于四肢的外侧面,分别是阳明经在前、少阳经居中、太阳经在后。

四、十二经脉的表里关系

十二经脉通过经别和别络的互相沟通、属络,组成六对表里相合的关系(表5-2)。

表5-2 十二经脉的表里关系

表	里	表	里
手阳明大肠经	手太阴肺经	足阳明胃经	足太阴脾经
手少阳三焦经	手厥阴心包经	足少阳胆经	足厥阴肝经
手太阳小肠经	手少阴心经	足太阳膀胱经	足少阴肾经

相为表里的两条经脉,分别循行于四肢内、外两侧的相对位置,并于四肢末端交接,且各自络属于相为表里的脏或腑,不仅加强了表里两经的联系,又促进了相为表里的脏与腑在生理功能上的相互协调和配合。在病理上,相为表里的两经也相互影响。在临床治疗上,相为表里两经的腧穴可交叉使用。如肺经的病变,既可在肺经上选穴治疗,还可在与它相表里的大肠经上取穴治疗,往往能取得较好的疗效。

五、十二经脉的流注次序

十二经脉是气血运行的主要通道,它们首尾相贯,依次相接,从起于中焦的手太阴肺经开始,依次流注各经,最后传至足厥阴肝经,再回流到手太阴肺经。其流注次序如下(图5-2)。

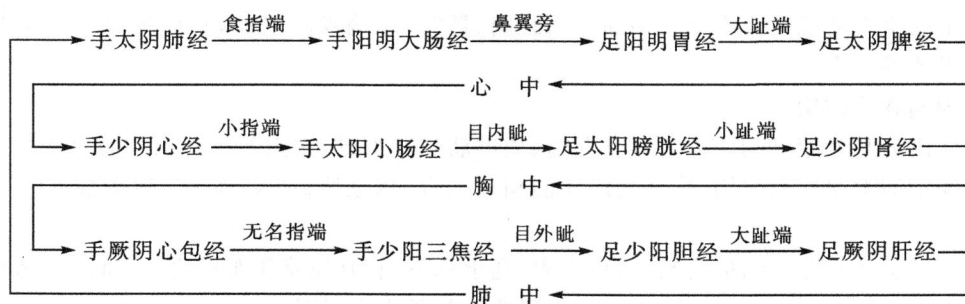

手太阴肺经 —食指端→ 手阳明大肠经 —鼻翼旁→ 足阳明胃经 —大趾端→ 足太阴脾经

心 中

手少阴心经 —小指端→ 手太阳小肠经 —目内眦→ 足太阳膀胱经 —小趾端→ 足少阴肾经

胸 中

手厥阴心包经 —无名指端→ 手少阳三焦经 —目外眦→ 足少阳胆经 —大趾端→ 足厥阴肝经

肺 中

图5-2 十二经脉流注次序

第三节 奇经八脉

一、奇经八脉的概念

奇经八脉,是督脉、任脉、冲脉、带脉、阴跷脉、阳跷脉、阴维脉、阳维脉的总称,是经络系统的重要组成部分。奇经与正经是相对而言的,由于奇经八脉的分布不像十二经脉那样有规律,与五脏六腑没有直接的属络联系,相互之间也没有表里关系,有异于十二正经,故曰"奇经"。又因其共有八条,故称"奇经八脉"。

二、奇经八脉的功能

奇经八脉是十二经脉之外的重要经脉,在经络系统中发挥着统率、联络和调节等作用。由于它们不同于十二正经,在循行分布等方面也都有异于经络系统中的其他组成部分,故在功能上也别具特点,主要表现为以下几方面。

一是加强十二经脉之间的联系。如督脉加强三阳经之间的联系,任脉加强三阴经之间的联系等。阳维脉能维系、联络诸阳经,阴维脉能维系、联络诸阴经。带脉能约束纵行诸经,并沟通彼此之间的联系。

二是蓄溢、调节十二经脉的气血。当十二经脉气血满溢时,就会流入奇经八脉蓄以备用;当十二经脉气血不足时,奇经中所蓄存的气血则溢出给予补充,以保持十二经脉气血的相对恒定,从而维持机体的正常生理活动。

三是参与女子胞、脑、髓、肾等脏腑的生理活动。奇经八脉虽不像十二经脉那样与脏腑直接属络,但它们在循行过程中与脑、髓、女子胞等奇恒之腑及肾等也有较密切的联系,并参与它们的生理活动。如督脉"入颅络脑""行脊中""属肾",与肾、脑、髓的生理功能密切相关;任、督、冲三脉,同起于胞中,相互交通,与女子胞的生理功能密切相关。

第四节　经络的生理功能和经络学说的应用

一、经络的生理功能

经络的生理功能主要表现在沟通联系脏腑、器官,运输渗灌气血,感应传导以及调节功能活动的平衡等方面。

1. 沟通联系作用

人体由五脏六腑、四肢百骸、五官九窍、皮肉筋骨等组成,它们各有其独特的生理功能。只有通过经络的沟通联系作用,这些功能才能相互配合、相互协调,从而使人体形成一个有机的整体。

十二经脉及其分支纵横交错,入里出表,通上达下,相互属络于脏腑之间;奇经八脉则联系沟通于十二经脉之间;十二经筋、十二皮部联络于筋骨皮肉;等等。这样不仅使脏腑之间、经脉之间相互联系起来,而且使脏腑与五官九窍之间也有机地联系在一起,从而构成一个表里、上下、左右之间彼此紧密相关、协调共济的统一整体。

2. 运输渗灌作用

经络是气血运行的主要通道。气血是构成人体和维持人体生命活动的基本物质,人体各个脏腑均有赖于气血的濡养,才能维持正常的生理活动。而气血之所以能通达全身,发挥其营养脏腑、抗御外邪、护卫机体的作用,均依赖经络的传注与输布。故《灵枢·本藏》说:"经脉者,所以行血气而营阴阳,濡筋骨,利关节者也。"《难经·二十三难》也说:"经脉者,行血气,通阴阳,以荣于身者也。"

3. 感应传导作用

感应传导是指经络系统对针刺或其他刺激的感觉和传递作用。经络不仅有运行气血的作用，而且还有感应传导信息的作用。当肌表受到某种刺激时，如针刺等，信息就会沿着经络从体表传到体内的有关脏腑，达到调节脏腑功能的目的。针刺中的"得气"和"行气"现象，就是经络感应传导作用的具体表现。同样，脏腑功能活动的生理、病理信息，也会通过经络反映于体表，有助于疾病的诊治和护理。

4. 调节作用

调节作用是指经络能运行气血并协调阴阳，使人体的功能活动保持相对的协调平衡。若人体的气血、阴阳失去协调平衡，通过经络系统的自我调节，仍不能恢复正常时，就会发生疾病。此时可针对气血失和、阴阳盛衰的具体情况，运用针灸、推拿等方法，对某些经穴施以适量的刺激，激发经络的调节作用，以达到"泻其有余，补其不足，阴阳平复"（《灵枢·刺节真邪》）的目的。如针刺足阳明胃经的足三里穴，可调节胃的运动和分泌功能。当胃的功能低下时，轻刺激该穴，可使胃的收缩加强，胃液酸度增加；当胃处于兴奋状态时，重刺激该穴，则能引起抑制性效应。

二、经络学说的应用

经络学说不仅可用以说明人体的生理功能，而且还可用以阐释疾病的病理变化，以及指导疾病的诊断和治疗等。

1. 阐释病理变化

经络内属脏腑、外络肢节。在生理情况下，经络具有运行气血、感应传导等作用。发生病变时，经络则成为传递病邪和反映病变的途径。如体表受到病邪侵袭时，邪气可通过经络由表及里，波及脏腑。《素问·缪刺论》说："夫邪之客于形也，必先舍于皮毛；留而不去，入舍于孙脉；留而不去，入舍于络脉；留而不去，入舍于经脉；内连五脏，散于肠胃。"如外邪袭表，初见发热、恶寒、头痛、身痛等症，由于肺合皮毛，若表邪不解，久之可循经内传于肺，出现咳嗽、喘促、胸闷、胸痛等肺部症状。

反之，内脏的病变也可通过经络反映于体表，表现为某些特定部位或相应孔窍的症状。如心火上炎，可见口舌糜烂；胃火上炎，可见牙龈肿痛；肝火上炎，出现两目红赤等。

脏腑之间也是通过经络沟通联系的，所以经络又成为脏腑之间病变相互影响与传变的通路。如肝失疏泄可影响脾胃运化，因为足厥阴肝经挟胃；肾虚水泛可凌心射肺，因为足少阴肾经入肺、络心。

2. 指导疾病的诊断

经络有一定的循行部位和属络脏腑，可反映所属脏腑的病证。因而在临床辨证论治时，可以根据疾病症状出现的部位，结合经络循行的部位及其所联系的脏腑，判断病在何经、何脏或何腑。如腰部疼痛多与肾有关；两胁疼痛，多反映肝胆疾病；缺盆中痛，常是肺脏的病变。又如头痛一症，痛在前额者，多与阳明经有关；痛在两侧者，多与少阳经有关；痛在后头部及项部者，多与太阳经有关；痛在巅顶者，多与厥阴经有关等。

此外，在临床实践中还发现，当某个脏腑有病变时，在其经络循行的部位，或在经气聚集的某些穴位处，可有明显的压痛或有结节状、条索状的反应物，或局部皮肤出现某些形态的变化等。这些病理反应往往有助于疾病的诊断。如肝病时，肝俞穴及期门穴多有压痛；胆病时，在胆俞穴及胆囊穴附近常有压痛；胃痛时，在胃俞穴及足三里穴常有明显的痛觉异常；肺脏有病时，可在肺俞穴出现结节或压痛；长期消化不良者，可在脾俞穴见到异常变化等。

3. 指导疾病的治疗

经络学说形成后，被广泛地用于指导临床各科病证的治疗与调护，尤其对针灸、推拿及药物治疗，具有较大的指导作用。

针灸、推拿疗法是以经络学说为基础创立的治病、保健方法。由于经络能通行气血、沟通上下内外、联络脏腑肢节、感应传导信息及调整阴阳，同时又是病邪入侵和疾病传变的通道，故可利用经络的这些特性，用针灸、推拿等多种方式刺激腧穴，以达到祛邪扶正，调理脏腑经络气血功能，恢复机体阴阳平衡的目的。

针灸处方中的配穴原则也是以经络学说为指导的。因为经络是按一定部位循行分布的，所以取穴的基本原则是"循经所过，主治所及"。又因经络循行有纵横交错分布的现象，所以又有变通的取穴原则。常用的循经取穴、十二经表里配穴、输募配穴、阴阳配穴及某些特定的配穴法，都是以经络的循行为依据确立的。

药物治疗也是以经络为通道，以气血为载体，通过经络的传导转输，使药力到达病所，而发挥治疗作用的。古代医家在长期临床实践的基础上，根据某些药物对某一脏腑、经络所具有的特殊选择性作用，创立并形成了"药物归经"理论。至金元时期，张元素在此基础上，倡导分经用药，创立了"引经报使说"。如治头痛一症，属太阳经者，可选用羌活；属阳明经者，可选用白芷；属少阳经者，可选用柴胡。羌活、白芷、柴胡不仅分别归于太阳、阳明、少阳经，而且还可作为其他药物的向导，引导诸药归入上述各经而发挥治疗作用。

此外，被广泛运用于临床的电针、耳针、穴位注射、穴位埋线、穴位结扎等治疗方法，同样是在经络学说指导下创立并发展起来的，并已取得较好的治疗效果。

目标检测

一、单项选择题

1. 按十二经脉流注次序，小肠经下接（　　　）

　　A. 膀胱经　　　　　B. 胆经　　　　　C. 心经　　　　　D. 肾经　　　　　E. 三焦经

2. 足三阳经的走向是（　　　）

　　A. 从胸走足　　　　B. 从腹走足　　　C. 从头走足　　　D. 从足走头　　　E. 从足走腹

3. 循行于上肢外侧中线的经脉是（　　　）

　　A. 胆经　　　　　　B. 肝经　　　　　C. 心包经　　　　D. 心经　　　　　E. 三焦经

4. 十二经脉中循行于下肢外侧中线的是（　　　）

　　A. 胃经　　　　　　B. 小肠经　　　　C. 胆经　　　　　D. 膀胱经　　　　E. 三焦经

5. 肺的经脉名称是（　　　）

　　A. 手太阴　　　　　B. 足阳明　　　　C. 足少阴　　　　D. 手厥阴　　　　E. 足太阴

6. 不属于奇经八脉的是（　　　）

　　A. 任脉　　　　　　B. 督脉　　　　　C. 冲脉　　　　　D. 带脉　　　　　E. 胃经

二、简答题

1. 试描述十二经脉气血流注的具体次序。

2. 请说出十二经脉的走向和交接规律。

第六章　病因、发病、病机

学习目标

【学习目的】　通过对病因、发病和病机的学习,为后续章节的学习打下基础。

【知识要求】　掌握六淫、七情的致病特点;痰饮、瘀血的致病特点;邪正盛衰、阴阳失调等基本病机。熟悉饮食劳逸的致病特点;痰饮、瘀血的形成原因;邪正相争与发病的关系;发病的基本类型;气血失常、津液失常等基本病机。了解疠气及其他病因的致病特点。

【能力要求】　能根据六淫、七情、痰饮、瘀血等病因的致病特点及病机等知识,解释常见疾病的病因、病机。

病因病机学说,是中医学理论体系的重要组成部分。正确分析疾病的病因,掌握其发病规律,认识其发展变化机制,对积极预防疾病和辨证施护有着十分重要的指导意义。

第一节　病　　因

病因,指引起疾病发生的原因,又称致病因素。凡能破坏人体生理动态平衡,导致疾病发生的原因均为病因。病因可谓多种多样,如外感病因有六淫、疠气;内伤病因有七情内伤、饮食失宜、劳逸失度;病理产物性病因有痰饮、瘀血等;其他病因有跌打损伤或金刃、虫兽所伤等。病因学说是研究致病因素的性质、致病特点及其所致疾病临床表现的系统理论。

中医学非常重视病因在疾病发生、发展过程中的作用,认为疾病都是在某种病因的影响、作用下,使人体的动态平衡在某种程度上出现失调和破坏的结果。中医学认识病因的方法主要有两种:一是问诊求因,即详细询问发病的经过及其有关情况,如有无情志因素、接触感染及起居因素,以推断其病因;二是辨证求因,即以疾病的证候表现为依据,通过分析疾病的症状、体征来推求病因。辨证求因是从整体观念出发综合地分析探求病因,是中医学认识病因的主要方法,也是中医学探求病因的特点。所以,中医病因学不但研究各种病因的性质和致病特点,还要探讨各种致病因素所致疾病的临床表现,以便更好地指导临床诊治。

一、六淫

淫,为太过、浸淫之意,引申为不正、异常。六淫是指风、寒、暑、湿、燥、火(热)六种外感病邪的统称。风、寒、暑、湿、燥、火在正常情况下,称为"六气",是六种不同的气候变化,是自然界万物生存和生长的条件。人们在生活实践中,逐渐认识它们的变化特点,产生了一定的适应能力,所以,六气一般不会使人生病。只有气候变化异常,如六气太过或不及、非其时而有其气,以及气候变化过于急骤,超过人体的适应能力,或人体的正气不足,抵抗能力下降,不能适应自然界的气候变化时,六气才能成为致病因素,侵犯人体而发病。此种情况下的六气称为六淫。因六淫是从外感受,为不正之气,所以又称为"六邪"。

六淫致病,具有以下共同特点。

外感性 指六淫之邪多从肌表、口鼻侵犯人体而发病,因此,六淫又称为"外感六淫",六淫所致疾病则称为"外感病"。

季节性 指六淫致病常有明显的季节性。如春季多见风病,夏季多见暑病,秋季多见燥病,冬季多见寒病等。但是,气候的变化是非常复杂的,夏季也可患寒病,冬季也可得热病。

地域性 指六淫致病常与生活区域及工作环境密切相关。如久居潮湿环境易发湿病;高温环境易患温燥火热之证。西北地区严寒多得寒病;东南地区多雨易生湿病等。

相兼性 指六淫邪气既可单独侵袭人体而发病,又可两种或两种以上外邪同时侵犯人体而致病。如寒、湿常一并困脾而引起寒湿泄泻;风、寒之邪常共同引起风寒感冒;风、寒、湿三邪合并留滞关节筋骨,可形成风寒湿痹等。六淫相合为患,常以风邪为先导。

转化性 指六淫致病在其发展过程中,不仅可相互影响,且在一定的条件下,其证候性质常发生转化。如暑湿日久可化燥伤阴,寒邪可郁而化热等。这种转化与特定环境、体质或病程密切相关。

若从现代科学的角度来看,六淫致病除时令气候因素外,还包括生物(细菌、病毒等)、物理、化学等多种致病因素作用于机体所引起的病理反应。

(一)风邪

风为春季主气,但一年四季皆有,故风邪为患虽以春季居多,但不独见于春季,其他季节亦可发生。

风邪的性质和致病特点有以下几个方面。

1. 风为阳邪,其性开泄,易袭阳位

风邪具有升散、向上、向外的特性,故风属阳邪。其性开泄,是指风邪侵犯机体易使腠理疏泄。正因为风邪具有升散、向外、向上、开泄的特性,所以,风邪伤人多侵犯头面、肺部、肌表等阳位,表现出头痛、咳嗽、恶风、汗出等症状。正如《素问·太阴阳明论》所说:"伤于风者,上先受之。"

2. 风性善行而数变

善行,是指风邪致病具有病位行无定处的特性。如瘾疹发无定处,此起彼伏;行痹(风痹)出现四肢关节游走性疼痛,均由风邪造成。数变,是指风邪致病具有发病急骤和变化无常的特点。如风中于头面,可突发口眼㖞斜;若小儿患风水,短时间内出现头面及一身悉肿等,均反映出风邪致病迅速的特性。

3. 风性主动

动,是指风邪致病具有动摇不定的特性。如《素问·阴阳应象大论》说:"风胜则动"。若风邪侵犯机体,可表现为眩晕、震颤、四肢抽搐,甚或颈项强直、角弓反张等症。再如金刃外伤,复受风毒之邪而出现四肢抽搐、角弓反张等症,也是风性主动的临床表现。

4. 风为百病之长

风为百病之长,是指风为六淫病邪中首要的致病因素,常是外邪致病的先导。湿邪、寒邪、燥邪、热邪等多依附于风邪而侵犯人体,形成诸如风寒、风热、风湿等病证。故风为百病之长,六淫之首。

(二)寒邪

寒为冬季主气,故冬季多寒病。但寒邪致病也可见于其他季节,如气温骤降、汗出当风等情况下,人体不能适应气候变化时,也可感受寒邪而发病。

寒邪的性质和致病特点有以下几个方面。

1. 寒为阴邪,易伤阳气

寒为阴气盛的表现,故属阴邪。阴寒偏盛,阳气受损,全身或局部就会出现功能减退的寒象,故有"阴胜则寒""阴胜则阳病"之说。如寒邪束表,卫阳被遏,可见恶寒;寒邪伤及脾胃,中阳受损,可见吐泻清稀、脘腹冷痛;寒邪伤及脾肾,温运气化失职,可见畏寒肢冷、腰脊冷痛、尿清便溏;若素体心肾阳虚,寒邪直中少阴,可见恶寒嗜卧、手足厥冷、下利清谷、精神萎靡、脉微细等症。

2. 寒性凝滞主痛

凝滞,即凝结、阻滞不通之意。寒邪侵袭机体,最易损伤人体阳气,阳气既伤,体内经脉气血失于温煦、推动,则凝滞不通,不通则痛,故疼痛是寒邪致病的重要特征。如寒客肌表,凝滞经脉,则头身肢体疼痛;寒邪直中于里,凝滞阻涩体内气机,可引起胸、脘、腹等部位冷痛或绞痛。寒邪侵袭所致的疼痛,一般有疼痛剧烈、遇寒痛甚、得温痛减的特点。

3. 寒性收引

收引,有收缩牵引之意。寒邪侵犯机体,损伤阳气,容易使人体气机收敛,腠理闭塞,经络筋脉收缩挛急。如寒邪客于经络、关节,则引起筋脉收缩拘急,以致拘挛作痛,屈伸不利,或冷凝不仁;寒邪侵袭肌表,则毛窍收缩,腠理闭塞,卫阳阻遏,可见恶寒发热、无汗等症。

(三)暑邪

暑为夏季主气,由火热之气所化,故夏季多暑病。暑邪致病有明显的季节性,多发于夏至以后、立秋以前。

暑邪的性质和致病特点有以下几个方面。

1. 暑为阳邪,其性炎热

暑为盛夏火热之气所化,具有酷热之性,故暑为阳邪。暑邪致病,多表现出一系列阳热症状,如高热、烦躁、面赤、大汗出、口渴、脉洪大等。

2. 暑性升散,易伤津耗气

升,是指暑邪易上犯头目,内扰心神,出现头昏、目眩、面赤、心胸烦闷等症。散,是指暑邪侵犯人体,易致腠理开泄而多汗。所以,汗出过多,气随津泄,不仅伤津,而且耗气。故临床上暑病除见口渴多饮、小便短赤等津伤的表现外,尚可见气短乏力、少气懒言,甚则突然昏倒、不省人事等气虚或气脱之症。

3. 暑多挟湿

盛夏季节暑气主令,不仅气候炎热,且常多雨而潮湿,热蒸湿动,故暑邪常挟湿侵犯人体。除见发热、烦渴等暑热表现外,多兼四肢困重、胸闷、呕恶、大便溏泄不爽等湿阻之症。

(四)湿邪

湿为长夏主气。时值夏秋之交,湿热熏蒸,水气上腾,为一年之中湿气最盛的季节,故长夏之际多湿病。

湿邪的性质和致病特点有以下几个方面。

1. 湿为阴邪,易阻遏气机,损伤阳气

湿性类水,水性属阴,故湿为阴邪。湿邪伤人,留滞脏腑、关节、经络,最易阻遏气机,使气机升降失常。如湿阻胸膈、气机不畅,则胸闷;湿困中焦、升降失常,则脘痞腹胀;湿停下焦、气机不利,则小便短涩、大便不爽。湿为阴邪,阴胜则阳病,故湿邪为患,易伤阳气。五脏中,脾主运化水液,性喜燥而恶湿,易感受湿邪。故湿邪侵犯人体,常先困脾,使脾阳不振,运化失权,水湿停聚,发为泄泻、水肿、小便短少等症。

2. 湿性重浊

重,是沉重、重着之意。湿性重着,指湿邪致病后,可见头身困重、四肢酸重等症。如湿邪外袭肌表,遏阻清阳,可见头重如裹;湿邪阻滞经络、关节,阳气布达受阻,可见肌肤麻木不仁、关节疼痛重着等。浊,有秽浊、垢腻之意,指湿邪致病后,其分泌物、排泄物具有秽浊不清的特点。如湿邪在上,则面垢眵多;湿滞大肠,则大便溏泄不爽、下痢脓血黏液;湿浊下注,可见小便混浊、女子带下过多;湿邪浸淫肌肤,则见湿疮、湿疹、脓水秽浊等。

3. 湿性黏滞

黏,有黏腻之意;滞,有停滞之意。湿性黏滞,是指湿邪致病具有黏腻、停滞的特性。主要表现在两方面:一为症状的黏滞性。湿邪致病多见黏滞不爽的症状,如大便黏腻不爽、小便涩滞不畅、各类分泌物秽浊不清、舌苔黏腻等。二为病程的缠绵性。湿性黏滞,胶着难解,故湿痹、湿疹、湿温等病,一般有病程较长、难以速愈、时起时伏、缠绵不已的特点。

4. 湿性趋下,易袭阴位

湿为重浊有质之邪,类水属阴,故有趋下之特点。湿邪致病多伤及人体下部,如下肢水肿、淋浊、带下量多等症多由湿邪下注所致。《素问·太阴阳明论》说:"伤于湿者,下先受之。"

(五)燥邪

燥为秋季主气。秋季气候干燥,空气中水分缺乏。故燥邪致病,秋季为多,但其他季节亦可发生。

燥邪的性质和致病特点有以下几个方面。

1. 燥性干涩,易伤津液

燥邪侵犯人体,最易损伤人体的津液,出现干燥、涩滞不利的症状,如口干唇燥、鼻咽干燥、皮肤干燥皲裂、毛发干枯不荣、大便干结、小便短少等。

2. 燥易伤肺

肺为五脏六腑之华盖,性喜清肃濡润,既不耐风寒,也不耐燥热,故有"肺为娇脏"之说。肺主气,司呼吸,开窍于鼻,外合皮毛。燥邪多从口鼻而入,最易损伤肺津,影响肺之宣降,出现干咳,少痰,或痰黏难咳,或痰中带血,胸痛喘息等症。

(六)火(热)邪

火热为阳盛所生,故火与热常可合称。一般情况下,火与温、热之间,只有程度差异,而无性质之别。温为热之微,热为温之渐,火为热之极。火热为病,没有明显的季节性。

火(热)邪的性质和致病特点有以下几个方面。

1. 火(热)为阳邪,其性炎上

火热有燔灼升腾上升之性,故属阳邪。阳胜则热,故火热伤人,可见高热、烦渴、大汗、脉洪数等症。又因火热之性上升,故多侵犯人体上部,尤以头面部多见,如咽喉肿痛、目赤肿痛、口舌生疮、牙龈肿痛、耳内肿痛或流脓等。

2. 火(热)易扰心神

心藏神,在五行属火,火与心气相应。故火热之邪伤于人体,最易影响心神,轻者仅见心烦失眠;重者可出现狂躁不安、神昏谵语等症。

3. 火(热)易伤津耗气

热淫于内,一方面迫津外泄,使气随津泄而致津亏气耗;另一方面则直接消灼煎熬,耗气伤津。故火热致病,除有明显的热象外,常伴有渴喜冷饮、口干咽燥、小便短赤、大便干结等伤津耗液之症,还可见少气懒言、肢体乏力等气虚的表现。

4. 火(热)易生风动血

生风,是指火热之邪侵犯人体,易燔灼肝经,耗伤津液,致筋脉失养而引起肝风内动的病证。由于此肝风乃热甚所致,故又称为"热极生风"。临床表现为高热、神昏谵语、四肢抽搐、颈项强直、角弓反张、目睛上视等。动血,是指火热之邪入于血脉,最易灼伤脉络,迫血妄行,可引起吐血、衄血、尿血、便血、崩漏等。

5. 火易致疮痈

热郁血壅,聚于局部,腐蚀血肉,而发为痈肿疮疡。由火热毒邪引起的疮痈局部表现以红、肿、热、痛为临床特征。

二、疠气

疠气是一类具有强烈传染性和致病性的外感病邪。在历代文献中,另有"戾气""疫毒""毒气""乖戾之气"等名称。由疠气引起的疾病称为"疫病""瘟病"或"瘟疫病"。疠气与六淫都属于外感病邪。六淫与疠气的区别在于传染性的强弱、流行性的大小、发病之急缓以及病情之轻重等。

疠气所导致的多种疫病,实际上包括了现代临床许多传染病和烈性传染病,如痄腮、猩红热、疫毒痢、白喉、天花、肠伤寒、霍乱、鼠疫,以及流行性出血热、禽流感、严重急性呼吸综合征(SARS)、艾滋病(AIDS)等。

(一)疠气的致病特点

1. 传染性强,易于流行

疠气具有强烈的传染性和广泛的流行性。一般可通过空气传播,经口鼻侵入人体致病,亦可通过饮食、蚊虫叮咬、皮肤接触等途径传染而发病。身处疠气流行区域的人,无论男女老幼、体质强弱,凡接触此气者,多可发病。疠气致病,既可大面积流行,亦可小范围发生。

2. 发病急骤,病情危重

疠气类似于强烈的热毒之邪,但其性疾速,比一般的温热火毒致病更快,来势凶猛,变化多端,病情险恶。《温疫论》提及某些疫病时,提出"缓者,朝发夕死,重者,顷刻而亡"。

3. 一气一病,症状相似

疠气种类有别,所致之病各异,每一种疠气发病均有各自的临床特点和传变规律。同一种病气侵犯人体,不论男女老幼,均可出现相同或相似的临床表现。

(二)疠气发生和疫病流行的因素

1. 气候因素

自然界气候的异常变化,如久旱不雨、水涝成灾、湿雾瘴气,或非其时而有其气,如春当温而反大寒、冬当寒而反大温等,均可形成疠气。

2. 环境和饮食因素

污秽的环境、空气、水源及食物的污染等,也可引起疫病的发生。

3. 预防隔离

疫气一旦发生,如果不能切实做好有效的预防和隔离,往往会造成疫病的广泛流行。

4. 社会因素

社会因素对疫气的发生与流行亦有很大的影响。若工作环境恶劣,生活极度贫困,卫生防疫条件落后,或社会动荡不安等,则疫病易于发生和流行。若社会安定,卫生防疫措施得力,即使出现疫病,亦能及时有效地控制。

三、七情内伤

七情是指喜、怒、忧、思、悲、恐、惊七种情志变化,是人对外界环境刺激的不同反应。七情分属五脏,以喜、怒、思、悲、恐为代表,称为"五志"。

七情是人体对外界客观事物做出的不同反应,是正常的功能状态,也是生命活动的重要指征,不会使人发病。但在突然、强烈或长期持续的情志刺激下,超过人体生理和心理的调节能力,引起脏腑气血功能紊乱,就会导致疾病的发生。此时的七情,已成为一种内伤致病因素,故称"七情内伤"。

七情的致病特点主要有以下三个方面。

(一)影响脏腑气机

七情致病可影响脏腑,使气机逆乱、气血失调而发病。

1. 怒则气上

气上,也称气逆,包括气机上逆和横逆两方面。怒可使肝气上逆,血随气上,可见面红目赤、头晕头痛、目眩耳鸣,甚则呕血或猝然昏倒等症。横逆是指因怒而肝气横逆,影响脾胃,可见呃逆、吞酸、呕吐、腹胀或飧泄等症。

2. 喜则气缓

气缓有两种含义:一是使气血和缓;二是使人心气涣散。在正常情况下,喜能使气血和缓,心情舒畅。但若过度喜乐,可使心气涣散,神不守舍,注意力不能集中,甚或出现失神、狂乱等症。

3. 思则气结

气结,主要指脾气郁结。思虑过度,劳神伤脾,易使气机郁结,影响脾的运化功能,出现脘腹痞闷、腹胀便溏等症。另外,思也是心神活动的一个方面,过思不但伤脾,同时也耗伤心神,出现心悸健忘、失眠多梦等症,故有"思虑伤心脾"之说。

4. 悲则气消

气消,是指肺气消耗。悲是忧伤哀痛的一种情志表现,悲哀太过,往往耗伤肺气,导致呼吸气弱、倦怠乏力、意志消沉、精神萎靡等症。

5. 恐则气下

气下，是指肾气失固，气陷于下。恐是一种胆怯、惧怕的心理状态。长期或突然的过度恐惧，可使肾气不固，气陷于下，症见二便失禁、遗精滑泄等。

6. 惊则气乱

气乱，主要指心气紊乱。心主血藏神，如果突然受到惊吓，则心气紊乱，气血失调，以致心无所倚，神无所归，思虑不定，惊慌失措。

（二）直接伤及内脏

七情过激可直接影响内脏的生理功能，产生各种病理变化。一般来说，怒伤肝、喜伤心、思伤脾、悲伤肺、恐伤肾。但由于心主神志，为五脏六腑之大主，故七情虽应于五脏，但皆发自于心。七情过激伤人发病，首先作用于心神，产生异常的心理反应。

血是神志活动的物质基础。心主血而藏神，肝主藏血，且主疏泄而调畅情志，脾主运化，为气血生化之源，脾胃为气机升降之枢。心、肝、脾三脏在人体生理活动和精神活动中发挥着重要的作用，故七情发病以心、肝、脾三脏为多见。如惊喜过度则伤心，可见心悸不安、神志恍惚，甚至精神失常。郁怒日久则伤肝，易致疏泄功能失常，表现为胁肋胀痛、急躁易怒、善太息，女子月经不调，或咽中似有物梗阻，吐之不出，吞之不下；甚或暴怒伤肝，肝气上逆，血不归经，随气而升，可见呕血或晕厥。久思则伤脾，脾伤则运化失常，临床表现为食欲不振、纳呆、脘闷、腹胀等症。

另外，七情内伤，影响五脏，既可单独致病，又可相兼为患，如忧思、郁怒、惊喜等。

（三）影响病情变化

通常来说，良性或积极的情志变化，有利于病情的恢复；而恶性或消极的情志变化，能加重病情，或使病情急剧恶化，甚至使人死亡。如患者素有高血压病，可因恼怒过度，以致肝阳暴涨，血随气逆而出现眩晕，甚则昏厥仆倒等。

四、饮食劳逸不当

合理饮食和劳逸适度，是人赖以生存和保持身体健康的必要条件，但不合理的饮食和劳逸失度，则会成为致病因素，导致疾病。

（一）饮食所伤

合理饮食是维持正常生命活动的基本条件。但饮食要有节制，若饮食失宜，则常常可导致疾病发生。饮食失宜主要损伤脾胃，导致脾胃受损，功能失常，还可导致聚湿、生痰、化热、气血不足等病变。

饮食所伤主要包括饮食不节、饮食不洁、饮食偏嗜。

1. 饮食不节

饮食不节，是指饮食没有节制，如过饥、过饱等。过饥则摄入量不足，以致化源匮乏，气血衰少，正气虚弱，机体抗病能力降低，易引发各类病证。过饱则摄入量过多，易损伤脾胃的消化、吸收功能，导致饮食停滞，可见脘腹胀满、嗳腐泛酸、厌食吐泻等症，故《素问·痹论》有"饮食自倍，肠胃乃伤"之说。过饱在小儿中较为常见，因小儿脾胃薄弱，且饮食不能自调，最易为饮食所伤。若食滞日久，易郁而化热，引起手足心热、脘腹胀满、心烦易哭、面黄肌瘦的疳积证。

成人久食过量,常阻滞肠道经络运行的气血,可致下痢、便血等症。

2.饮食不洁

饮食不洁,是指因进食被污染或腐败变质的食物而导致疾病发生。饮食不洁多引起胃肠疾患,可出现腹痛、呕吐、腹泻等症。若进食被寄生虫污染的食物,则可致肠道寄生虫病,可见腹痛、面黄肌瘦、嗜食异物、肛门瘙痒等症。若进食腐败、变质、有毒的食物,可致食物中毒,轻则出现腹痛、吐泻,重则导致昏迷甚至死亡。

3.饮食偏嗜

饮食偏嗜包括饮食物的种类、寒热及五味等方面的偏嗜。饮食偏嗜易致阴阳失调,或致某些营养物质缺乏而发生疾病。

(1)种类偏嗜　饮食种类宜合理搭配,才能获得各类充足的营养,以满足生命活动的需要。《黄帝内经》曾提出"五谷为养,五果为助,五畜为益,五菜为充"的配食原则。即饮食应以谷类为主、肉类为辅、蔬菜为充、水果为助,这样才有益于健康。若偏嗜某一方面,会造成脏腑功能的紊乱,从而发生疾病。

(2)寒热偏嗜　正常饮食宜冷热适中,若过食生冷寒凉,会损伤脾胃阳气,以致寒湿内生,可发生腹痛、泄泻等症;若饮食偏于辛温燥热,可致胃肠积热,出现口渴、腹满胀痛、便秘,或痔疮便血等症。

(3)五味偏嗜　五味入五脏,各有其亲和性,一般酸味先入肝,苦味先入心,甘味先入脾,辛味先入肺,咸味先入肾。如果长期偏嗜某种食物,会导致相应脏腑的功能偏盛而发生疾病。因此,饮食五味应相宜,平时不要偏嗜,患病时更应注意宜忌。

(4)偏嗜烟酒　酒多为粮食或果品所酿,具有一定的营养和药用价值。适量饮酒,可宣通血脉,舒经活络,避风寒,益气力,助消化,有益于健康;用于治病,可消邪气,引药势。但若长期或过量饮酒,则易损伤肝、胆、脾胃,聚湿生痰,内生湿热,变生他证。烟草含有多种毒性物质,有害于健康,尤其对心、肺、胃的损害最大。

(二)劳逸失度

劳逸失度,是指劳作和休息失去正常的限度。正常的劳作和体育锻炼能促进气血流通,脏腑生理功能旺盛,有助于增强体质;合理的休息可以消除疲劳,使体力和脑力得到恢复。但长期的过度劳累或过度安逸,可能成为致病因素而使人发病。

劳逸失度包括过劳和过逸两方面。

1.过劳

过劳,是指过度劳累,包括劳力过度、劳神过度、房劳过度。

(1)劳力过度　是指较长时间从事过度的体力劳动或体育运动,疲劳太过且得不到相应的恢复,日久积劳成疾。劳则耗气,劳力过度,可使脏气受损,脏腑功能失职,精、血、津液亦受到大量消耗,从而出现神疲乏力、少气懒言、四肢困倦、形体消瘦等。此外,久站、久行、久坐,均可损伤筋骨、肌肉,最终导致疾患。

(2)劳神过度　是指思虑太过,或长期用脑过度,损伤心、脾,气血亏耗,临床可见心悸、健忘、失眠、多梦、纳呆、腹胀、便溏及消瘦等。

(3)房劳过度　是指性生活不节制,房事过度,或年少手淫过度,或妇女早孕多育等,损伤肾精、肾气而致病。由于肾主藏精,为封藏之本,肾精不宜过度耗伤。正常的有节制的性生活,不会损害健康,但房事不节会耗伤肾精,引起腰膝酸软、眩晕耳鸣、精神萎靡,或男子遗精、滑泄、性功能减退等。《素问·上古天真论》中说:"醉以入房,以欲竭其精,以耗散其真……故半百而衰也。"明确指出房劳过度是导致早衰的重要原因。

2.过逸

过逸是指过度的安逸,包括体力过逸和脑力过逸两方面。

(1)体力过逸 "生命在于运动",在日常生活中,人体必须保持适当的活动,才能使气血流畅,阳气振奋,脏腑功能旺盛。若长期不从事体力劳动,又不进行体育锻炼,易导致人体气血不畅,脏腑功能减弱,可出现精神不振、食少乏力、肢体软弱,或发胖臃肿、动则心悸、气喘自汗,或继发其他疾病。

(2)脑力过逸 是指长期疏于动脑,脑力活动过少。脑力劳动是精神活动的重要形式。积极而合理的脑力劳动,能保证大脑有足够的血液供应,可以防止大脑功能减退。若长期懒于动脑,让大脑过度安逸,就会导致供应大脑的血液减少,大脑功能退化,出现记忆减退、反应迟钝、精神萎靡等症。

五、病理产物性病因

痰饮、瘀血、结石是疾病过程中所形成的病理产物。这些病理产物形成后,反过来又能作用于人体,影响机体的正常功能,或加重原有的病理变化,或引起新的病变发生。故这种病因,称为病理产物性病因,也称继发性病因。

(一)痰饮

1.痰饮的基本概念

痰饮是由于机体水液代谢障碍,水液停聚而形成的病理产物。一般认为,稠浊者为痰,清稀者为饮。在许多情况下,痰与饮不能截然分开,故常将之称为"痰饮"。

痰作为致病因素,一般可分为有形之痰和无形之痰两大类。

(1)有形之痰 是指视之可见、触之可及、闻之有声的痰。如咳嗽而出的痰液、呕恶而出的痰涎、触之有形的痰核。

(2)无形之痰 是指视之不见、触之不及、闻之无声、只见其症、不见其形的痰。这类"痰"虽隐伏难见,但常可表现出眩晕呕恶、心悸神乱、苔腻脉滑等"痰象",且按痰证治疗,往往能收到比较满意的疗效,故也将其称为"痰"。

饮是指大量留积于人体脏器组织间隙或疏松部位的清稀水液。因其停留的部位及症状不同,而有不同的名称。如《金匮要略》中有"痰饮""悬饮""溢饮""支饮"等不同名称。

2.痰饮的形成

痰饮多由外感六淫,或内伤七情,或饮食所伤等,使脏腑功能失常,水液代谢障碍,以致水液停聚而成。人体水液代谢与肺、脾、肾三脏及三焦生理功能关系最为密切,其中肺为水之上源,主宣发肃降,敷布津液,有通调水道之功;脾主运化水液;肾主水,肾阳有蒸化水液的功能;三焦为水液运行的通道。故肺、脾、肾及三焦功能失常,均可导致痰饮形成。

3.痰饮的致病特点

痰饮形成之后,可引起多种复杂的病理变化。因其停留的部位有异,临床表现也有所不同,归纳起来主要有以下几点。

（1）阻滞气机，阻碍气血　痰饮一旦形成，在体内既可阻滞气机，影响脏腑之气的升降出入，又可流注经络，阻碍气血的运行。如痰滞于肺，可见胸闷、咳喘；痰停于胃，可见胃脘痞满、恶心呕吐；痰浊流注经络，易使经络阻滞，气血运行不畅，出现肢体麻木、屈伸不利，甚则半身不遂；痰结于局部，则形成瘰疬、痰核，或阴疽流注等。

（2）病证广泛，变化多端　痰饮可随气的升降出入流行全身，内至五脏六腑，外达四肢百骸、肌肤腠理，可导致多种病证，故有"百病多由痰作祟""怪病多痰"之说。如饮逆于上，可见眩晕；水注于下，则见足肿；湿聚于中焦，则脾胃运化失职。痰饮所致病证广泛，而且变化多端。如痰饮为病，可伤阳化寒，可郁而化火，还可挟风、挟热、化燥伤阴，产生错综复杂的病证。

（3）病势缠绵，病程较长　痰饮皆由体内水湿停聚而成，同样具有重浊黏滞的特性，故痰饮致病多表现为病势缠绵，病程较长。如由痰饮所致的咳喘、胸痹、中风以及癫、痫、狂等病变，多有反复发作、缠绵难愈的特点。

（4）易蒙蔽心神　心乃神明之所，最忌阴浊之邪侵犯。而痰饮为阴浊之物，其随气上逆，尤易蒙蔽清窍，扰及心神，出现头晕目眩、精神不振等症。若痰浊与风、火等邪相合，蒙蔽心窍，扰乱心神，还可见神昏谵语，甚或引起癫、狂、痫等病证。

（5）多见苔腻脉滑　根据长期的临床观察发现，痰饮病变的舌苔多为腻苔或滑苔，脉象常为滑脉或弦脉。注意观察患者的舌象和脉象，对痰饮的诊治具有重要意义。

（二）瘀血

1. 瘀血的基本概念

瘀血是体内血液停积所形成的病理产物，包括体内瘀积的离经之血以及因血液运行不畅，停滞于经脉或脏腑组织内的血液。瘀血形成后，不但失去血液的正常功能，而且还会影响气血的运行，导致脏腑功能失调，成为某些疾病的致病因素。

2. 瘀血的形成

瘀血的形成，概括起来主要有两方面原因：一是因气虚、气滞、血寒、血热等原因，使血行不畅而瘀滞；二是由于内、外伤及其他原因造成的出血，不能及时消散或排出而形成。其病理机制，常见的有以下几方面。

（1）气虚　气为血之帅，气能行血、摄血。气虚行血无力，则血运迟滞而致瘀；气虚不能统摄血液，血溢脉外，不能及时排出或消散也可形成瘀血。

（2）气滞　气行则血行，气滞则血瘀。如肝失疏泄，情志不畅，气机阻滞，影响血液的运行，则形成瘀血。

（3）血寒　血得温则行，得寒则凝。若感受外寒，或阴寒内盛，使血行不畅，血液凝滞而成瘀血。

（4）血热　热入营血，血受煎熬而黏滞，则运行不畅；或热邪灼伤血络，血溢脉外，留于体内形成瘀血。

（5）内、外伤出血　各种外伤，如跌打损伤、负重过度、手术创伤等，致使脉络受损，血离经脉；或内伤脏腑，引起出血，得不到及时消散，皆可形成瘀血。

3. 瘀血的致病特点

瘀血形成之后，不仅失去正常血液的濡润功能，反而影响全身或局部血液的运行，产生疼痛、出血、癥块以及"瘀血不去，新血不生"等不良后果。瘀血致病的临床特点有以下几方面。

（1）疼痛　一般表现为刺痛，拒按，痛处固定不移，夜痛较甚。

（2）肿块　在体表多表现为青紫肿胀，在体内多为癥块，久积不散。肿块固定不移，质硬，或有压痛。

（3）出血　血色紫暗，并夹有血块。

（4）某些神志改变　血是神志活动的物质基础，瘀血形成之后，血液失去正常濡润的功能，血不养神，故瘀重或久瘀之人常有心神的异常改变。

（5）瘀色　瘀血内阻，多见面色黧黑，肌肤甲错，或腹壁青筋暴露，舌质紫暗，舌面瘀斑、瘀点，舌下静脉曲张。

（6）脉象　瘀血之脉，多见细涩、沉弦或结代等。

（三）结石

1.结石的基本概念

结石，是指在身体的某一部位，由多种因素作用而形成的坚硬如砂石样的物质。常见的结石有胃结石、胆结石和肾结石等。一般来说，结石小者，易于排出；而结石大者，难于排出，多留滞而致病。

2.结石的形成

结石的成因较为复杂，常与饮食、情志、服药、体质等因素有关。

（1）饮食不当　饮食偏嗜，喜食肥甘厚味，影响脾胃运化，蕴生湿热，内结于胆，久则可形成胆结石；湿热下注，蕴结于下焦，日久可形成肾结石或膀胱结石。若空腹食柿，又可形成胃结石。此外，某些地域的水中含有过量的矿物及杂质等，也可能是促使结石形成的原因之一。

（2）情志内伤　情志不遂，肝气郁结，疏泄失职，胆气不畅，胆汁郁结，排泄受阻，日久可形成结石。

（3）服药不当　长期过量服用某些药物，如碱性药物、磺胺类药物，致使脏腑功能失调，或药物沉积于体内某些部位而形成结石。

（4）体质差异　先天禀赋以及年龄、性别、体质、生活习惯等差异，均可成为结石发病的因素。

3.结石的致病特点

（1）多发于肝、胆、胃、肾、膀胱等脏腑　由于六腑为空腔脏器，传化物而不藏，易于形成结石，故胃、胆、膀胱等易发，虽肾也可发生但不如其多。

（2）病程较长，症状不定　临床上除柿结石外，其他结石形成时间大多很长。另外，由于结石大小和停留部位不同，故症状各异。一般结石小，病情轻，或无症状；结石大，病情重，症状明显。

（3）易阻滞气机，损伤脉络　结石为有形之邪，停留于脏腑器官内，易于阻滞气机，影响气、血、津液的运行。结石移动，易于损伤脉络，可致出血。

六、外伤、虫兽伤

（一）外伤

外伤是指机械暴力等外力因素所形成的机体伤害，如跌打损伤、持重努伤、枪弹伤、金刃伤等，也包括烧烫伤和冷冻伤。

1. 外力损伤

跌打损伤、持重努伤、枪弹伤、金刃伤等均可以引起出血、肿痛或筋伤骨折、脱臼等。严重者可损伤内脏,或因出血过多造成昏迷,甚至死亡等。

2. 烧烫伤

烧烫伤总以火毒为患,多由热水、热油、烈火、高温物品、高压电流等作用于人体所引起。机体受到火毒侵害,受伤的部位立即出现各种症状。轻者损伤肌肤,创面红、肿、热、痛,或起水疱;重者损伤肌肉筋骨,创面呈皮革样,或蜡白,或焦黄,或炭化,痛觉消失,更甚者火毒内侵脏腑,出现烦躁不安、发热口渴、尿少尿闭等症状,有的可亡阴亡阳而死亡。

3. 冻伤

冻伤,是指人体遭受低温侵袭所引起的局部性或全身性损伤。一般情况下,温度越低,受冻时间越长,则冻伤程度越重。冻伤可分为局部性冻伤和全身性冻伤。

(1)局部性冻伤　多发生于手、足、耳轮、鼻、面颊等裸露和末端部位,俗称"冻疮"。因寒性凝滞收引,初起受冻部位可见局部皮肤苍白、冷麻、作痛;继则肿胀青紫,痒痛,或起大小不等的水疱,甚或皮肉紫黑溃烂;日久则组织坏死而难愈。

(2)全身性冻伤　又称"冻僵"。多为阴寒过盛,御寒条件太差,致使阳气严重损伤,失去温煦和推动血行的作用。症见寒战,体温骤降,面色苍白,唇舌、指甲青紫,感觉麻木,反应迟钝,甚或呼吸减弱,脉微欲绝,进入昏迷状态。如不及时救治,易致死亡。

4. 化学伤

化学伤,是指某些化学物质对人体造成的直接损害,如化学药品、有毒气体等。化学毒物可通过口鼻侵入人体,或通过皮肤而吸收。人体一旦受到化学毒物的伤害,即可在相关部位乃至全身出现相应症状。如局部皮肤黏膜可见烧灼伤,出现红肿、水疱,甚或糜烂等。全身性症状常见头痛头晕、恶心呕吐、嗜睡、神昏谵语、抽搐痉挛,甚至死亡等。

(二)虫兽伤

虫兽伤,主要是指被猛兽、毒蛇、疯狗、蝎或蜂等咬伤或蜇伤。被猛兽所伤者,轻则局部皮肉损伤、出血、肿痛,重则可损伤内脏,或因出血过多而死亡。毒蛇咬伤可出现全身中毒,如发热、昏迷等,若不及时救治也容易导致死亡。疯狗咬伤初起局部可见皮肉损伤、出血、红肿、疼痛;经过一段潜伏期后,可出现烦躁、惶恐不安、牙关紧闭,以及畏水、畏声、畏风等狂犬病的特有表现。蝎、蜂等毒虫蜇伤,常表现为局部红肿灼痛、麻木或出血,少数可引起瘀血及组织坏死。

七、其他病因

(一)寄生虫

寄生虫是动物性寄生物的统称。人体常见的寄生虫有蛔虫、蛲虫、绦虫、钩虫等。各种寄生虫寄居于人体,不仅消耗人体的营养物质,而且还对人体造成不同的损害,是重要的致病因素之一。

1. 蛔虫

蛔虫又称"蚘虫""长虫",主要通过蛔虫卵污染食物、水、手等,经口感染,亦有随灰尘飞扬吸入咽部吞下而感染者。蛔虫寄生期间,可引起胃肠功能紊乱,人体营养匮乏,面黄肌瘦,小儿易致疳积;虫体过多,扭曲成团,阻塞肠道,脐周围疼痛,触之有包块,严重者可致肠梗阻;蛔虫激惹,可上窜钻入胆腑,发作严重时,胃脘部疼痛,恶心呕吐,吐蛔,胆部绞痛,手足厥冷,称为蛔厥(胆道蛔虫症);小蛔虫入胆,症状不典型,但虫体残骸可成为胆结石的核心,是胆囊炎、胆石症的始发原因。从临床上看,脐周疼痛,口吐清涎,夜间磨牙,面部见灰白色虫斑,时轻时重,应怀疑蛔虫感染,确诊以粪便检查发现蛔虫卵为准。本病在农村感染率较高,应定期检查,必要时对学龄儿童定期驱蛔治疗,不可忽视。

2. 钩虫

钩虫主要通过皮肤黏膜侵入人体,成虫寄生于小肠,以吸血为生,临床症状以胃肠功能紊乱、营养不良和缺铁性贫血为主要表现。

3. 蛲虫

蛲虫主要通过沾染虫卵的手指、食物经口感染,寄生于人体肠道内,是儿童最常见的寄生虫。临床表现有肛门及会阴部瘙痒、食欲不振、恶心呕吐、腹痛、腹泻等。

4. 绦虫

绦虫又称"寸白虫",寄生于肠道,可致腹部隐痛、恶心、便秘或腹泻、食欲亢进而人体消瘦等症状。患者多因食用含有囊虫而又未烧熟的猪肉、牛肉造成感染。大便中有时可见白色带状成虫节片。

5. 血吸虫

血吸虫流行于钉螺分布的地区,通过接触疫水经皮肤感染,初起可致恶寒发热、咳嗽、胸痛等,日久可致臌胀、腹水等症,危害十分严重。

(二)医源因素

1. 医过

医过,是指医师的过失,因其可加重病情或变生他疾,亦可为致病因素。形成的原因有以下几方面。

(1)言语不当 医师诊治患者时态度和蔼,言语亲切,行为得体,可增加患者战胜疾病的信心,能起到辅助治疗的作用。反之,医师态度生硬,甚至粗暴,或说话不注意场合及分寸,或泄露了患者的隐私,均可给患者带来不信任感,甚或造成不良刺激,导致病情加重,甚至发生意外。

(2)处方草率 医师在诊治患者时,如对患者漫不经心、马虎草率,处方字迹潦草,或故意用别名、僻名,可引起错发药物,甚至贻误病情而致不良后果。

(3)误治失治 医师诊察有失,辨证失准,以致用药失误,或不能专心致志,粗心大意,为医源性致病因素。常见的有用药时犯"虚虚实实"之戒,或寒热不分,补泻误投;推拿时用力过猛或失误,引起筋脉或肌肉损伤,甚至骨折等。

2. 医过的致病特点

(1)易致情志异常波动 医师言行不当或诊治草率,极易引起患者的不信任,甚至情志异常波动,或是患者拒绝治疗,或是导致气血紊乱而使病情更为复杂。

(2)加重病情,变生他疾 医师言行不当,处方草率,或是诊治失误,均可贻误治疗,加重病情,甚至变生他疾。

(三)药邪

药邪是指由药物加工或者使用不当而形成的一类致病因素。

1. 用药过量

现代药典一般均注明药物的常规剂量(有效或限制用量)、中毒剂量、致死量。配剂人员发现医师处方用药量达到中毒剂量时,应通知医师加签双名方可发药;若超过致死量应拒绝发药。

2. 炮制不当

含有毒性的药物可经适当的炮制减轻毒性,如马钱子去毛去油,不规范的炮制达不到减毒效果,易导致药物中毒。

3. 配伍不当

某些药物配伍使用会使毒性增加,如古籍所言"十八反""十九畏"等,应避免合用。

4. 用法不当

如"妊娠禁忌用药"即不适用于孕妇;乌头、附子当先煎,若不先煎则可导致中毒,甚则致命。

(四)先天因素

先天因素,是指因父母遗传、禀赋不足、妊娠期感染、产道损伤等形成的病因。

1. 胎弱

胎弱也称胎怯,是指胎儿禀受父母的精血不足或异常,以致日后发育障碍、畸形或不良。胎弱为病,主要包括两类情况:一是各类遗传性疾病。多因父母之精本有异常,如先天性畸形等。二是先天禀赋虚弱。多因受孕妊娠之时,父母身体虚弱,或疾病缠身;或饮食不调,七情内伤,劳逸过度,以致精血不充、胎元失养等。

胎弱的表现是多方面的,如皮肤脆薄、毛发不生、形寒肢冷、面黄肌瘦、筋骨不壮、齿生不齐、发生不黑、项软头倾、手足痿软、神怯气弱等。

2. 胎毒

胎毒有广义和狭义之分。狭义胎毒,是指某些传染病在胎儿期由亲代传给子代。如梅毒可由其父母传染而得。广义胎毒,是指妊娠早期,其母感受邪气或误用药物、误食不利于胎儿之物,导致遗毒于胎儿,出生后渐见某些疾病。如小儿出生之后,易患疮疖、痘疹等,多与胎传火毒有关。

此外,近亲婚配、怀孕时遭受重大精神刺激及分娩时的种种意外等,也可成为先天性病因,使胎儿出生后表现出多种异常。如先天性心脏病、唇腭裂、多指(趾)、色盲、癫痫等。同时,父母个体的体质类型也可遗传给子女,形成某些特殊的体质,决定了对某些病变的易感性。

第二节 发 病

正常情况下,人体自身及其与环境之间,始终维持着相对的动态平衡,从而保持人体稳定有序的生命活动。这种平衡一旦由于某种致病因素遭到破坏,而又不能立即自行调节得以恢复时,就会导致疾病的发生。

一、正邪与发病

疾病的发生和变化,是一个非常复杂的病理过程。但从总体上来说,不外乎正气与邪气两方面因素。正气是指人体的功能活动和抗病、康复的能力;邪气是指各种致病因素。疾病的发生、发展过程,就是正邪斗争的过程,双方斗争的胜负决定着发病与否。

(一)正气不足是发病的内因

正气具有抗御外邪入侵、驱除体内病邪、修复病理损害的功能,对疾病的发生、发展及转归起着关键的作用。中医学非常重视人体的正气,认为在一般情况下,正气旺盛,抗邪力强,邪气就不能入侵,或虽有邪气侵入,但正气旺盛,能及时抑制或驱除邪气,也不至于发病。而人体正气虚弱,抗病能力低下,不足以抵抗病邪,邪气就会乘虚而入,使人体阴阳失调,脏腑经络功能紊乱,导致疾病发生。因此,正气不足是发病的内在根据。

(二)邪气是发病的重要条件

中医学强调正气在发病中的主导地位,但并不排除邪气在发病中的作用。因为邪气往往是发病的重要条件,而且在一定条件下可起主导作用。如化学毒剂、高温、高压电流、刀枪伤及毒蛇咬伤等,即使正气强盛,也难免被其伤害。又如疫疠之邪,在特殊情况下,往往成为疾病发生、流行的决定因素。

二、影响发病的因素

在疾病过程中,机体始终存在着邪气的损害和正气抗损害的矛盾斗争。正邪斗争的胜负,决定着疾病的发生与否。

(一)正胜邪负则不发病

正气旺盛,抗邪有力,则邪气难以侵入,即使侵入,正气也能驱邪外出,不至于产生病理损害,故正胜邪负则不发病。即《素问·刺法论》所说:"正气存内,邪不可干。"

(二)邪胜正负则发病

正气不足,抗邪无力,则邪气可乘虚侵袭而导致疾病的发生。即《素问·评热病论》所说:"邪之所凑,其气必虚。"另外,有时正气虽不弱,但感邪特重,不足以驱邪外出,也可导致发病。

三、发病的基本类型

由于人的正气强弱不等,个体的体质状态不同,邪气的种类、侵入途径、所中部位、毒力轻重也有差异,因而在发病形式上也有所不同,大致可概括为感邪即发、徐发、伏而后发、继发、合病与并病、复发等几种。

(一)感邪即发

感邪后立即发病,称为感邪即发,又称为卒发、顿发。多见于以下几种情况。

1.新感外邪较盛

如感受风寒、风热、温热、暑热、温毒邪气,邪气较盛时,多感邪即发。

2.情志剧变

剧烈的情绪变化,如暴怒、过度悲伤,均可致气机逆乱,气血失调,脏腑功能障碍而顷刻发病。

3.毒物所伤

误服有毒食品、药物中毒、吸入有毒的秽浊之气,可使人中毒而迅速发病。

4.外伤、虫兽咬伤

无论何种外伤,伤人后立即发病。

5.感受疠气

由于疠气性毒烈,致病力强,来势凶猛,感邪多呈暴发。

（二）伏而后发

伏而后发,是指感受邪气后,病邪在机体内潜伏一段时间后,在诱因的作用下,过时而发病。这种发病形式多见于外感性疾病和某些外伤。

（1）外感性疾病　多见于感受温热邪气所形成的"伏气温病"等。《素问·生气通天论》中提到"夏伤于暑,秋为痎疟""冬伤于寒,春必病温",开创了伏气学说的先河。后世医家对伏气学说有所拓展,认为伏热、伏火可由饮食、气候、情志等因素所诱发。

（2）外伤　外伤所致的肌肤破损,经过一段时间后,发为破伤风、狂犬病等亦属伏而后发。

伏而后发形成的机制多是由于当时感邪较轻,或外邪入侵时正气处于内敛时期,而邪气处于机体较浅部位,因而正邪难以交争,邪气得以伏藏。伏邪发病时,病情一般较重且多变。

（三）徐发

徐发,是指感邪后缓慢发病,又称为缓发。徐发与致病因素的种类、性质及体质因素等密切相关。徐发多见于内伤邪气致病,如思虑过度、房事不节、忧愁不解、嗜酒成癖,引起机体渐进性病理改变,不断积累,而逐渐出现临床症状。在外感病邪中,如感受湿邪,其性黏滞重浊,起病多缓慢。正气不足之人,若感邪较轻,正气抗邪缓慢,亦可表现为徐发。

（四）继发

继发,是指在原发疾病的基础上,继而发生新的疾病。即继发病首先有原发疾病,并且所产生的新的疾病与原发疾病在病理上有密切联系。如肝阳上亢所致的中风,小儿食积而致的疳积,肝胆疾病所致的"癥积"和结石,久疟继发的"疟母"等。

（五）合病与并病

合病与并病之说,首见于《伤寒论》。合病,是两经或两个部位以上同时受邪所出现的病证。合病多见于感邪较盛,而正气相对不足,故邪气可同时侵犯两经或两个部位。如太阳与少阳合病,太阳与阳明合病。温病学中的卫气同病、气血两燔、气营两燔也属合病的范畴。并病,是指感邪后某一部位的证候未了,又出现另一部位的病证。并病多体现于病位传变之中,即病变部位或场所发生了相对转移。

并病与合病的区别在于:合病是指感受一种邪气可致多部位的侵害,出现多部位的病证;并病是指在疾病过程中病变部位的传变,而原始病位依然存在。

（六）复发

复发,是指疾病初愈或疾病的缓解阶段,或经过一段相对静止过程后,在某些诱因的作用下,引起疾病再度发作或反复发作。引起复发的机制是余邪未尽,正气未复,同时有诱因的作用。如饮食不慎、用药不当、过度劳累、复感新邪等,均可致余邪复炽,正气更虚,使疾病复发。

1.复发的基本特点

任何疾病的复发,既是原有疾病的基本病理变化和主要病理特征的重复,但又不完全相同。复发的次数愈多,比初病的病理损害更复杂、病情更重、预后愈差。复发大多有诱因。

2.复发的主要类型

（1）疾病少愈即复发 多见于较重的外感性疾病的恢复期。由于余邪未尽，正气已虚，在饮食不慎、用药不当、劳累过度等诱因的作用下，可致余邪复燃，正气更虚，引起复发。如湿温、温热、温毒性疾病，在恢复期若调养不当，容易导致复发。

（2）休止与复发交替 皆因初次患病时，虽经治疗，症状和体征均已消除，但有宿根留于体内，在诱因的作用下导致复发。宿根的形成，从正气而论，由于正气不足，无力祛除病邪；邪气方面，多是病邪性质重浊胶黏，难以清除。如休息痢、癫痫、结石所致疾病，休止期如常人，可在各种诱因的作用下而发作。

（3）急性发作与慢性缓解交替 实际上是指临床症状的轻重交替。急性发作时症状较重，慢性缓解时症状较轻。究其原因，仍由邪正斗争的态势所决定。如哮喘、臌胀、胸痹心痛、慢性肾病等，在慢性缓解期症状表现较轻，若因情志刺激，饮食不当，或感受外邪，或劳累过度等诱因的激发，可致急性发作，症状加重。

3.复发的诱因

（1）食复 是指因饮食失节而致复发。饮食是否适度是一相对的概念，不同的疾病和不同的体质各有其所宜饮食。如饮食不节可致脾胃病复发，鱼虾海鲜可致瘾疹和哮喘复发，过于饮酒或过食辛辣炙煿之品可诱发痔疮。所以，对脾胃病患者及一些特殊体质的患者，在其疾病痊愈过程中，饮食的调理显得尤其重要。

（2）重感致复 是指因感受外邪致疾病复发。由于疾病初愈，邪气未尽，病理过程未完全结束，机体抵御外邪侵袭的能力低下，这是重新感邪以致疾病复发的原因。重感致复的机制是新感之邪助长体内病邪，或引动旧病，从而干扰或损害了人体正气，使原来的病理过程再度活跃。外感致复较为常见，无论外感性疾病或内伤性疾病均可因外感邪气而复发，但多发生于热病新瘥之后。

（3）劳复 是指因形神过劳，或早犯房事而致复发。因劳致复，无论外感性疾病或内伤性疾病均可发生。内伤病中的慢性水肿、哮喘、疝气、子宫脱垂、中风、胸痹心痛等疾患都可因过劳而引动旧病复发。发作的次数越多，病理损害就越重，预后也就越差。

（4）药复 是指病后滥施补剂，或药物调理失当，而致复发。在疾病初愈阶段，辅之以药物调理时，应遵循扶正勿留邪、祛邪勿伤正的原则。若急于求成，滥投补剂，都可导致壅正助邪，引起疾病复发。

（5）情志致复 是指因情志因素引起疾病复发。过激的情志变化，能直接损伤人体内脏，导致气机紊乱，气血运行失常，使阴阳失调，致疾病复发。临床中常见的癥症、惊痫、瘿瘤、梅核气、癫狂等疾病易受情志因素影响而复发。

（6）其他因素 气候因素、地域因素、护理不当均可成为复发的诱因。

第三节 病 机

病机是指疾病发生、发展与变化的机制。疾病的发生、发展与变化，与患病机体的体质强弱和致病因素的性质等密切相关。患者的体质不同，感受邪气的性质有异等，可产生各种不同的病理变化。但究其根本，疾病的主要机制，不外乎邪正盛衰、阴阳失调、气血失常、津液代谢障碍等。

一、邪正盛衰

邪正盛衰,是指致病因素侵入机体后,与人体正气相互斗争所发生的盛衰变化。正邪斗争的盛衰变化,不仅关系到疾病的发生,而且直接影响着疾病的虚实变化和发展转归。因此,从某种意义上说,疾病的过程就是正邪斗争及其盛衰变化的过程。

(一)邪正盛衰与虚实变化

疾病发展的过程,就是正气和邪气相互斗争的过程。在斗争中双方的力量不是固定不变的,而是彼此消长的。一般来说,正气增长而旺盛,必然促使邪气消退;同样邪气增长而亢盛,则正气必然受到损耗。正邪盛衰的变化,形成了疾病的虚实病机变化。

1.虚实病机

虚和实是相对而言的,《素问·通评虚实论》所说的"邪气盛则实,精气夺则虚",就是对虚实病机变化的高度概括。

(1)实性病机　　实主要是指以邪气亢盛为主要矛盾的一种病理变化。在疾病过程中,邪气亢盛而正气未衰,邪正斗争剧烈,临床上表现出一系列亢盛有余的实性病理变化,即所谓实证。一般情况下,实证多见于外感病的初期或中期阶段,或由痰、食、血、水等有形实邪留滞于体内而引起的痰涎壅盛、食积不化、水湿泛滥、瘀血内阻等病变。临床常见精神亢奋、壮热狂躁、疼痛剧烈而拒按、声高气粗、二便不通、脉实有力等症。

(2)虚性病机　　虚主要是指以正气虚损为主要矛盾的一种病理变化。因机体的精、气、血、津液亏少,脏腑经络的生理功能减退,抗病能力低下,一般邪气也不亢盛,正邪不能激烈相争,难以出现较为剧烈的病理反应,临床多出现一系列虚弱、衰退和不足的虚性病理变化,即所谓虚证。一般情况下,虚证多见于外感疾病的后期,各种慢性消耗性疾病,或大吐、大泻、大汗、大失血之后,以及素体虚弱或年老虚损之人。临床常见身体瘦弱、神疲体倦、面容憔悴、心悸气短、自汗盗汗、五心烦热、畏寒肢冷、脉虚无力等症。

2.虚实变化

在邪正斗争盛衰变化的过程中,不仅可以产生单纯的虚或实的病理现象,有时还会出现虚实错杂、转化及真假等复杂的病理变化。

(1)虚实错杂　　在疾病过程中,由于失治或误治,以致正气耗伤而病邪久留,或因正气本虚,无力抗邪外出,而致痰饮、瘀血等病理产物凝结阻滞,往往可以形成虚实错杂的病理变化。其中虚中夹实,以正虚为主,邪实为次,如脾阳不振,运化无权,以致水湿停聚;实中夹虚,以邪实为主,正虚为次,如外感热病过程中,邪热炽盛引起热盛伤津,或气津两伤之象。

(2)虚实转化　　在疾病过程中,由于邪正双方的力量对比经常发生变化,因此,也就随之而产生因虚致实,或由实转虚的病理变化。因虚致实是指由于正气本虚,脏腑生理功能低下,导致气血运行失常,水液代谢障碍,从而产生气滞血瘀、痰饮水湿等有形实邪。此时,虽邪实明显,但实邪的产生是源于正气不足,故称之为因虚致实。由实转虚是指邪气亢盛而逐渐耗伤正气,此时邪气虽去,但正气大伤或邪气虽由盛转衰,而正气亦随之衰减。

(3)虚实真假　　病机的或虚或实,均可以通过临床症状与体征反映出来,一般情况下,疾病的外在表现与本质是一致的。但在特殊情况下,两者也可不完全一致,即疾病的某些表现反映的不是疾病的本质而为"假象"。"假象"的出现,往往见于某些严重而复杂的病证中,或为真虚假实,或为真实假虚。真虚假实是指疾病本质为虚,反而表现出某些实的征象,即所谓的"至虚有盛候",多因脏腑功能衰退、气化无力所致。真实假虚是指疾病的本质为实,反而表现出某些虚的征象,即所谓的"大实有羸状",多因实邪结聚太甚、阻滞经络、气血不能外达所致。

(二)邪正盛衰与疾病转归

在疾病的发生发展过程中,由于正邪的相互斗争,使正邪双方不断地产生消长盛衰的变化。这种变化,对疾病的发展和转归起着决定性的作用。其转归形式主要包括正胜邪退、邪胜正衰、正虚邪恋、邪去正虚等情况。

1. 正胜邪退

正胜邪退,是指在疾病发展过程中,正气战胜邪气,疾病向好转或痊愈方向发展的一种转归。此时,机体脏腑、经络等组织器官的病理性损害得到修复,精、气、血、津液也逐渐得以补充,阴阳双方在新的基础上获得平衡。

2. 邪盛正衰

邪盛正衰,是指在疾病发展过程中,邪气亢盛,正气虚衰无力抗邪,疾病向加重、恶化,甚至死亡方向发展的一种转归。此时,邪气亢盛占主导地位,正衰无力抗邪,不能遏制邪气,以致机体受到的病理性损害逐渐加重,病情趋于深重、恶化。若进一步发展,正气衰败,邪气独盛,脏腑功能衰竭,阴阳离决,则生命活动终止而死亡。

3. 正虚邪恋

正虚邪恋,是指在邪正盛衰变化中,正气已虚,而余邪未尽,正虚无力驱邪外出,以致病势缠绵难愈的一种病理状态。这种情况既可见于大病、急病后期,也可见于慢性病的治疗过程中。一旦出现正虚邪恋的病理状态,则预示疾病进入慢性发展阶段,难以短期痊愈,或留下后遗症。

4. 邪去正虚

邪去正虚,是指在疾病发展过程中,邪气已被驱除,但正气的耗损尚未恢复。多因邪气过盛,正邪剧争而损伤过甚,或过用峻烈攻伐之剂,以致邪气虽去,但正气大伤。此时,疾病长时间处于恢复阶段,甚至可因正气损伤太过,经久不复而成虚劳。

二、阴阳失调

阴阳失调,是指疾病在发生、发展过程中,在致病因素作用下,机体阴阳失去相对平衡状态,形成阴阳偏胜、偏衰、互损、格拒、转化、亡失等一系列病理变化。由于六淫、七情、饮食、劳逸等各种致病因素作用于人体,均可导致机体阴阳失调而发生疾病。故阴阳失调是一切病机的高度概括,是疾病发生、发展的内在依据。

(一)阴阳偏胜

阴阳偏胜,是指人体阴或阳偏胜所引起的病理变化,属于"邪气盛则实"的实证。《素问·阴阳应象大论》中"阳胜则热,阴胜则寒""阳胜则阴病,阴胜则阳病",明确指出了阴阳偏胜的病理特点。

1. 阳偏胜

阳偏胜,是指在疾病过程中,机体出现阳气偏盛,脏腑功能亢进,热量过剩的病理变化。这种病理变化多由于感受温热之邪,或感受阴邪从阳化热,或情志所伤,五志过极化火,或气滞、血瘀、食积等郁而化热所致。一般来说,其病机特点多表现为阳盛而阴未衰的实热证。

阳偏盛以热、动、燥为其特点。因此,阳偏盛多见壮热、烦躁、面红目赤、舌红脉数等。阳热过亢,必然耗伤机体的津液和阴气,即所谓"阳胜则阴病"。故阳热亢盛日久,还可出现口渴、小便短赤、大便干燥、脉数等症状,病证由实热证转化为实热兼阴亏证。

2. 阴偏胜

阴偏胜,是指在疾病过程中,机体出现阴气偏盛,脏腑功能障碍或减退,产生热量不足,以及阴寒性代谢产物积聚的病理变化。这种病理变化多由于感受寒湿之邪,或过食生冷,导致阳不制阴,阴寒内盛。其病机特点多表现为阴盛而阳未衰的实寒证。

阴偏胜以寒、静、湿为其特点。因此,阴偏盛多见形寒、肢冷、舌质淡、脉迟等。阴寒内盛日久,势必伤及人体阳气,即所谓"阴胜则阳病"。故阴盛的实寒证,常同时伴有不同程度的阳虚之象,形成实寒兼阳虚证。

(二)阴阳偏衰

阴阳偏衰,是指人体之阴或阳亏虚所引起的病理变化,属"精气夺则虚"的虚证。正常生理情况下,人体阴阳之间相互制约,互根互用,维持着相对平衡的状态。若某种致病因素使阴或阳的一方衰减,则会导致阳不制阴或阴不制阳,从而形成"阳虚则寒"或"阴虚则热"的病理变化。

1. 阳偏衰

阳偏衰,是指机体的阳气虚损,脏腑功能减退或衰弱,产热不足的病理状态。这种病理状态多由先天禀赋不足,或后天饮食失养,或劳倦内伤,或久病损伤阳气所致。其病机特点多表现为机体阳气不足,阳不制阴,阴相对偏亢的虚寒证。

机体阳偏衰时,由于产热不足,温煦作用减弱,表现出畏寒喜暖、精神萎靡、身冷蜷卧、面色㿠白、四肢逆冷、舌淡脉迟等。阳气不足,一般以脾肾阳虚为主,尤以肾阳虚衰最为重要。

2. 阴偏衰

阴偏衰,是指机体的精、血、津液等液态物质亏耗,阴气不足,阴虚不能制阳,导致阳相对亢盛,机体呈现虚性亢奋的病理状态。这种病理状态多由阳邪伤阴;或五志过极,化火伤阴;或久病耗伤阴气所致。其病机特点多表现为阴气不足,滋养、宁静功能减退,阳相对偏亢的虚热证。

机体阴偏衰时,由于阴气不足,不能制约阳气,致使阳的功能虚性亢奋,临床出现五心烦热、潮热盗汗、颧赤、消瘦、口燥咽干、舌红少苔、脉细数等。阴虚病变,一般以心、肺、肝、肾阴亏为主,尤以肝肾阴虚为多见。

(三)阴阳互损

阴阳互损,是指阴或阳任何一方在虚损的前提下,病变继续发展,以致影响到相对的一方,形成阴阳两虚的病理状态。在生理情况下,阴阳双方互根互用,互为消长;病理情况下,两者相互影响,或为阴损及阳,或为阳损及阴。肾藏精,内寓真阴真阳,为全身阴阳的根本。因此,无论是阴虚或阳虚,多在损及肾脏阴阳或肾脏本身阴阳失调的情况下,才易发生阴阳互损的病理变化。

1. 阴损及阳

阴损及阳,是指阴气亏损,累及阳气,致使阳气生化不足,或无所依附而耗散,从而在阴虚的基础上又导致阳虚,形成以阴虚为主的阴阳两虚的病理状态。如肾阴亏虚,损及肾阳,则形成以肾阴虚为主的阴阳两虚证。

2.阳损及阴

阳损及阴,是指阳气虚损,累及阴气的化生,从而在阳虚的基础上又导致阴虚,形成以阳虚为主的阴阳两虚的病理变化。如肾阳久虚,累及肾阴,则形成以肾阳虚为主的阴阳两虚证。

(四)阴阳格拒

阴阳格拒,是阴阳失调中比较特殊的一种病理状态,包括阴盛格阳和阳盛格阴两方面。其形成机制主要是由于某种原因导致机体阴或阳单方面偏盛至极而壅遏于内,将对方排斥、格拒于外,使阴阳之间不相维系,从而出现寒热真假的复杂病理现象。

1.阴盛格阳

阴盛格阳,简称格阳,是指阴寒极盛,逼迫阳气浮越于外,使阴阳之气不相顺接,出现内真寒而外假热的病理状态。疾病的本质是阴寒内盛,但由于格阳于外,因此,在面色苍白、四肢逆冷、精神萎靡不振、下利清谷、脉微欲绝等阴寒内盛表现的基础上,又见身反不恶寒、面颊泛红等假热之象。

2.阳盛格阴

阳盛格阴,简称格阴,是指阳热极盛,深伏于里,阳气被遏,闭郁于内,不能外达肢体,而格阴于外的一种病理变化。疾病的本质是阳热内盛,但由于格阴于外,因此,在壮热、面红目赤、烦躁、舌红苔黄等邪热内盛表现的基础上,又出现四肢厥冷、脉象沉伏等假寒之象。

(五)阴阳转化

疾病发展过程中,在一定的条件下,阴阳之间可相互转化,或由阳转阴,或由阴转阳。

1.由阳转阴

由阳转阴,是指疾病的性质本为阳气偏盛,但在一定的条件下,可以向阴的方面转化。如某些急性外感热病,在邪热壅盛阶段可见高热、口渴、胸痛、咳嗽、舌红苔黄等一派热邪亢盛的病理表现。若处理不当,或邪毒太盛,可突然出现面色苍白、冷汗淋漓、四肢厥逆、脉微欲绝等阴寒危象。此时疾病的本质即由阳转化为阴,疾病的性质由热转化为寒。

2.由阴转阳

由阴转阳,是指疾病的本质为阴气偏盛,但在一定的条件下,也可向阳的方面转化。如寒湿凝滞关节,症见关节沉重冷痛、得温痛减、舌淡苔白、脉沉紧等一派阴寒内盛的病理表现。若过用温燥或因体质因素,寒湿郁久从阳化热,则见关节红肿热痛、心烦、舌红苔黄、脉滑数等阳热亢盛之候。此时疾病的本质即由阴转化为阳,疾病的性质由寒转化为热。

(六)阴阳亡失

阴阳亡失,是指机体的阴气或阳气突然大量亡失,导致生命垂危的一种病理变化。

1.亡阳

亡阳,是指机体的阳气突然脱失,而致全身功能严重衰竭的一种病理状态。一般来说,亡阳多由邪气亢盛,正不敌邪,阳气突然脱失所致。也可因素体阳虚,正气不足,疲劳过度,或汗出太多,吐泻过度,阳随阴泄,以致阳气脱失。慢性消耗性疾病的亡阳,多由阳气严重耗散,虚阳外越所致。亡阳多见大汗淋漓、肌肤、手足逆冷、精神疲惫,表情淡漠,甚至昏迷,脉微欲绝等危重表现。

2. 亡阴

亡阴,是由机体的阴气突然大量消耗或丢失,以致全身功能严重衰竭的一种病理变化。一般而言,亡阴多由热邪炽盛,迫津大量外泄,或热邪久留,煎灼阴气所致。也可因慢性消耗性疾病长期耗损津液和阴气,日久导致亡阴。亡阴多见汗出不止,汗热而黏,四肢温和,肌体消瘦,喘渴烦躁,甚或昏迷,脉细数无力等危重表现。

亡阴和亡阳,在发病机制和临床征象方面虽有所不同,但机体阴阳之间存在着互根互用的关系,阴亡则阳无所依附而散越;阳亡则阴无以化生而告竭。故亡阴可迅速导致亡阳,亡阳也可继而出现亡阴,最终导致阴阳离绝,生命活动终止而死亡。

三、气血失常

气血失常是对气和血的生成、运行、生理功能以及相互关系失调等病理变化的概括。气和血是机体一切脏腑组织进行生理活动的物质基础,一旦气血失常,必然影响体内脏腑组织的生理功能,导致疾病的发生。同时,气和血又是脏腑功能活动的产物,因此,脏腑发生病变,既可引起脏腑自身的气血失常,又可影响全身的气血,从而引起气或血的病理变化。

(一)气的失常

气的失常,是指气的生成不足或耗散太过,而致气的某些功能减退,或气的运动失常的病理变化。主要包括气虚和气机失调两方面。

1. 气虚

气虚,是指气的亏损不足,以致脏腑组织功能衰退,抗病能力下降的病理状态。其形成的原因多由先天禀赋不足,或后天失养,或肺、脾、肾功能失调而导致气的生成不足;也可因劳倦内伤,久病不复等因素使气过多消耗所致。临床常见精神萎靡、神疲乏力、少气懒言、肢体倦怠、自汗脉虚、易于感冒等。

2. 气机失调

气机失调,是指气的升降出入失常而引起的气滞、气逆、气陷、气闭、气脱等病理变化。

(1)气滞　是指气机郁滞不畅。多由情志抑郁,或痰湿、食积、瘀血等实邪阻滞,影响气的流通,机体局部气机不畅或阻滞不通,以致某些脏腑组织的功能障碍。气滞多属实邪为患,也有因气虚推动无力而滞者。气滞于某一经络或局部,可出现相应部位的胀满、疼痛;气滞会影响血、津液的运行,甚者可引起血瘀、水停,形成瘀血、痰饮等病理产物。

(2)气逆　是指气上升太过,或应降反升的病理状态。多由情志所伤,或饮食冷热不适,或外邪侵袭,或痰湿壅阻等所致。气逆病变以肺、胃、肝等脏腑为多见。如肺气上逆可见咳逆、气喘;胃气上逆可见恶心呕吐、嗳气、呃逆;肝气上逆可见头胀头痛、面红目赤、烦躁易怒,甚则出现血随气逆的咯血、吐血等症。

(3)气陷　是指气的上升不足或下降太过的病理状态。气陷多由气虚进一步发展而来,尤与脾气亏虚密切相关。如素体虚弱,或久病耗伤,以致脾气虚弱,升举无力,从而形成气虚下陷的病证。其主要表现为内脏下垂,如胃下垂、子宫下垂、脱肛等,症见脘腹坠胀、便意频频,或久泻不止、少气懒言、疲乏无力、舌淡脉虚等。

(4)气闭　是指气机内闭,外出障碍的病理状态。多因情志过极,或外邪、痰浊等阻滞,使气不得外出而闭阻清窍所致。常以突然昏厥、不省人事、四肢逆冷为特点,多可自行缓解,也有闭而不复以致死亡者。气闭的种类很多,如气厥、痛厥、痰厥等。

(5)气脱 是指气不内守而大量外脱散失,机体功能突然衰竭的病理状态。多因久病、重病,正气极度虚损,以致气不内守而散失;或因大汗、大出血、吐泻过度等,气随血脱或气随津泄所致。临床可见面色苍白、汗出不止、目闭口开、全身瘫软、二便失禁、四肢厥冷、脉微欲绝等危重症状。

(二)血的失常

血的失常,是指血液生成不足或耗损太过而致血的营养、濡润功能减退,或血运行失常的病理变化。主要包括血虚、血瘀、血热、血寒等方面。

1. 血虚

血虚,是指血液不足,濡养功能减退的病理状态。其形成原因主要有:一是失血过多,如吐血、衄血、月经过多或外伤等各类出血,使体内血液大量丧失,新血不能及时生成和补充。二是饮食营养严重不足,血液化源缺乏;或脾胃虚弱,化生血液功能减退,血液生成减少。三是久病、寄生虫、思虑过度等暗耗阴血。四是瘀血阻络,留滞不去,以致新血不生。

血是构成人体和维持人体生命活动的基本物质之一。全身各脏腑组织器官,皆依赖于血的濡养。因此,血液亏虚,必然导致全身或局部失养,生理功能减退。临床多见面色无华、头晕目眩、心悸怔忡、神疲乏力、手足麻木、两目干涩、视物昏花、唇舌淡白、脉细无力等症。

2. 血瘀

血瘀,是指血液运行迟缓或不畅,甚则停滞的病理状态。多由于气滞而致血行受阻;或气虚而血运迟缓;或痰浊阻于脉络;或寒邪入血,血寒而凝;或邪热入血,煎熬血液;或因离经之血阻滞血脉等所致。瘀血是血瘀的病理产物,而在瘀血形成之后,又可阻于脉络,而成为加重血瘀的一种原因。瘀血阻滞在脏腑、经络等某一局部时,则发为疼痛,痛有定处,得寒温而不减,甚则可形成肿块。同时,可伴见面目黧黑、肌肤甲错、唇舌紫暗,以及瘀斑等血液瘀滞的征象。

3. 血热

血热,是指血分受热,血流加速,甚或迫血妄行的病理状态。多由邪热入血,或情志郁结,五志过极化火所致。血得温则行,故血热既可使血流加速,甚或灼伤脉络引起出血;又可扰乱心神,或煎熬阴血和津液。故血热的病理变化,以既有热象,又有耗血、动血、扰神、伤阴为特点。临床可见身热、面赤,心烦谵狂,疮疡红、肿、热、痛,或咯血、吐血、衄血、尿血、便血、妇女月经提前、量多或崩漏,舌质红绛,脉滑数等。

4. 血寒

血寒,是指血分受寒,血行迟缓,甚或凝滞不通的病理状态。多因外感寒邪,凝滞气血;或阳虚生寒,不能温运血脉所致。临床可见手足麻木冷痛,肤色紫暗,或少腹拘急疼痛,得温痛减,形寒肢冷,妇女月经后期,经色紫暗,夹有血块或闭经,舌质紫暗,脉沉迟而涩等。

(三)气血关系失调

气和血生理上相互依存、相互为用,病理上常相互影响而导致气血同病。气血关系失调主要有气滞血瘀、气虚血瘀、气血两虚、气不摄血、气随血脱等方面。

1. 气滞血瘀

气滞血瘀,是指气机郁滞,血行不畅,气滞与血瘀并见的病理状态。多因情志抑郁,气机阻滞,以致血运障碍,而形成血瘀;也可由闪挫、外伤等因素,导致气滞和血瘀同时形成。

肝主疏泄而调畅气机,因此,气滞血瘀多与肝的功能异常密切相关,临床多见胸胁胀满疼痛、癥瘕积聚、妇女月经不调等。肺主一身之气,辅心行血;心主血脉而行血。故心、肺气滞血瘀,多见心悸、咳喘、胸痹、唇舌青紫等表现。气滞和血瘀,或互为因果,或同时并存,常难分孰先孰后,但临床上应注意辨别两者的先后主次,以便正确治疗。

2.气虚血瘀

气虚血瘀,是指气虚运血无力,而致血行不畅,甚至瘀滞的病理状态。多见心气不足,运血无力,以致气虚血瘀并存。症见惊悸气短,胸部憋闷刺痛或体倦乏力,唇舌紫暗等。

3.气血两虚

气血两虚,是指气虚和血虚同时存在的病理状态。多因久病消耗,气血两伤所致;或先有失血,气随血耗;或先因气虚,血化障碍,日渐衰少,从而导致气血两虚。气血亏虚,脏腑组织器官失于濡养,可见面色淡白或萎黄、少气懒言、神疲乏力、形体瘦弱、心悸失眠、肌肤干燥、肢体麻木等。

4.气不摄血

气不摄血,是指气虚不能固摄血液,血溢脉外的病理状态。多因久病伤脾,中气不足,无力统摄血液所致。临床可见各种出血证,如吐血、衄血、便血、尿血、崩漏、发斑等,同时伴有面色不华、疲倦乏力、脉虚无力等气虚表现。因脾气主升,主统血,主肌肉四肢,所以脾不统血,尤易见下部或外部出血,如便血、尿血、崩漏、发斑等。

5.气随血脱

气随血脱,是指大量出血的同时,气也随着血液的流失而散脱,从而形成气血并脱的病理状态。常由外伤出血过多,或妇女崩漏、产后大出血等因素所致。血为气的载体,血脱则气失去依附,也随之散脱而亡失。临床可见精神萎靡,眩晕或晕厥,冷汗淋漓,面色苍白,四肢厥冷,或有抽搐,口干,脉微细或芤等。

四、津液代谢失常

津液的代谢是由肺、脾、肾及三焦等多个脏腑共同参与的复杂生理过程。其中任何一个脏腑的功能失常,均能影响津液的代谢,导致津液生成不足,或输布、排泄障碍而形成多种病变。

(一)津液不足

津液不足,是指津液亏少,导致脏腑、孔窍、皮毛等失于濡润、滋养,产生一系列干燥枯涩症状的病理状态。多由脏腑功能减退,津液生成不足;或外感燥热之邪、阳热内盛、五志化火等耗伤津液,或多汗、多尿、吐泻过度、大失血等使津液丢失过多引起;亦可因久病而致津液亏耗。

津液不足因亏损的程度不同而有伤津和脱液之分。伤津常见口、鼻、皮肤干燥,及小便短赤、大便干结等症;脱液常见形瘦肉脱,肌肤毛发枯槁,甚则肌肉瞤动,手足震颤等症。

伤津和脱液,在病机和临床表现方面虽有所区别,但津和液本为一体,两者生理上互化互用,病理上相互影响。一般来说,轻者为伤津,重者为脱液;伤津可致脱液,脱液必有伤津。

(二)津液输布、排泄障碍

津液的输布和排泄是津液代谢中的两个重要环节。两者虽有不同,但都可导致津液在体内的不正常停滞,成为内生水湿、痰饮等病理产物的根本原因。

津液的输布障碍,是指津液得不到正常的输布,以致津液运行迟缓,或滞留某一局部,形成水湿、痰饮等病变。津液的输布与肺的宣发和肃降、脾的运化、肝的疏泄条达、肾的蒸腾气化及三焦的通利水道等多方面因素有关,尤以脾气健运最为关键。

津液的排泄障碍,主要是指津液转化为汗液和尿液的功能减弱,以致水液滞留,外溢肌肤而为水肿。津液化为汗液,主要依赖肺的宣发功能;化为尿液,主要依赖肾的气化功能。故肺、肾功能减弱,均可引起水液滞留而发为水肿,其中,尤以肾的气化失常为主导。

目标检测

一、单项选择题

1. 易袭阳位,具有升发向上特性的邪气是(　　)
   A. 暑邪　　　　B. 燥邪　　　　C. 风邪　　　　D. 火邪　　　　E. 寒邪

2. 六淫中最易导致疼痛的邪气是(　　)
   A. 寒邪　　　　B. 火邪　　　　C. 风邪　　　　D. 燥邪　　　　E. 湿邪

3. 其性趋下的病邪为(　　)
   A. 火邪　　　　B. 燥邪　　　　C. 湿邪　　　　D. 风邪　　　　E. 以上都不是

4. 湿邪、寒邪的共同致病特点是(　　)
   A. 损伤阳气　　B. 黏腻　　　　C. 重浊　　　　D. 凝滞收引　　E. 易袭阳位

5. 致病后可出现各种秽浊症状的邪气是(　　)
   A. 风邪　　　　B. 寒邪　　　　C. 热邪　　　　D. 湿邪　　　　E. 燥邪

6. 燥邪致病最易损伤人体(　　)
   A. 津液　　　　B. 气血　　　　C. 肾精　　　　D. 肝血　　　　E. 阳气

7. 怒则(　　)
   A. 气缓　　　　B. 气上　　　　C. 气下　　　　D. 气消　　　　E. 气结

8. 疾病发生的内在根据是(　　)
   A. 邪气强盛　　B. 正气不足　　C. 邪胜正负　　D. 正虚邪不胜　E. 正胜邪衰

9. 以下哪项不属于瘀血致痛的特点(　　)
   A. 痛处固定　　B. 刺痛　　　　C. 疼痛喜按　　D. 疼痛拒按　　E. 疼痛夜间加重

10. 关于气陷的病理表现,下列哪项是不确切的(　　)
   A. 内脏下垂　　B. 腰腹胀满重坠　C. 里急后重　　D. 子宫脱垂　　E. 久痢脱肛

二、简答题

1. 怎样理解"风为百病之长"?举例说明。
2. 寒邪的致病特点是什么?
3. 七情的致病特点是什么?
4. 常见的发病类型有哪些?导致复发的因素有哪些?
5. 什么是阴阳失调?阴阳失调可表现为哪几种病理变化?
6. 六淫致病的共同特点是什么?

第七章 防治与护理原则

学习目标

【学习目的】 通过学习防治与护理原则的基本知识,为中医护理基本内容、辨证施护等后续章节的学习奠定基础。

【知识要求】 掌握正治与反治、治标与治本、扶正祛邪、调整阴阳、三因制宜等治疗原则。熟悉未病先防及既病防变的中医预防思想。了解治则与治法的关系。

【能力要求】 具备确立基本护理原则和方法的能力。

防治与护理原则,是在整体观念和辨证论治的指导下制订的预防、治疗和调护疾病所遵循的基本原则,对临床处方用药和促进人们保健起着重要的指导作用。中医学不仅重视疾病的治疗和调护,更重视疾病的预防。预防为主,防治结合,是我国卫生工作的重要方针政策之一。

第一节 预 防

预防又称治未病,是指采取一定的措施,防止疾病的发生与发展,以维护身体健康。主要包括未病先防和既病防变两方面内容。

一、未病先防

未病先防,是指在疾病未发生之前,采取各种预防措施,避免致病因素的侵害,以防止疾病的发生。疾病的发生关系到正邪两方面:正气不足是疾病发生的根本原因,邪气是发病的重要条件。因此,未病先防应从以下几方面着手。

(一)增强体质,提高抗病能力

体质的强弱直接决定着正气的盛衰。正气强,则抗病能力强;正气弱,抗病能力亦弱。体质主要与先天禀赋有关,但与后天的饮食、锻炼、精神情志等因素也有着密切的关系。故应注意从先天、后天两方面采取措施,增强体质,提高机体的抗病能力。

1. 护肾保精,优生优育

肾藏精,肾精、肾气的盛衰与人体的生长发育及衰老程度有着直接的关系。肾精、肾气充足,则精神旺盛、身体健康、寿命延长;肾精、肾气虚衰,则精神疲惫、体弱多病、寿命短夭。另外,肾精、肾气的盛衰,对小儿的生长发育有着很大的影响。肾精、肾气充足,则小儿生长发育旺盛、体健少病;先天禀赋不足,肾精、肾气亏虚,表现为生长发育迟缓、体弱多病等。因此,父母要重视护肾保精,优生优育。

2.重视后天,全面调护

后天,是指人出生以后的时间。中医学非常强调整体观念,不仅重视优生优育护养先天,更注意后天的全面调理。所谓"先天不足,后天来补",即强调后天调护的重要性。后天调护关键在于调摄神形,培养正气,提高抗病能力。具体如下。

(1)顺应自然规律 即按照一年四季阴阳变化的规律来调节人体之阴阳而达到健康长寿的目的。四季有寒热温凉的变化,生物有春生、夏长、秋收、冬藏的过程,人的脏腑功能强弱、气血盛衰、气机升降也随自然界的阴阳消长变化而变化。人们要主动地采取各种养生措施,顺应这种自然变化规律,才能避邪防病。如春夏为阳气所主,秋冬为阴气所主,顺时养生就要遵循"春夏养阳,秋冬养阴"(《素问·四气调神大论》)的原则。在春夏季节,人们要顺应阳气升发的趋势,多做户外活动,加强体育锻炼,使阳气更加充盛;秋冬季节,天气转凉,草木凋零,阳气渐收,阴气渐长,人们又必须防寒保暖,适当调整作息时间,以避肃杀之气,使阴气潜藏于内,阳气不致妄泄。

(2)顺应地域特点 是指由于人们所居地域的不同,存在着气候、环境方面的差异,人们的生活习惯、体质、发病趋向也有所不同,因此护理原则要根据地域的不同而有所区别。如西北地区寒冷少雨,病多燥寒,人们应适当增加肉食、油脂等食物的摄入以御寒;而东南地区湿热多雨,宜以清淡、清凉饮食为主。潮湿阴冷地区宜进味辛、性温之品;潮湿炎热地区,宜进味苦、性凉之品。

(3)注重精神调养 良好的社会环境和融洽的人际关系,会使人精神振奋、勇于进取,有利于身心健康发展,所以我们要顺应社会发展趋势,不断学习,与时俱进,共创和谐社会。同时培养良好的心理素质,正确面对生活中就业、升迁、财富、人际关系等现实问题,避免因过度的心理、精神压力而导致疾病。在疾病过程中,情绪波动或突然的精神刺激,均可导致疾病恶化。而心情舒畅、精神愉快,可使气机通畅,气血调和,有利于疾病的康复。因此在护理工作中应注重对护理对象的精神调养,增强人体正气的抗邪能力,达到预防疾病的目的。

(4)饮食有节、起居有常 饮食有节,是指饮食要有节制,既要养成良好的饮食卫生习惯,又要注意饮食质与量的合理安排,进食量要适中,不可暴饮暴食或过饥过饱。暴饮暴食或过于饱胀,会加重胃肠负担,影响消化吸收,易致肠胃疾病;若食欲不振,甚至忍饥挨饿,则气血生化不足,营养不良,危害健康。进食要有规律,做到"早餐吃好、午餐吃饱、晚餐吃少"。

起居有常是指作息时间及日常事务要有规律,并符合自然变化和人体生理变化规律,注意顺应四时的气候变化,妥善安排起居时间。一般来讲,一日之中,白天阳气较充盛,适合工作、学习;夜晚阴气当令,适于卧床休息。一年之中,春季阳气升发,万物以荣,宜晚卧早起;夏季阳气旺盛,万物繁盛,宜晚卧早起;秋季阳气渐收,阴气渐盛,宜早卧早起;冬季阴气最盛,万物闭藏,宜早卧晚起。建立良好的生活秩序,规律生活,有益于脏腑调和,阴阳平衡,为健康长寿提供基本保障。

(5)动静结合、形神共养 "形"指人的形体;"神"指人的精神。形是神的物质基础,神是形的外在表现。形神统一,两者相辅相成,密不可分。在护理过程中,不但要注意形体的保养,而且要注意精神的调摄。形神共养,才能达到形体强健、精力充沛、形神兼备的阴平阳秘状态。

中医护理学强调"以动养形,以静养神"。其中,"以动养形"是指通过各种方式来疏通经络、畅达气血、坚实脏腑、强壮形体;"以静养神"是指以清静安宁的方式调养精神,以达怡情畅志、心平气和的最佳精神状态。但要注意的是,动养应不致大疲,静养应不致过逸,保持动静协调,才能维护身心健康,达到养生保健的目的。

(6)药物预防与人工免疫 早在我国古代就开展了药物预防疾病的工作,并在医疗实践中积累了丰富的经验。《素问·刺法论》有"小金丹……服十粒,无疫干也"的记载,说明我国很早就开始了药物预防工作。发明于 16 世纪的人痘接种法可预防天花,是"人工免疫法"的先驱,为后世免疫学的发展做出了极大贡献。此外,如用艾叶、雄黄燃烧烟熏,以避疫气;用贯众、板蓝根、大青叶预防流感;用茵陈、栀子、板蓝根预防病毒性肝炎;用马齿苋、大蒜或茶叶等预防痢疾及其他消化道疾病等,都取得了很好的效果。

(二)防止病邪的侵害

病邪是导致疾病发生的重要条件,所以未病先防除了增强体质,提高正气抗邪能力外,还要注意防止病邪的侵害。饮食、环境要讲究卫生,防止水源、环境、食物被污染,避免病从口入;生活起居要"顺四时而适寒温",保持肌腠固密,使邪气无隙可乘;在日常生活和劳动中,还要防止金刃、跌打、枪弹、虫兽咬伤等意外伤害。

二、既病防变

既病防变,是指疾病已经发生,则应力求做到早期诊断、早期治疗,控制疾病传变。

(一)早期诊断、早期治疗

疾病一旦发生,及时进行诊断和治疗,可使疾病愈于初期阶段。《素问·阴阳应象大论》指出:"故邪风之至,疾如风雨,故善治者治皮毛,其次治肌肤,其次治筋脉,其次治六腑,其次治五脏。治五脏者,半死半生也。"这说明外邪侵入人体,如果不及时处理,病邪就会由表入里,逐渐深入,侵犯内脏,使病情愈来愈深重,治疗则愈加困难。有些疾病在发作前,常出现一些先兆,如能及早做出正确诊断,则事半功倍。如中风发生之前,常有眩晕、手指麻木等症状,如能抓住这些预兆,及早诊断和治疗,则能防止传变,可使患者减少痛苦,增加康复机会。

(二)控制传变

不同的疾病有不同的传变规律,掌握疾病传变规律,在治疗和护理上就可以采取适当措施,先保护人体正气和未受病邪侵犯之处,以防疾病的进一步发展。如《金匮要略》中提出:"见肝之病,知肝传脾,当先实脾。"肝病未及脾时,护理上要注意调理脾胃,及时给予健脾之品以振中土,这样不但可杜邪传脾,防患于未然,还可通过实脾以制肝木之横逆。

第二节　治疗与护理原则

治则,是治疗疾病时必须遵循的总则,是确立治疗方法的依据。它是在整体观念和辨证论治的指导下而制订的治疗疾病的法则,对临床立法、处方、用药等具有普遍的指导意义。护理原则是"治则"在护理学中的延伸,用以指导护理计划的实施。

治则与治法,两者之间既有联系,又有区别。治则是用以指导治疗疾病的总则,而治法是在治疗原则的指导下确立的具体治疗方法。如扶正祛邪是治则,在这个治则指导下,根据不同的病证,采用益气、养阴、补血、助阳或发汗、泻下等具体治疗方法。

疾病的证候表现是多种多样的,病理变化极其复杂,病变过程有轻重缓急,而不同的时间、地点与个体差异等对病情变化也会产生不同的影响。因此,必须善于从复杂的疾病现象中,去综合分析、归纳疾病的本质所在,抓住疾病本质确定治则,这就是"治病求本"。在此思想的指导下,中医学的治则包括正治与反治、治标与治本、扶正祛邪、调整阴阳、三因制宜等方面。

一、正治与反治

在一般情况下,多数疾病的临床表现与它的本质是一致的,但在某些情况下,有些疾病会出现某些看似和本质相矛盾,甚至相反的临床表现,即所谓假象。因此,针对疾病的现象(包括假象)而言,就有正治与反治的不同。

(一)正治

正治,是指在疾病的临床表现和它的本质相一致的情况下确定的治疗与护理原则。由于采用的方药或调护方法与疾病证候性质相逆,故又称"逆治"。临床上大多数疾病的外在征象与病变本质是相一致的,如热证见热象、寒证见寒象等,故正治是临床最为常用的治疗与护理原则。正治主要包括以下几方面内容。

1.寒者热之

寒者热之,是指寒性病证出现寒象,用温热的方药或方法来治疗和护理。如表寒证用辛温解表的方药,里寒证用辛热温里的方药,寒证给予温热饮食调护等。

2.热者寒之

热者寒之,是指热性病证出现热象,用寒凉的方药或方法来治疗和护理。如表热证用辛凉解表的方药,里热证用苦寒清里的方药等。

3.虚则补之

虚则补之,是指虚损性病证出现虚象,用有补益作用的方药或方法来治疗和护理。如阳虚用温阳的方药,阴虚用滋阴的方药,气虚用益气的方药,血虚用补血的方药,或从饮食、起居等方面对各种正气亏虚的病证进行相应调护。

4.实则泻之

实则泻之,是指实性病证出现实象,用攻逐邪实的方药或方法来治疗和护理。如食滞用消食导滞的方药,水饮内停用逐水的方药,瘀血用活血化瘀的方药,湿盛用祛湿的方药,或从饮食、情志、生活起居等方面对邪气亢盛的病证给予相应调护。

(二)反治

反治,是指在疾病的临床表现和它的本质不相一致的情况下,顺从病证的外在假象而治的治疗与护理原则。由于采用的方药或调护方法与病证中的假象相一致,故又称"从治"。实质上,反治仍是在治病求本的原则指导下确立的治疗与护理的方法。反治主要包括以下内容。

1.热因热用

热因热用,是指用热性药物、温热法来治疗和护理具有假热征象的病证,又称以热治热。适用于阴盛格阳的真寒假热证。阴寒内盛,格阳于外,既可出现烦热、面赤、脉大等假热征象,也可出现下利清谷、小便清长、四肢厥冷等真寒的表现。治应顺从假热而用温热药和温热护理法,如及时加盖衣被、饮食宜温热等治其真寒,真寒一去则假热自然就会消除。

2.寒因寒用

寒因寒用,是指用寒性药物、寒凉法来治疗和护理具有假寒征象的病证,又称以寒治寒。适用于阳盛格阴的真热假寒证。里热太甚,格阴于外,阳气不达四末,可出现四肢厥冷、脉沉等假寒征象,又可出现壮热心烦、口渴喜冷饮、小便短赤、大便干结等真热征象,故治疗和护理上应用寒凉的药物或方法治其真热。如护理时注意穿衣宜稍少,室温宜偏凉,饮食宜清凉,汤药宜凉服等。真热祛除,四肢厥冷等假寒之象也随之消失。

3.塞因塞用

塞因塞用,是指用补益的药物治疗和护理具有闭塞症状的虚证,又称以补开塞。适用于因虚而闭阻的真虚假实证。如中气不足、脾阳不运,可导致腹胀、便秘,此为闭塞之假象,不能用通利的方法,否则会更加耗伤脾气;应用补中益气、温运脾阳的治疗和护理方法,虚损得补,腹胀、便秘自然会痊愈。

4.通因通用

通因通用,是指用通利的药物治疗和护理具有通泻症状的实证,又称以通治通。适用于因实邪内阻出现通泻症状的真实假虚证。如伤食所致的腹泻,腹泻为通泻的假虚征象,不能用补益药以收涩,否则会妨碍外邪祛除,应采用具有通利作用的消食导滞药治疗和护理以祛除病邪。病邪一去,腹泻的症状自然会停止。

> **知识链接**
>
> 在制方用药护理上的反佐法,前人也往往将其列为反治的范畴。制方用药的反佐法,是指对大寒、大热证采取以热治寒、以寒治热的方法治疗时,在治大寒证的温热药中佐少许寒凉药,在治大热证的寒凉药中佐少许温热药。服药方法上的反佐,是指汤药内服的反佐法,即热证用寒凉药治疗,采用温服的方法;寒证用温热药治疗,采用凉服的方法。其目的都是为了避免由于寒热格拒发生药物下咽即吐的现象,而影响治疗效果。由此可见,反佐法与反治法在概念内涵上是不同的。

二、治标与治本

"标"与"本"是相对而言的,可用以说明病变过程中各种矛盾的主次关系。一般而言,本是疾病的主要矛盾,标是疾病的次要矛盾。在不同情况下标与本有着不同的含义,如以正邪而言,正气为本、邪气为标;以病因和症状而论,病因为本、症状为标;以病变部位来分,内脏为本、体表为标;以发病先后来说,旧病、原发病为本,新病、继发病为标。

掌握疾病的标本,就能分清主次,抓住治疗的关键,有利于从复杂的疾病中找出和处理其主要矛盾或矛盾的主要方面。在疾病过程中,常有标本主次的不同,因而在治疗和护理上亦有治标与治本的先后缓急之分。

(一)急则治其标

急则治其标,是指在标病甚急的情况下,如不先治其标病,患者会有很大痛苦,甚至危及生命或影响本病的总体治疗,故采取先治标病的方法。如肝病出现因腹水胀满、二便不通而致的呼吸喘促的危急症状时,治疗应先治标病甚急的腹水及二便不通等,待腹水消减、二便通畅以后再治肝之本病。又如大出血的患者,无论属于何种出血,均应当首先止血以治其标,而后针对病因以治其本。

(二)缓则治其本

缓则治其本,是指在病情缓和,暂无危急症状的情况下,针对疾病的根本治疗与护理的方法。因标病根源于本病,本病得治,标病自然会随之而除。如肺痨咳嗽,其本多为肺肾阴虚,故治疗时不应用一般的止咳法治其标,而应滋养肺肾之阴治其本,并配合饮食调护、服药护理、情志护理、体育锻炼等,使本病得愈,则咳嗽也自然会消除。但"缓则治其本"与"急则治其标"是相对而言的,应根据疾病的主次矛盾变化而变化。另外,先病宿疾为本,后病新感为标,新感已愈而转治宿疾,也属缓则治其本。

(三)标本同治

标病、本病同时俱急,在时间、条件上又不允许单一治标或单一治本时,可采取标本同治之法,以提高疗效,缩短疗程。如肾炎,又复患风寒感冒,出现恶寒无汗、咳嗽胸满、腰痛尿少、全身水肿时,病之本在肾虚水泛,病之标在风寒束肺,两者俱急,可采取解表与温阳利水同时并举的治疗方法。再如患者里热亢盛,大便秘结,口干咽燥,舌红苔黄燥等,邪热内结为本,阴液劫灼为标,标本俱急,可用泻热滋阴之法以标本兼顾。

总之,在辨证施治中,分清标与本,是抓主要矛盾、解决主要矛盾的一种方法。如果标本不明,主次不分,势必影响治疗与护理效果,甚至延误病情而危及患者生命。由于疾病标本关系可在一定条件下相互转化,因此,掌握标本相互转化的规律,对实施治疗与护理是很重要的。

三、扶正祛邪

从邪正关系来说,疾病的发生、发展过程是正气与邪气矛盾双方相互斗争的过程。正邪斗争的胜负,决定着疾病的发生、发展及其转归。因而治疗疾病就要扶助正气,祛除邪气,改变邪正双方的力量对比,使之有利于疾病向痊愈的方向转化。

(一)扶正与祛邪的概念

1.扶正

扶正,即扶助正气,就是采用扶助正气的药物或者护理方法,以增强体质,提高机体抗邪能力,从而祛除邪气的方法。其具体措施除药物治疗外,还包括针灸、体育锻炼、精神调摄和饮食营养等。

2.祛邪

祛邪,即祛除邪气,就是采用祛除邪气的药物或者调护方法,以祛除病邪,使邪去正复的方法。祛邪多用泻实之法,如发汗法、涌吐法、攻下法、清热法、解毒法、利湿法、祛痰法、消食法、化瘀法等。

扶正与祛邪,其方法虽然不同,但两者相互为用,相辅相成。扶正,使正气增强,有助于机体抗邪、祛邪;祛邪,能够祛除邪气,使邪去正安,有利于正气的保存和恢复。故祛邪可以扶正,扶正亦可祛邪,即所谓"正复邪自去,邪去正自安。"

(二)扶正与祛邪的临床应用

运用扶正祛邪法则,首先要认真细致地观察和分析正邪双方的盛衰情况,并根据正邪在斗争中的地位,决定扶正与祛邪的主次和先后。一般有以下几种情况。

1.扶正

扶正适用于正气虚而邪气不盛的虚证。气虚、血虚、阴虚、阳虚的患者,可分别采用益气、养血、滋阴、壮阳的方法。如阳虚患者多怕冷,护理时应加盖衣被,避风寒,尽量安排朝阳病房等。

2.祛邪

祛邪适用于邪气盛而正气未衰的实证。患者感受的邪气种类不同,病位有别,采用的祛邪方法也因之而异。如邪在表,宜用发汗解表法;邪在胸脘,可用吐法;邪在胃肠,可根据具体情况采用下法、清法、消法等。

3.先扶正后祛邪

先扶正后祛邪适用于正虚邪实,以正虚为主的病证。因患者正气过于虚弱,若先攻邪,则更伤正气,故应先扶正,待正气有所恢复后再祛邪。如某些虫积患者,正气太虚弱,应先健脾以扶正,待正气得到一定恢复之后,再行驱虫消积法。

4.先祛邪后扶正

先祛邪后扶正适用于邪盛正虚,以邪实为主的病证。患者正气虽虚,但尚耐攻伐时,当先祛邪后扶正。若先扶正,反会助邪,因此要先祛邪,待邪气祛除后再补益正气。如瘀血所致的崩漏,既有瘀血,又有失血,瘀血之邪不去,则崩漏不止,故应先祛瘀而后补血。

5.扶正与祛邪兼用

扶正与祛邪兼用适用于正虚邪实,但两者均不甚重的病证。在具体应用时,并不是不分主次,还是应分清是以正虚为主,还是以邪实为主。扶正与祛邪兼用,必须以"扶正不留邪,祛邪不伤正"为原则。因扶正不当,易使邪气留恋;祛邪不当,易耗伤正气。临床上必须详辨证候,根据具体情况灵活运用。

以正虚为主的,应以扶正为主,兼顾祛邪;而以邪实为主的,则以祛邪为主,兼以扶正。如气虚之人风寒感冒,应以发散风寒祛邪为主,兼以补气扶正;又如脾虚不运,致饮食停积,则应补益脾胃治虚为主,同时加入适量的消导之品以祛其实。

四、调整阴阳

疾病的发生,其本质是由于阴阳的相对平衡遭到破坏,出现偏盛偏衰的结果。因此,调整阴阳,恢复阴阳的相对平衡,促使阴平阳秘,是临床常用的法则之一。

(一)损其偏盛

损其偏盛,又称损其有余,是对阴或阳一方过盛有余的病证,采用"实则泻之"的方法治疗。如阳热亢盛的实热证,应"治热以寒",用"热者寒之"的方法,以泻其偏盛之阳热。但由于"阳盛则阴病",可导致阴气的亏减,故在调整阳偏盛时,应注意有无阴虚的情况存在。对阳亢而阴伤者,不宜单纯地清其阳热,而须在清热的同时,配以滋阴之品;同样,阴寒内盛的实寒证,则应"治寒以热",用"寒者热之"的方法以消除偏盛之阴寒。但由于"阴盛则阳病",易致阳气不足,故此时应注意有无阳虚的情况存在,若阴盛兼有阳虚时,治疗时也不宜单纯地温散其寒,还须兼顾阳气的不足,即在散寒的同时,配以扶阳之品。

(二)补其偏衰

补其偏衰,又称补其不足,即对阴或阳一方虚损不足的病证,采用"虚则补之"的方法治疗。如阴虚不足以制阳,表现为阴虚阳亢的虚热证时,则应滋阴以制阳;阳虚不足以制阴,表现为阳虚阴盛的虚寒证时,则应扶阳以制阴;若属阴阳两虚,则应阴阳双补。

应当指出,阴阳是互根互用的,因此在治疗阴阳偏衰的病证时,还应注意"阳中求阴"或"阴中求阳",即在补阴时适当配用补阳药,使"阳得阴助而生化无穷";补阳时适当配用补阴药,使"阴得阳生而泉源不竭"。

五、三因制宜

三因制宜包括因时、因地、因人制宜,即治疗与调护疾病时要根据季节、地域环境,以及患者的性别、年龄、体质、生活习惯等不同而制订适宜的方法。这也是医护人员工作中必须遵循的一个基本原则。

(一)因时制宜

四时气候的变化对人体的生理、病理有一定的影响,而反常的气候则更是诱发疾病的重要条件。根据不同季节气候特点来确定治疗与调护原则,称为因时制宜。如夏季人体肌腠疏松,汗出较多,即使外感风寒,用药也不宜过于辛温发散,以防开泄太过;在护理上可给予清凉饮料以补充津液、清降暑热。冬季人体腠理致密,出汗较少,外感风寒时可适当重用辛温发散之品;在护理上尤为重视保暖防寒,可饮食热粥以助汗,使寒从汗解。

(二)因地制宜

不同的地理环境、生活习惯及生活条件可直接影响人体的生理与病理变化。根据不同地区的地理环境特点来确定治疗与调护原则,称为因地制宜。如西北地区气寒少雨,病多风寒,治宜辛温祛风散寒,而寒凉之剂就必须慎用;在护理上注意防寒保暖,保持室内空气温暖、湿润,避免汗出当风等。江南一带,气候潮湿温暖,病多温热或湿热,治宜清热化湿,而温热之剂就必须慎用;在护理上应注意室内通风,保持凉爽,宜多给予西瓜、甘蔗、荸荠、绿豆汤、酸梅汤、各种果汁等。

另外,即使同一病证,不同的地域用药也有所不同。如治疗外感风寒,同用辛温解表方药,西北地区多用麻黄,而且用量较重;东南地区多用桂枝,而且用量较轻。

(三)因人制宜

根据患者的年龄、性别、生活习惯、体质强弱、文化修养及精神状态等特点,来制订治疗与调护原则,称为因人制宜。

1. 年龄

年龄不同,其生理状况和病变特点亦不同。对老年人、青壮年和小儿要采取相应的治疗与调护措施,不可千篇一律。老年人脏腑功能减退,气血衰少,患病多虚证或虚实夹杂,治疗应注意扶正补虚,有实邪应攻伐者,药量也要慎重,以免伤正。小儿生机旺盛,但脏腑娇嫩,气血未充,易寒易热,病情变化较快,故治疗小儿疾病时,忌投峻攻,慎用补益,药量宜轻。青壮年生机旺盛,体质强壮,患者多热证、实证,若用攻伐之品剂量可稍重。

2. 性别

男女性别不同,各有其生理特点。对于妇女而言,有经、带、胎、产等情况,治疗用药应加以考虑。如妇女在妊娠和月经期,当慎用或禁用峻下、破血、滑利、走窜和有毒药品;产后诸疾的治疗、护理,又应考虑气血亏虚及恶露等情况。而男子有遗精、滑精、阳痿、早泄等病证,治疗此类疾病时,应及时针对这些病证的特点处方用药和护理。

3.体质

人的体质有强弱不同和阴阳之偏,所以在治疗和调护时应有一定的区别。对阳盛或阴虚之体,应慎用温热伤阴之品;对阳虚或阴盛之体,慎用寒凉伤阳之品;如强壮之体,耐受攻伐,泻实清热,用药可重;体弱之人,不耐攻伐,清热泻实,药量宜轻。此外,肥人多痰、瘦人多火,以及某些疾病与患者的职业、生活习惯等有关,在治疗与调护时也应注意。

三因制宜的原则,充分体现了中医学的整体观念,反映了辨证施护在实际应用中的原则性和灵活性。在临床治疗与调护中,只有全面、系统地看问题,具体情况具体分析,因时、因地、因人制宜,才能确定正确的治疗与调护原则,取得理想的治疗和护理效果。

目标检测

一、单项选择题

1.属虚则补之的是(　　　)

　A.表寒证采用辛温解表的方药和护理方法

　B.里热证采用苦寒清里的方药和护理方法

　C.阳气虚衰运用扶阳益气的方药和护理方法

　D.瘀血证采用活血化瘀的方药和护理方法

　E.里寒证运用辛热温里的方药和护理方法

2.下列何项属正治(　　　)

　A.标本兼治　　　B.塞因塞用　　　C.寒者热之　　　D.因人制宜　　　E.寒因寒用

3.下列何项属反治(　　　)

　A.实则泻之　　　B.通因通用　　　C.虚则补之　　　D.佐金平木　　　E.泻南补北

4."通因通用"适用于下列哪种病证(　　　)

　A.脾虚泄泻　　　B.肾虚泄泻　　　C.食积泄泻　　　D.气虚泄泻　　　E.阳虚泄泻

5."塞因塞用"不适用于下列哪种病证(　　　)

　A.脾虚腹胀　　　B.血枯经闭　　　C.肾虚尿闭　　　D.气郁腹胀　　　E.阴虚便秘

6.正虚邪实可耐攻伐的患者宜采用(　　　)

　A.扶正为主　　　　　　　　　B.祛邪为主

　C.扶正祛邪兼用　　　　　　　D.先扶正后祛邪

　E.先祛邪后扶正

二、简答题

1.何谓治则与治法,两者关系如何?

2.扶正与祛邪在临床上如何应用?

3.何谓正治,包括哪些内容?

4.何谓反治,包括哪些内容?

5.如何理解标与本? 具体如何运用?

6.三因制宜包括哪些内容?

第八章　中医护理基本内容

![学习目标图标] 学习目标

【学习目的】　通过学习望、闻、问、切四诊的基本内容以及生活起居护理、情志护理、病证恢复期护理、康复护理、饮食护理、用药护理等,为辨证施护的学习奠定基础。

【知识要求】　掌握望神的方法和对神气的判断;常色和病色的特征及其临床意义;舌诊的方法及注意事项;正常舌象和异常舌象的识别;异常舌象的临床意义;问诊的内容;寸口诊法;平脉的特征;病脉的特征及临床意义,相兼脉的主病规律,相似脉的辨识;生活起居护理的概念、顺时调养的原则;情志护理的概念、原则;饮食护理的概念、原则;病证恢复期护理的概念;康复护理的概念及原则;汤药的煎煮法;内服中药的服药法;中药中毒的解救及护理。熟悉口气、汗、痰、二便等异常气味的临床意义;问诊的方法及注意事项;生活起居与健康的关系;情志护理的方法;饮食的性味与功效、饮食的种类;病证恢复期护理的基本方法;康复护理的方法;中药中毒的预防。了解望头颈、五官、皮肤、分泌物、排泄物的分析方法和主要内容;望小儿食指络脉的基本内容;问诊的意义;按诊的注意事项和相关内容;中药剂型。

【能力要求】　具备运用四诊搜集病情资料的能力,初步具备生活起居护理、情志护理、病证恢复期护理、康复护理、饮食护理、用药护理的能力。

第一节　中医护理诊断

中医护理诊断即四诊,包括望、闻、问、切四种诊察疾病的方法。运用四诊对患者进行周密的调查和观察,搜集有关的资料,作为辨证和施护的依据。望、闻、问、切四诊是医护人员从不同角度、不同侧面,对患者的各种症状进行诊察的方法。

在整个医疗过程中,四诊是一个重要的环节。但是,四诊的内容各有特点,不能强调某一个方面,必须综合应用,有机结合,也就是"四诊合参",才能得出正确的诊断。

一、望诊

望诊,是医护人员运用视觉对患者神、色、形、态等全身情况及局部表现、舌象、分泌物和排泄物等进行有目的、有次序的观察,以收集病情资料的一种诊察方法。望诊直观、方便、快捷,被列为四诊之首。人的精神状态、面部色泽、形体强弱、舌象变化等重要的生命信息,主要通过视觉来获取,是其他方法无法代替的。因此,医护人员能否正确运用望诊,对于病证的诊断至关重要。

人体是一个有机整体,五官九窍、四肢百骸通过经络与五脏六腑联系密切,脏腑功能状况、气血盈亏,均可反映于外,医护人员通过望诊可见。正如古人指出"盖有诸内,必行诸外",这是望诊的原理所在。

望诊的主要内容包括望神、望色、望形态、望头面、望五官、望皮肤、望舌、望排出物和望小儿指纹。

知识链接

望诊时,应注意以下几方面:一是望诊应在充足、自然、柔和的光线下进行,如自然光线不足,也可借助于日光灯,但必要时需复查,特别要注意避开有色光源。二是诊室温度适宜,只有当诊室温度适宜时,患者的皮肤、肌肉自然放松,气血运行通畅,疾病的征象才可能真实地显露出来。如果室温太低,皮肤、肌肉收缩,气血运行不畅,不仅影响望诊所获资料的真实性,而且还有可能使患者因受凉而复加他疾。三是充分暴露受检部位,以便全面、细致地进行观察。

(一)望神

神有广义和狭义之分。广义的神,是指人体生命活动的外在表现,它可以从精神、意识、思维、目光、呼吸、声音、语言、形体动态,以及舌象和脉象等多方面反映出来;狭义的神,专指人体的精神、意识、思维等。望神,是对以上两个方面的综合判断。

望神,主要观察患者的目光、色泽、神情和体态四个方面,其中,尤以目光为重点。

神的表现,按其旺衰可划分为得神、少神、失神、假神四种(表8-1)。此外,还有以神志失常为主要表现的一类疾病。

1. 得神

得神,又称有神,是精充气足神旺的反映。临床表现为目光明亮,顾盼灵活,视物清楚,神志清楚,反应灵敏,表情丰富,面色荣润,肌肉不削,体态自如。提示正气充足,精、气充盛,脏腑功能正常,为健康的表现,即使有病,也属轻病,预后较好。

2. 少神

少神,即神气不足。临床表现为两目乏神,目珠运动迟缓,神志清楚,但精神不振,思维迟钝,面色少华,肌肉松软,动作迟缓。提示正气不足,精、气轻度损伤,脏腑功能较弱。多见于轻病或疾病恢复期患者,亦可见于体质虚弱者及正常人过于劳累之后。

3. 失神

失神,即无神,是精亏气败神衰的反映。临床表现为目光晦暗,瞳神呆滞,视物不清,精神萎靡,甚至神态昏迷,循衣摸床,撮空理线,反应迟钝,表情淡漠,面色无华,形体羸瘦,动作艰难。提示正气虚衰,脏腑功能衰竭,病情重笃,多见于久病、重病患者,预后不良。

4. 假神

假神,是危重患者出现精神暂时"好转"的假象,为临终前的预兆。临床突出表现为五个方面。

目光　由失神时的目光晦暗、瞳神呆滞,突然变为目光明亮,但浮光外露。

神志　由失神时的神志昏迷、精神萎靡,突然变为神志清楚、精神躁动。

语言 由失神时的不欲言语、语声低微断续,突然变为言语不休、语声清亮。

面色 由失神时的面色晦暗,突然变为颧赤如妆。

饮食 由失神时的毫无食欲或食量极少,突然变为食欲增强甚至暴饮暴食。

假神的出现,提示脏腑精、气衰竭已极,正气将脱,阴不敛阳,虚阳外越,阴阳即将离决。故古人将其比作"回光返照""残灯复明"。

临床上要注意假神与病情好转的区别:假神多见于垂危患者,其"好转"之象出现突然、短暂;其"好转"之象与全身整体恶化的病情不相符合。真正的病情好转之象是逐渐出现且持久的,并与整体状况好转相一致,如饮食渐增、面色渐润、身体功能渐复等。

5. 神志失常

神志失常又称"神乱",包括烦躁不安、神昏谵妄、焦虑恐惧、狂躁不宁、淡漠痴呆和猝然昏倒等。多见于癫、狂、痫的患者。如表情淡漠、寡言少语、闷闷不乐、哭笑无常,多为痰气凝结、阻闭心神的癫病;烦躁不宁、登高而歌、弃衣而走、呼号怒骂、打人毁物、不避亲疏,多属痰火扰心的狂病;突然跌倒、昏不知人、口吐涎沫、两目上视、四肢抽动、醒后如常,多属痰迷心窍、肝风内动的痫病。

表 8-1 得神、少神、失神、假神的鉴别

观察项目	得神	少神	失神	假神
目光	目光明亮,顾盼灵活	目光乏神,双目少动	目光晦暗,瞳神呆滞	目光忽亮,但浮光外露
神情	神志清楚,表情丰富	精神不振,思维迟钝	精神萎靡或神志昏迷	突然神清,但躁动不安
面色	面色荣润	面色少华	面色无华	两颧泛红如妆
体态	肌肉不削,动作自如	肌肉松软,动作迟缓	大肉已脱,动作艰难	久病卧床,忽思活动
饮食	食欲旺盛	食欲稍减	食欲不佳	突然食欲增强

(二)望色

望色,又称"色诊",是通过观察患者全身皮肤色泽变化来诊察病情的一种方法。色即皮肤的颜色,包括青、赤、黄、白、黑五种色调变化;泽即皮肤的光泽,指荣润还是枯槁的变化。本节重点介绍望面色。

1. 望色的原理和意义

望面部色泽之所以能够判断疾病,首先是因为面部血络丰富,其次是面部皮肤薄嫩,体内气血盛衰变化最易通过面部色泽变化显露出来。此外,面部暴露充分,便于医护人员观察。故中医将面部作为望色的主要部位。

观察面部色泽可判断气血盛衰、识别病邪性质、确定病变部位、预测疾病转归等,对疾病的诊断具有重要意义。面部色泽有"常色"和"病色"的区别。

2. 常色

常色,指人在生理状态时的面部色泽,说明机体气、血、津液充盈,脏腑功能良好,其特征是明润、含蓄而有血色(即无论何色应兼见红色)。常色有主色和客色之分。

(1)主色 是指与生俱来,终身基本不变的面色,往往与种族和遗传有关。人由于种族不同有黄色、黑色、白色等不同人种。我国人属黄色人种,一般肤色呈现微黄,这种常色受个体差异、季节气候、生活和工作环境、情绪及运动等因素影响而稍有不同,但只要不失明润、含蓄的

特征,都属常色的范畴。

（2）客色　是指人体受季节气候、地理环境、饮食、情绪等因素影响,出现短暂、轻微的面色变化。因其仍然具有明润、含蓄的特征,故仍属常色。人与自然相应,随着四季的推移,人的面色可发生相应的变化。即春季面色稍青,夏季面色稍赤,长夏面色稍黄,秋季面色稍白,冬季面色稍黑。

3. 病色

病色,指人体在疾病状态下面部显现的色泽。病色的特征为:或晦暗枯槁,或鲜明暴露,或不应时应位,或某色独现。晦暗枯槁,是指面色色暗而无光泽;鲜明暴露指某种面色异常明显地显露在外;某色独现是指面部仅见青、赤、黄、白、黑一种颜色,不兼见红色。凡符合以上特征之一者,即为病色。

病色根据其有无光泽而有善恶之分。凡五色明亮润泽者,称为善色,表明脏腑精、气未衰,胃气尚能上荣于面,称为"气至",多属新病、轻病、阳证,易于治疗,预后较好;凡五色晦暗枯槁者,称为恶色,表明脏腑精、气衰败,胃气不能上荣于面,称为"气不至",多属久病、重病、阴证,不易治疗,预后较差。

（1）青色　主寒证、痛证、瘀证和惊风证。

情志不畅,肝气郁滞或寒凝肝脉,均可导致血行不畅,瘀血内阻,瘀色外露而见面部色青。面色淡青或青黑,多为实寒证。面色青灰、口唇青紫,伴心胸憋闷疼痛者见于胸痹患者,多因心气虚或心阳虚衰,推动无力,血行减慢,而致瘀阻心脉而成。若患者素有心悸,胸痛反复发作,突发剧烈胸痛,面色青灰,口唇青紫,肢冷脉微,属心阳暴脱证。小儿高热,若见眉间、鼻柱、唇周色青,多属惊风或欲作惊风,因邪热亢盛、引动肝风、筋脉拘急、血行不畅所致。妇女面青,少食多怒,或有月经不调者,多因肝郁脾虚、木旺克土而成。

（2）赤色　主热证。

面赤为火热内盛、鼓动气血、血流加快、脉络充盈所致。若患者满面通红,伴见发热、口渴、大汗等症,为实热证,见于外感发热极期阶段或内伤病脏腑火热炽盛时,多因热盛而面部脉络扩张、气血充盈所致。

若患者两颧潮红,伴见消瘦、潮热、盗汗等症,为虚热证,多见于外感温热病热入营血时或内伤病脏腑阴虚时,因阴虚阳亢、虚火上炎所致。

若久病、重病患者面色苍白,忽见两颧嫩红如妆,游移不定,多为戴阳证,因阴寒内盛、阳气虚衰、阴盛格阳、虚阳上越所致,属病危。

（3）黄色　主脾虚、湿证。

黄色为脾虚湿蕴之征象。脾失健运,则水湿不化,气血不充,故面呈黄色。若面色淡黄、枯槁无光,称"萎黄",多属脾胃气虚,由气血化生不足、面部失于气血荣润所致。若面色淡黄而虚浮,称"黄胖",属脾虚湿盛,由水湿内停而致。若患者面目一身俱黄,小便色黄,称为"黄疸",其色鲜明如橘皮者,为阳黄,为湿热熏蒸、胆汁不循常道所致;其色晦暗如烟熏者,为阴黄,多为寒湿内困所致。小儿面色青黄,或乍黄乍白,肌肉消瘦,皮毛憔悴,腹大青筋,为"疳积",因脾胃虚弱、气血不足所致。

（4）白色　主虚证、寒证、失血。

白色为气血不荣之候。凡阳气虚衰,气血运行无力,脉络空虚,或寒凝经脉,气血不畅;或耗气失血,气血不能上荣于面等,皆可导致面呈白色。面色淡白无华,伴唇、舌、爪甲色淡者,多由于气血亏虚、面部失于荣润所致,属气血亏虚或失血证。面色苍白伴剧烈疼痛或战栗者多因阴寒内盛、凝滞不通所致,为实寒证。面色淡白而虚浮者称㿠白,属阳虚水泛。由于阳气亏虚,不能运血上行故面色白;阳虚水停,泛溢肌肤故面部虚浮。面色苍白,四肢厥冷,冷汗淋漓,神志昏迷者见于亡阳证。

(5)黑色　主肾虚、水饮、血瘀。

黑色多因阳虚阴盛,水饮内泛,或气血凝滞,血行不畅所致。面黑暗淡者,多属肾阳虚,因阳虚火衰、水寒不化、血失温煦所致。面黑干焦者,多属肾阴虚,因肾精久耗、阴虚火旺、虚火灼阴、机体失养所致。眼眶周围色黑者,多属肾虚水饮或寒湿带下。面色黧黑(黑而晦暗)、肌肤甲错者,多为瘀血久停所致。

(三)望形态

望形态,是指通过观察患者形体的强弱胖瘦和异常动态等来诊察病情的方法。

1. 望形体

观察形体强弱主要根据骨骼的粗细、肌肉的丰瘦、皮肤的润枯、胸廓的宽窄等方面,结合机体的功能状态、神的衰旺等进行综合判断。

(1)体强　即体质强壮。表现为骨骼粗大,肌肉充实,皮肤润泽,胸廓宽厚,同时精力充沛,食欲旺盛。说明体魄强壮,内脏坚实,气血旺盛,抗病力强,易于治疗,预后较好。

(2)体弱　即体质衰弱。表现为骨骼细小,肌肉瘦削,皮肤枯槁,胸廓狭窄,同时精神不振,食少乏力。说明体质虚衰,内脏脆弱,气血不足,抗病力弱,有病难治,预后较差。

(3)形体胖瘦　正常人形体适中,各部组织匀称。过于肥胖或过于消瘦都可能是病理状态。观察形体胖瘦时,应注意与精神状态、食欲食量等结合起来综合判断。①肥胖:体胖能食、肌肉坚实、神旺有力者,多属形气有余,是精充气足、身体健康的表现;体胖食少、肉松皮缓、神疲乏力者,多属形盛气虚,是阳气不足、多痰多湿的表现,易患痰饮、中风、胸痹等病证。②消瘦:体瘦食多,属中焦有火;体瘦食少,属脾胃虚弱。体瘦颧红,伴潮热盗汗、口咽干燥者,多属阴虚火旺,易患肺痨等病。若久病重病,卧床不起,骨瘦如柴者,为脏腑衰竭,气液干枯,属病危。

2. 望姿态

望姿态,指通过观察患者的动静姿态及肢体的异常动作等情况,以测知内在病变的诊察方法。

正常人能随意运动且动作协调,体态自然。患者的动静姿态和体位动作都是病理变化的外在反映,与疾病有着密切关系。一般来说,动者、强者、仰者、伸者,属表、属阳、属热、属实;静者、弱者、俯者、屈者,属里、属阴、属寒、属虚。不同的疾病,可表现出不同的动态。此外,不同的疾病常常迫使患者采取不同的体位,以减轻疾病的痛苦。如以手护腰,弯腰曲背,行动艰难,多为腰腿病;行走之际,突然止步不前,以手护心,多为真心痛;两手护腹、俯身前倾,多为腹痛之征。半身不遂属中风;四肢痉挛、角弓反张,多见于小儿惊风或破伤风。颜面、口唇、眼睑、手指和足趾轻微抖动者,在外感热病中,多为动风先兆;在内伤杂病中,多是气血不足、筋脉失养、虚风内动之征。肢体筋脉迟缓,痿软无力,丧失功能,日久可致肌肉萎缩而无疼痛者,为痿。四肢关节肿痛,以致动作困难者,称为痹。因此,观察患者的动静姿态和体位动作不仅可以判断疾病的属性,也有助于疾病的诊断。

(四)望皮肤

皮肤居一身之表,为气血之外荣、人体之藩篱,有抵御外邪、保卫肌表的作用。凡感受外邪或脏腑经络、气血津液病变均可使皮肤产生异常变化。因此,观察皮肤色泽与形态变化,可了解邪气的性质、脏腑的虚实、气血津液的盛衰、病情的轻重和疾病的预后。

望皮肤主要观察色泽与形态的变化,除此之外,更要注意斑疹、白痦、水痘及痈、疽、疔、疖的鉴别。

1. 望形色

望形色,是指观察患者的皮肤色泽和形态等情况。正常人皮肤柔润光滑,富有弹性而无肿胀,是精、气旺盛,津液充沛的征象。皮肤色泽的变化,类同面部五色主病,故在此只介绍皮肤形态的情况。皮肤外形的变化常见以下几种情况。

(1)皮肤干枯 皮肤枯槁无华,皱缩无弹性,为津液已伤、营血久亏、肌肤失养。

(2)肌肤甲错 皮肤干枯粗糙,状如鱼鳞。多由血虚、津枯,或瘀血日久、肌肤失养所致。

(3)皮肤肿胀 皮肤水肿,肤色不变。若按之凹陷,不能随手而起,为水肿。多因肺、脾、肾功能失常,水湿泛溢所致。若皮厚色苍,按之凹陷,随手而起,为气肿。多因气虚不能收摄,或气机郁滞所致。

(4)皮肤硬化 皮肤粗厚硬肿,失去弹性,活动度降低,可因外邪侵袭、禀赋不足、阴血亏少、情志内伤、饮食不节或瘀血阻滞等引起肌肤失养所致。

2. 望斑疹

斑和疹多是全身性疾病反映于皮肤的症状,两者病因病机及临床特点不同,应注意区别。

(1)斑 色深红或青紫,点大片状,平摊于皮肤下,压之不褪色,摸之不碍手,称为"斑"。由于病机不同,而有阴斑与阳斑之别。阳斑色多红紫,形似锦纹,伴高热、心烦、便秘等症。多由热邪郁于肺、胃,内迫营血,从肌肉而出所致。阴斑色多青紫,隐隐稀少,伴面白、肢凉、脉虚等症。多由脾不统血或阳虚寒凝气血所致。

(2)疹 色红,形如粟粒,高于皮肤,压之褪色,摸之碍手,称为"疹"。常见有麻疹、风疹等。麻疹为儿科常见传染病,多发于冬末春初。初起有类似感冒之症,2～3天后口腔黏膜可见有红晕的灰白小点,发热3～4天后,开始出疹,疹子色似桃红,形如麻粒。疹先发于耳后发际,渐及颜面、躯干、四肢,后按出现的先后顺序逐渐消退。多由外感麻毒时疫之邪所致。风疹疹色淡红,细小稀疏,皮肤瘙痒,多为外感风邪所致。

凡斑疹,布点均匀,疏密适中,色红,身热,先见于胸腹,后延及四肢,斑疹发后热退神清者,是邪去正安之顺证。布点不匀,稠密成团,色深红或紫暗,身凉,先见于四肢,后延及胸腹,身热不退,神志不清者,是邪气内陷之逆证。斑疹色红不深,是热毒轻浅;色红而深如鸡冠色者,为热毒炽盛;色见紫黑,为热毒之极,阴液大伤;若色淡红或晦暗,并见四肢清冷、脉细弱,为正气不足或阳气衰微之象。

内伤杂病也可见斑疹,一般多斑少疹,且具有大小不一,散在胸腹、四肢,头、面、背部少见,色淡或紫,出没无常,神志清晰等特点。若散在肌表,色淡紫,兼食少便溏者,多为脾不统血所致;如见皮肤紫暗、舌紫、脉涩者,多为瘀阻脉络、血不循经所致。

3. 水痘

水痘是一种发疹性疾病,为皮肤出现粉红色的斑丘疹,很快变成椭圆形的小水疱。其特点是痘粒椭圆,顶满无脐,大小不等,肤浅易破,浆薄如水,晶莹明亮,分批出现,兼有轻度恶寒发热表现,不结厚痂,不留痘痕。多由外感时邪、内蕴湿热所致,属儿科常见传染病。

4．白痦

白痦为色白晶莹,高出皮肤,内含浆液,擦破流水的小疱疹。多发于颈胸部,四肢偶见,面部不发,兼有身热不扬等表现,常见于暑湿、湿温患者,多由湿郁、汗出不彻所致。

5．痈、疽、疔、疖

痈、疽、疔、疖是四种发于体表,各有不同病理变化和特征的外科疾患。

(1)痈 指患部红肿高大,根盘紧束,焮热疼痛,并能形成脓疡的疾患。痈具有未脓易消、已脓易溃、疮口易敛的特点,属阳证。多因湿热内蕴,复感邪毒,引起营卫不和,经络阻塞,终致气血壅滞不通,蕴而成痈。

(2)疽 指患部漫肿无头,皮色不变,疼痛不已的疾患。疽具有难消、难溃、难敛、溃后易伤筋骨的特点,属阴证。多由气血亏虚而寒痰凝滞,或湿浊挟毒,流注肌肉,内陷筋骨而成。

(3)疔 指患部形小如粟,根脚坚硬而深,漫肿灼热,疼痛有麻木感的疾患。多发于颜面和手足。多因感染火热疫毒诸邪所致。

(4)疖 指生于肤之浅表,患部形小而圆,红肿而热痛不甚,容易化脓,脓溃即愈的疾患。多由外感火毒热邪或湿热蕴结所致。

(五)望头颈五官

望头颈五官主要是对患者的头面、颈项、目、鼻、耳、口、唇等局部进行重点、细致观察,以诊察病情的一种方法。

1．望头面

望头面主要是望头的外形、动态、头发的色泽以及面部形态有无异常。头为诸阳之会,精明之府,中藏脑髓。发为肾之华,血之余。所以,望头与发可以了解脑、肾和气血阴阳的盛衰情况。

(1)望头形 婴幼儿在颅骨发育期尚未紧密接合处所形成的骨间隙,称囟门,有前囟门、后囟门之分。前囟呈菱形,出生时大小为1.5～2厘米(对边中点连线),生后数月内随头围增大而变大,6个月后逐渐骨化而变小,1～1.5岁时闭合。后囟出生后有的已闭合或很小,呈三角形,多数在生后2～4个月闭合。临床上以前囟门的变化为多见,所以,前囟门是临床观察的主要部位。囟门高突,称为囟填,多属实热证,可见于温病火邪上攻,或颅内水液停聚。囟门下陷,称为囟陷,多属虚证,可见于吐泻伤津,或气血不足。囟门迟闭,骨缝不合,称为"解颅",多为肾精不足、发育不良所致。

(2)发的形色 望发,主要观察发的色和质的变化。如头发稀疏不长,或黄而干枯,容易脱落,多是精血不足;突然出现片状脱发,称"斑秃",多为血虚受风;青壮年头发稀疏易脱,多为肾虚或血热;青少年白发,伴有健忘、腰膝酸软者,多属肾虚;小儿发结如穗,常见于疳积病。

(3)面部 望面部包括望面部色泽、形态等内容,此处重点叙述面部形态异常。

面肿 多见于水肿病,常是全身水肿的一部分。颜面眼睑先肿,发病较速者,为阳水,多因外感风邪、肺失宣降所致;发病缓慢,下肢、腹部先肿,最后波及头面者,为阴水,多因脾肾阳衰、水湿泛滥所致;兼见面唇青紫、心悸气喘、不能平卧者,多属心肾阳衰,因血行瘀阻、水气凌心所致。

腮肿 一侧或两侧腮部以耳垂为中心肿起,边缘不清,按之有柔韧感及压痛,为痄腮,常由温毒之邪所致,多见于儿童,属传染病。

口眼㖞斜 突发一侧口眼㖞斜而无半身不遂,患侧面肌弛缓,额纹消失,眼不能闭合,鼻唇沟变浅者,为风邪中络,其病较轻;兼半身不遂者,为中风,多为肝阳化风、风痰阻络所致,其病较重。

2. 望颈项

颈项是连接头部和躯干的部分,其前部称颈,后部称项。望颈项应注意其外形和动态的变化。

(1)外形变化 正常人的颈项两侧对称,气管居中,男性喉结较突出,女子喉结不显露。其外形异常变化常见以下几种。

瘿瘤 颈前结喉下,或一侧或两侧,有肿物如瘤,或大或小,可随吞咽移动,称为瘿瘤。多由肝郁化火、痰气凝结所致,或与地方水土有关。

瘰疬 颈侧颌下,肿块如垒,累累如串珠。多由肺肾阴虚,虚火灼津,结成痰核;或感受风火时毒,致气血壅滞,结于颈项所致。

气管不正 是指正坐位或正卧位时,气管歪向一旁。多因胸膈有水饮或单侧瘿瘤、肿物等挤压、牵拉气管所致,可见于悬饮、气胸、肺部肿瘤等疾患。

(2)动态变化 正常人颈项活动自如,颈动脉搏动在安静时不易见到。其异常改变如下。

项强 是指项部拘紧或强硬。如项部拘急不舒,兼有恶寒、发热,是风寒侵袭太阳经脉,经气不利所致。若项部强硬,不能前俯,兼壮热、神昏、抽搐者,多属温病火邪上攻。若项强不适,兼头晕者,多属阴虚阳亢,或经气不利所致。若睡眠之后,项强而痛,并无他苦者,为落枕,多因睡姿不当、项部经络阻滞所致。

项软 是指颈项软弱,抬头无力。小儿项软,多因先天不足,肾精亏损,或后天失养,发育不良,多见于佝偻病患儿。久病、重病者颈项软弱,头垂不抬,眼窝深陷,多为脏腑精、气衰竭的危重表现。

颈脉搏动 是指在安静状态时颈侧人迎脉搏动明显。可见于肝阳上亢或严重血虚患者。

颈脉怒张 是指颈部脉管明显胀大,平卧时更甚。多见于心血瘀阻,肺气壅滞或心肾阳衰、水气凌心的患者。

3. 望五官

面部五官与五脏相关联,故望五官的异常变化可以了解脏腑的病变。

(1)望目 目为肝之窍,心之使,五脏六腑之精气皆上注于目。在《灵枢·大惑论》中又将眼的不同部位分属于五脏,后世据此发展形成了五轮学说,进一步明确了目与脏腑的关系。即内眦及外眦的血络属"心",称为"血轮",因心主血,血之精为络;黑珠属肝,称为"风轮",因肝属风主筋,筋之精为黑睛;白睛属肺,称为"气轮",因肺主气,气

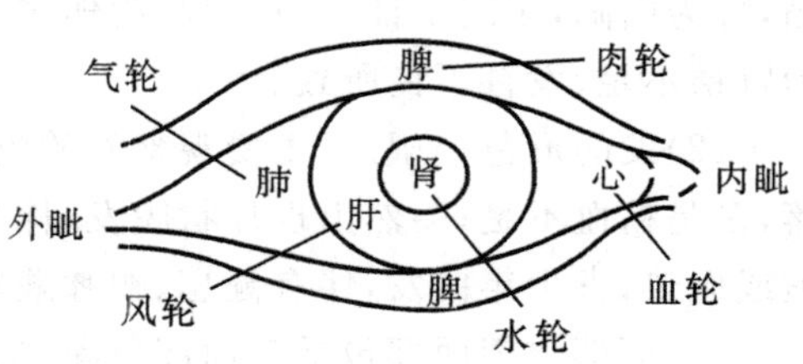

图 8-1 目部五脏分属图

之精为白睛;瞳仁属水,称为"水轮",因肾属水,主骨生髓,骨之精为瞳仁;眼胞属脾,称为"肉轮",因脾主肌肉,肌肉之精为约束(眼睑)(图 8-1)。因此,观察目部不同部位的形色变化,可以诊察脏腑的病变,对眼科和内科疾病的诊断都具有重要的指导意义。

望目主要观察目神、目色及目的形态等方面的变化。

目神 两目有神无神,是望神的重点。凡眼睛黑白分明,精彩内含,神光充沛,视物清楚,

为有神之象,虽病易治;两目晦暗混浊,色滞无光,视物模糊,为无神之象,病多难治。

目色 目眦赤为心火;白睛赤为肺火;眼胞红肿、湿烂为脾火;全目赤肿多眵,迎风流泪,为肝经风热。目眦淡白是血亏;白睛变黄是黄疸之征;眼胞色晦暗多属肾虚;目眶周围见黑色,为肾虚水泛之水饮证,或寒湿下注的带下病。

目的形态 若见目眶凹陷,是阴液损耗之征,或精、气衰竭所致。目窠微肿,状如卧蚕,是水肿初起。眼球突而颈肿则为瘿肿。目翻上视,白多黑少,不能转动,称"戴眼反折",可见于惊风、痉厥的险证。黑睛斜向一侧,称"横目斜视",是肝风内动的表现之一,也可见于先天性斜视者。瞳仁散大,多为肾精耗竭,为濒死危象;瞳仁缩小,多为肝肾阴竭,或为中毒。

(2)望耳 耳为肾之窍,手、足少阳经脉布于耳,又为宗脉所聚之处。此外,在耳郭上有全身脏器和肢体的反应点。所以,耳和全身均有联系,尤与肾、胆关系密切,故望耳可诊察全身的病变。望耳应注意耳轮色泽及分泌物的变化。

耳轮淡白,多属气血亏虚;耳轮红肿,多为肝胆湿热或热毒上攻;耳轮青黑,多见于阴寒内盛或有剧痛的患者;耳轮干枯焦黑,多属肾精亏虚,精不上荣,为病重,可见于温病后期,肾阴耗竭;小儿耳背有红络,耳根发凉,多是麻疹先兆。

耳郭瘦小而薄,是先天亏损,肾气不足;耳轮干枯萎缩,多为肾精耗竭。

耳内流脓水,称为脓耳,多由肝胆湿热、蕴结日久所致;耳道内赘生小肉团,称为耳痔,为湿热痰火上逆,气血瘀滞耳道而成;耳道局部红、肿、疼痛,为耳疖,多因邪热搏结所致。

(3)望鼻 鼻居面部中央,是气体出入的通道,为肺之窍;鼻又为脾之所应;另外,足阳明胃经分布于鼻旁。所以望鼻可以了解肺、脾胃的病变。望鼻主要观察鼻的外形变化及其分泌物、排出物。

鼻头红肿生疮,多属胃热或血热;鼻头色红生粉刺者,是"酒渣鼻",多由肺胃积热所致;鼻柱溃烂塌陷,眉毛脱落,多为麻风恶候或梅毒。鼻翼扇动,初病多见于肺热,或为肺气不宣,呼吸困难的表现;若重病中出现鼻孔扇张,喘而额汗如油,是肺气衰竭之危候。

鼻流清涕,多属外感风寒;鼻流浊涕,多属外感风热;若久流浊涕有腥臭味,常伴头痛、鼻塞、嗅觉减退等症,称"鼻渊",多为肝经蕴热所致;鼻腔出血,称为鼻衄,多因肺胃蕴热灼伤血络或外伤所致。

(4)望口唇 口为脾之窍,唇为脾之外荣。故望口唇可以了解脾和胃的病变。望口唇主要观察口唇的色泽、润燥和形态的变化。

唇色 口唇色诊与面部五色诊基本相同。因唇黏膜薄而透明,其色泽变化更为明显,望诊更为方便。正常人的唇色红润,为胃气充足、气血调匀的表现。唇色淡白为血虚或失血,因血少不能上荣于唇。唇色深红为实热,是因热而唇部络脉扩张,血液充盈的表现。若伴唇干,是热盛伤津;唇干赤肿,则为热极。唇色青紫多属血瘀证,常见于心阳气虚衰或肺气郁闭,血行瘀滞证。唇色青黑多属寒盛、痛极,因寒凝血瘀或痛极而血络郁闭所致。唇色樱桃红色见于煤气中毒。

唇形 口唇干裂,多为津液损伤,不能滋润于口唇,见于燥热伤津或阴虚证。口角流涎多属脾虚湿盛,或胃中有热;或成人因中风口㖞,不能收摄所致。口唇糜烂为脾胃积热、热邪灼伤所致。唇内和口腔黏膜出现灰白色小溃疡,周围红晕,局部灼痛,称为口疮,亦称"口破""口疳";满口糜烂则称为"口糜"。多由心脾两经积热熏蒸或阴虚火旺而成。婴幼儿满口白斑如雪片,称鹅口疮,系正气不足、湿热秽浊之气上蒸于口所致。

口态　正常人口唇可随意开阖,动作协调。《望诊遵经》将口形异常变化归纳为"口形六态"。

口张　口开不合,主虚证。口开如鱼口,不能合者为脾绝;口开而气直,但出不还者是肺绝。

口噤　口闭而难开,牙关紧急,属实证。多因肝风内动、筋脉拘急所致,见于痉病、惊风、破伤风。口噤亦见于疫毒痢,也称噤口痢。

口撮　新生儿唇口收缩,变窄变小,不能吸吮。为邪正交争所致,见于小儿脐风。

口僻　口角向一侧歪斜,又名"口㖞"。多为风痰阻络,可见于面瘫或中风患者。

口振　战栗鼓颔,口唇哆嗦。多为阳衰阴盛或邪正剧争所致,可见于伤寒欲作战汗或疟疾发作时。

口动　口开频繁,不能自禁。为胃气虚弱之征;若口角掣动不止,则属热极生风或脾虚生风(如小儿慢脾风)之象。

(5)望齿龈　齿为骨之余,骨为肾所主,龈护于齿,胃之经脉络于龈中,故齿、龈分别与肾、胃有着密切的联系。望齿龈主要观察其色泽、形态及润枯情况。

牙齿光燥如石,多为胃热炽盛,津液大伤;牙齿干燥如枯骨,多为肾阴枯竭,真水不能上承。睡中咬牙,常见于胃中有热或虫积的患者,亦可见于常人;牙关紧急,多属风痰阻络或热极动风。

龈色淡白,多属血虚不荣;牙龈红肿,多为胃火上炎;牙龈红肿而出血者,为胃火伤络;不痛不红而微肿者,则多为气虚或虚火伤络;龈肉萎缩、牙齿松动稀疏、齿龈外露者,称为牙宣,多为肾虚或胃阴不足,龈肉失养所致;牙龈腐烂、流腐臭血水、牙齿脱落,称为牙疳证,多因外感疫疠之邪、积毒上攻所致。

(6)望咽喉　咽喉为肺、胃门户,是呼吸与进食的要冲,为诸经脉所络。故望咽喉可以诊察肺、胃、肾的病变。

望咽喉应注意其颜色及形态的改变。正常人咽喉色淡红润泽,不痛不肿,呼吸通畅,发音正常,食物下咽顺利无阻。若咽部两侧红赤肿痛,甚者红肿溃烂,兼见黄白脓点,称为乳蛾,属肺胃热毒壅盛;咽红干痛为热伤肺津;咽部色鲜红娇嫩,痛不甚剧,为阴虚火旺;咽喉有灰白色假膜,擦之不去,且迅速扩大,剥脱则出血,可见于白喉,属烈性传染病。

(六)望排出物

望排出物是观察患者的分泌物、排泄物和某些排出体外的病理产物的形、色、质、量的变化来诊察病情的方法。

一般来说,排出物色泽清白,质地稀薄,多为寒证、虚证;色泽黄赤,质地黏稠,多属热证、实证。

1.痰涎涕唾

痰清稀有泡沫为风痰;痰色白而清稀,多为寒证;痰色黄或白而黏稠,多为热证;痰多色白,咯之易出为湿痰;痰少极黏,难以咯出,多为燥痰;咳吐浊痰脓血如米粥状,气腥臭者,为肺痈;痰中带血,或咳吐鲜血,多是热伤肺络。多涎喜唾多见于胃寒;鼻流浊涕,黄稠气腥臭,为肺热鼻渊。

2.呕吐物

呕吐痰涎,其质清稀者,多为寒饮;呕吐物清稀而夹有食物,且无酸臭味,多为胃肠虚寒;呕吐物色黄味苦,多为肝胆有热,胃失和降;呕吐物秽浊酸臭,多为食积或胃热;吐血鲜红或暗红,夹有食物残渣,多属肝火犯胃或瘀血内停。

3. 二便

大便溏薄多为虚寒之证;大便燥硬多为实热之证。大便黄褐而臭,多为湿热伤及胃肠,大肠传导失常所致。小儿绿便有泡沫,多为消化不良或受惊吓;大便夹有脓血黏冻为痢疾;便血鲜红者为血热;色黑如漆为瘀血。先便后血,其色褐黑,为远血,病多在脾胃;先血后便,其色鲜红或深红,为近血,病多在大肠与肛门。小便清长色白者为寒;赤涩短少色黄者为热。小儿尿如米泔,多是食滞肠胃,内生湿热,或为脾虚。尿有砂石,见于石淋患者,多因湿热内蕴,煎熬尿中杂质结为砂石所致。小便混浊如米泔,或滑腻如脂膏,见于尿浊、膏淋等患者。尿中带血为血尿,多为湿热蕴结膀胱所致。

(七)望小儿指纹

小儿指纹是指食指内侧前缘浮露可见的脉络。望小儿指纹是指通过观察 3 岁以内小儿指纹的形色变化以诊察病情的方法。

小儿指纹与寸口脉同属手太阴肺经,故望小儿指纹与诊寸口脉具有近似的临床意义。由于小儿寸口脉短小,诊脉时常啼哭躁动,影响诊脉,而且小儿皮肤薄嫩,脉络易于暴露,食指络脉更为明显,因此,常以望指纹代替脉诊。

1. 望指纹方法

望指纹时,令家长抱小儿面向光亮,医者用左手食指、拇指握住小儿食指末端,以右手拇指侧部在小儿食指掌侧前缘用力适中地从指端向根部推数次,使指纹更为显露,便于观察。

2. 指纹三关分布

小儿指纹分风、气、命三关,即食指第一节部位为风关,第二节部位为气关,第三节部位为命关(图 8 - 2)。风、气、命三关合称为"虎口三关"。正常指纹隐现于风关之内,色泽浅红,红黄相兼。

3. 望指纹的内容及意义

望指纹应注意观察纹位、纹色、纹形三方面的变化情况。其要点可概括为:三关测轻重,红紫辨寒热,浮沉分表里,淡滞定虚实。

(1)三关测轻重　指纹在风关附近,表示邪气入络,是病轻易治,见于外感初期;指纹至气关,则邪气入经,病邪较深,病势较重;指纹达命关,是邪陷病深,邪入脏腑,病情严重之兆;若指纹一直伸延到指甲端,是谓"透关射甲",则病情凶险,预后不良。

(2)红紫辨寒热　纹色鲜红,多属外感表证;纹色紫红,多主里热证;纹色青,主惊、主风、主痛;纹色青紫或紫黑色,是血络郁闭;纹色淡白,多为脾虚。

(3)浮沉分表里,淡滞定虚实　纹浮而明显者,为病在表;纹沉隐不显者,为病在里。纹细小而色浅淡的,多为虚证;纹粗大而色浓滞的,多为实证。

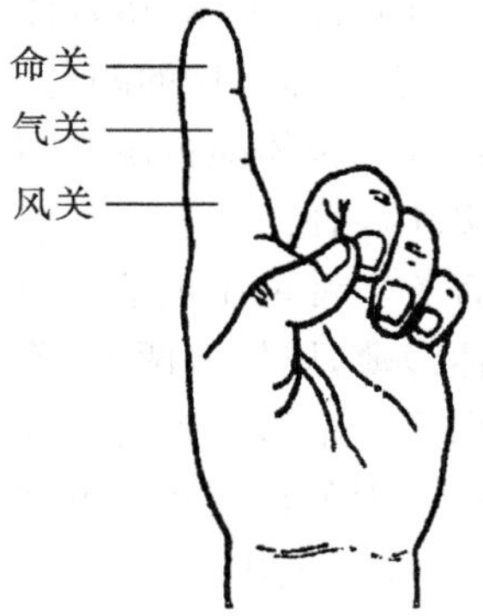

(八)望舌

望舌是通过观察舌质和舌苔的变化,了解机体生理

图 8 - 2　小儿食指络脉三关图

功能和病理变化的诊察方法,是望诊的重要内容,是中医诊法的特色之一。

舌为心之苗,又为脾之外候。舌通过经络或经筋直接或间接地与五脏六腑联系起来,如手少阴心经之别系舌本,足太阴脾经连舌本、散舌下。另外,足少阴肾经挟舌本,足厥阴肝经络舌本,足太阳之筋结于舌本,等等。所以,人体脏腑、气血、津液的虚实,疾病的深浅轻重变化,都能客观地反映于舌象。其中,舌质有颜色、形态的改变,主要反映脏腑的虚实、阴阳的盛衰和气血的盈亏;而舌苔有苔色、苔质等异常变化,主要判断感受外邪的深浅、轻重,疾病的性质,津液的存亡,病邪的进退以及胃气的盛衰等情况。可见,望舌对于了解疾病本质,指导辨证施护有重要意义。

脏腑病变反映于舌面,具有一定的分布规律。根据历代医籍记载,其中比较一致的说法是:舌尖多反映上焦心肺病变;舌中部多反映中焦脾胃病变;舌根部多反映下焦肾的病变;舌两侧多反映肝胆的病变(图8-3)。

望舌主要是观察舌质和舌苔的变化。舌质又称舌体,是舌的肌肉脉络组织。舌苔是舌体上所附着的一层苔状物,由胃气上蒸而成。舌质与舌苔的综合变化,称为"舌象"。正常舌象是舌体柔软,活动自如,淡红润泽,不胖不瘦,舌面铺有薄薄的、颗粒均匀的、干湿适中的白苔,紧贴舌面,中根部较多,边尖部较少,常简称为"淡红舌,薄白苔"。

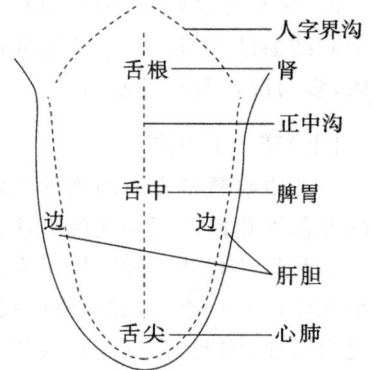

图 8-3 舌诊脏腑部位分属图

望舌的顺序是先看舌尖,再察舌中、舌侧,最后看舌根部。因为舌质的颜色易变,若伸舌时间过久,舌体易随血管变形而发生色泽变化,导致舌质色泽失真,而舌苔覆盖于舌体上,一般不会随观察的久暂而变化,所以望舌应该先看舌质,再看舌苔。在望舌过程中,既要迅速敏捷,又要全面准确。尽量减少患者的伸舌时间。如果一次望舌判断不清,可令患者休息3~5分钟后,重复望舌一次。

望舌以白天充足、柔和的自然光线为佳,光线要直接照射到舌面。避免面对有色的光线。某些食物或药物可以使舌苔着色,称为染苔。如发现疑问时,可询问患者的饮食、服药情况,或用揩舌的方法予以鉴别。口腔环境对舌象的影响,应加以仔细鉴别,避免误诊。

1. 望舌质

舌质,即舌的本体,望舌体主要观察舌色、舌形、舌态几个部分。

(1)舌色 即舌体的颜色。一般分为淡红、淡白、红、绛、青紫五种。

淡红舌 舌体颜色淡红润泽、白中透红。淡红舌为气血调和的征象,常见于正常人。疾病时见之多属病轻。

淡白舌 舌色比正常浅淡,白色偏多红色偏少,称为淡白舌。主气血两虚、阳虚。若舌色淡而舌体瘦薄,属气血两虚;若淡白湿润,舌体胖嫩,多属阳虚水停。如舌体色白,全无血色,则称为枯白舌。枯白舌主伤精、脱血夺气,提示病情危重。

红舌 舌色较正常舌色红,呈鲜红者,称为红舌。主实热、阴虚内热。舌色稍红或仅见舌边尖红,多提示风热表证初起。舌尖红赤破碎,多为心火上炎。舌两边红赤,多为肝经热盛。舌色红而有苔,多属实热证;舌色鲜红少苔或有裂纹、舌体瘦小多为虚热证。

绛舌 较红舌更深或略带暗红色者,谓之绛舌。主里热亢盛、阴虚火旺。舌色红绛而有苔者,多由外感热病热入营血或内伤杂病脏腑阳热偏盛所致,属实热证;舌色红绛而少苔或无苔者,提示胃、肾阴伤,多由热病伤阴,或久病阴虚火旺所致,属虚热证。

青紫舌 全舌呈均匀青色或紫色,或局部现青紫色斑点,均称青紫舌,主热证、寒证、瘀血证。舌色淡紫或紫暗而湿润,多见于阳虚阴盛之证。多由阴寒内盛、阳气不宣、气血不畅、血脉瘀滞而致。舌色青为寒凝血瘀之重证,提示阴寒内盛,阳气受遏,血行凝泣。舌色紫暗或绛紫而干枯少津,舌苔少而干,多见于热证,提示热毒炽盛、深入营血、营阴受灼、气血不畅,舌色泛现青紫或出现瘀斑是由肝气不疏、血行不畅或气虚无以推动血行而致血流障碍。青紫舌还可见于某些先天性心脏病或药物、食物中毒等。

此外,尚有暴力外伤损伤血络,血液溢出而舌现斑点,舌色可无明显异常。舌色紫暗或舌上有斑点,多为瘀血内阻所致。

(2)舌形 包括荣枯、老嫩、胖瘦、点刺、裂纹等方面特征。

老、嫩 舌质纹理粗糙或皱缩,舌体坚敛苍老,舌色较暗者为老舌;舌质纹理细腻,舌体浮胖娇嫩,舌色浅淡者为嫩舌。老舌多见于实证;嫩舌多见于虚证。

胖、瘦 舌体比正常大而厚,伸舌满口,称为胖大舌。舌体胀大满嘴,舌色鲜红或青紫,甚则舌肿胀而不能缩回口中,称为肿胀舌。舌体比正常舌瘦小而薄,称为瘦薄舌。胖大舌多主水湿内停,肿胀舌主心脾热盛,瘦薄舌主气血不足、阴虚火旺。

点、刺 点,是指突起于舌面的红色或紫红色的星点。大者称星,小者称点。色红者称红星舌或红点舌;色白者称白星舌。刺,是指舌乳头增大、高突,并形成尖峰,形如芒刺,抚之棘手。此时的舌称为芒刺舌。点和刺相似,可以并见,故合称点刺舌。点刺舌最多见于舌尖部,提示脏腑阳热亢盛,或为血分热盛等。

裂纹 舌面上出现各种形状的裂纹、裂沟,深浅不一,多少不等,统称为裂纹舌。裂纹可呈现"人""|""井"等形状,严重者可呈脑回状、卵石状,或如刀割、剪碎样。如沟裂中有舌苔覆盖,则多见于先天性裂纹。裂纹或裂沟中无舌苔覆盖者,多属病理性变化,多因邪热炽盛、阴血不足、血虚不润所致。若舌质红绛而有裂纹,为热盛津伤或阴虚液涸;舌质淡白而有裂纹,多为血虚不荣的反映。另外,正常人也可见裂纹舌。

齿痕舌 舌边缘有牙齿压迫的痕迹,多伴舌体胖大。主脾虚、水湿内盛等证。

(3)舌态 舌体活动灵活,伸缩自如,为正常舌态,提示气血充盛,经脉通调,脏腑健旺。常见的病理舌态有舌体痿软、强硬、震颤、歪斜、吐弄和短缩等。

痿软舌 舌体软弱无力,不能随意伸缩回旋。多为阴虚或气血俱虚。

强硬 舌失柔和,屈伸不利,或板硬强直,不能转动。多见于热入心包,或为高热伤津,或为风痰阻络。

歪斜舌 伸舌时舌体偏向一侧,左或右,称为歪斜舌。歪斜舌多见于中风、暗痱或中风先兆。

颤动舌 舌体不自主地颤动,动摇不宁者,称为颤动舌。其轻者仅伸舌时颤动;重者不伸舌时亦抖颤难宁,为肝风内动之象。

吐弄舌 舌伸于口外,不立即回缩者,称为吐舌;伸舌即回缩,或反复舐口唇四周,调动不宁者,均称弄舌。多为心脾有热。

短缩舌 舌体卷短、紧缩,不能伸长,严重者舌不抵齿。舌短缩常与舌痿软并见。多为病情危重的征象。

2. 望舌苔

正常的舌苔应该是薄白均匀、干湿适中。望舌苔要注意苔色和苔质两方面的变化。

（1）苔色　主要有白苔、黄苔、灰黑苔三类。

白苔　主表证、寒证、湿证，也可见于热证。舌苔薄白而润，可为正常舌象，或表证初起；薄白而干，常见于风热表证。苔白厚腻多为湿浊内困，或为痰饮内停，亦可见于食积。苔白厚而干多为痰浊湿热中阻，津气不得宣化之象。

黄苔　主热证、里证。淡黄苔为热轻，深黄苔为热重，焦黄苔为热极。苔黄而质腻者，称黄腻苔，主湿热蕴结、痰饮化热等证。苔黄而干燥，主邪热伤津、燥结腑实之证。

灰黑苔　主邪热炽盛，或阴寒内盛。灰苔与黑苔同类，苔色浅黑为灰苔，苔色深黑为黑苔，并称为灰黑苔。灰黑苔多由白苔或黄苔转化而成。其中，苔色浅深与苔质润燥是鉴别黑苔寒热属性的重要指征。灰黑色浅而润多主寒；色深而燥多属热。黑色越深，病情越重。

（2）苔质　即舌苔的质地、形态。主要观察舌苔的厚薄、润燥、腻腐、剥落等方面的改变。

薄、厚苔　透过舌苔能隐隐见到舌体的苔称为薄苔，又称见底苔；不能透过舌苔见到舌质的苔则称厚苔，又称不见底苔。主要反映邪正的盛衰和病位的浅深。

润、燥苔　舌苔干湿适中，不滑不燥，称为润苔；舌面水分过多，伸舌欲滴，扪之湿而滑，称为滑苔。舌苔干燥，扪之无津，甚则舌苔干裂，称为燥苔；苔质粗糙，扪之碍手，称为糙苔。舌苔润燥主要反映体内津液盈亏和输布情况。

腻、腐苔　苔质颗粒细小、质地致密、紧贴舌面，揩之不去，刮之不易脱落者，称为腻苔。主食积、痰浊或寒湿内阻。苔质颗粒疏松、粗大而厚、如豆腐渣堆铺于舌面，揩之可去，称为腐苔。主食积胃肠或痰浊内蕴。

剥苔、类剥苔　舌苔全部或部分剥落，剥落处舌面光滑无苔者，称为剥苔。舌苔剥落处，舌面不光滑，仍有新生苔质颗粒或乳头可见者，称类剥苔。一般主胃气匮乏、胃阴枯涸或气血两虚，亦是全身虚弱的一种征象。

3. 舌诊的临床意义

在疾病的发生、发展过程中，舌质与舌苔的变化是正邪斗争的反映。一般情况下舌质与舌苔的变化是一致的，主病是两者的综合。如实热证多见舌红苔黄；虚寒证多见舌淡苔白；热邪内盛，津液耗伤，则舌干苔燥；寒湿内停，则舌润苔滑。临床上若见舌质与舌苔的变化不相一致时，多提示病因病机复杂，应对两者的病因病机以及相互关系进行综合分析。

舌象变化能较客观地反映病情，故对临床辨证施护、判断疾病转归、分析病情预后，都有十分重要的意义。

（1）判断邪正盛衰　邪正的盛衰能明显地在舌上反映出来，如气血充盛则舌色淡红而润；气血不足则舌色淡白。气滞血瘀则舌色青紫或舌下络脉怒张。津液充足则舌苔滋润；津液不足则舌干苔燥。胃气旺盛则舌苔有根；胃气衰败则舌苔无根或光剥无苔。脏腑功能失常亦常反映于舌，如脾失健运，湿邪困阻每见舌苔厚腻；肝风内动多有舌体震颤或歪斜；心脾郁热常见舌生疮疡、红肿热痛或吐舌、弄舌等。

（2）区别病邪性质　不同的病邪致病，舌象的表现也不同。如外感风寒，苔多薄白；外感风热，苔多薄黄；寒湿为病，舌淡而苔白滑；痰饮、湿浊、食滞或外感秽浊之气，均可见舌苔厚腻；燥热为病，则舌红苔燥；瘀血内阻，舌紫暗或有瘀点等。故风、寒、热、燥、湿、痰、瘀、食等诸种病因，大多可从舌象上加以辨别。

(3)分析病位浅深　病邪轻、浅多见舌苔变化,而病情深、重可见舌苔、舌体同时变化。以外感温热病而言,其病位可划分为卫、气、营、血四个层次。邪在卫分,则舌苔薄白;邪入气分,舌苔白厚而干或见黄苔,舌色红;舌绛则为邪入营分;舌色深红、紫绛或紫暗,舌枯少苔或无苔为邪入血分。这说明不同的舌象提示病位浅深不同。

(4)推断病势进退　病情发展的进退趋势,可从舌象上反映出来。从舌苔上看,舌苔由白转黄,由黄转焦黑色,苔质由润转燥,提示热邪由轻变重、由表及里,津液耗损;反之,苔由厚变薄,由黄转白,由燥变润,为邪热渐退,津液复生,病情向好的趋势转变。若舌苔突然剥落,舌面光滑无苔,是邪盛正衰,胃气、胃阴暴绝的证候;薄苔突然增厚,是病邪急剧入里的表现,两者均为恶候。从舌质观察,舌色淡红转红、绛,甚至转为绛紫,或舌上起刺,是邪热深入营血,有伤阴、血瘀之势;舌色由淡红转为淡白、淡青紫,或舌胖嫩湿润,则为阳气受伤,阴寒渐盛,病邪由表入里,由轻转重,由单纯变复杂,病势在进展。

(5)估计病情预后　舌荣有神,舌面薄苔,舌态正常者为邪气未盛,正气未伤之象,预后较好。舌质枯晦,舌苔无根,舌态异常者为正气亏损,胃气衰败,病情多凶险。

二、闻诊

闻诊是指医护人员通过自己的听觉和嗅觉以诊察疾病的一种诊断方法,包括听声音和嗅气味两方面。听声音是指诊察患者的语声、语言、呼吸、咳嗽、喷嚏、呕吐、呃逆、嗳气、太息、肠鸣等各种声响;嗅气味是指嗅患者的口气、体气以及各种分泌物、排泄物等产生的异常气味。

(一)听声音

1.语声

健康人的语声因性别、年龄、体质强弱而有明显差异。发声自然,声音柔和圆润,语音清晰,语言流畅,言与意符,为正常声音的共同特点。声音的辨别,要注意语声的有无,声音的高低、强弱、清浊,以及有无异常声音。一般而言,语声高亢有力,发音连续不断,多属阳证、实证、热证,是正气未虚、邪气盛实的表现;语声低微细弱,少气懒言,声音断续,是正气虚损的表现。

语声重浊,常见于外感疾病,亦可见于湿浊阻滞,为肺气失宣所致。语声嘶哑者,称为音哑;语而无声者,称为失音。前者病轻,后者病重。新病音哑或失音者,多属实证,常因外感风寒或风热袭肺,或痰湿壅肺,肺失清肃,邪闭清窍所致,古人喻为"金实不鸣"。久病音哑或失音者,多属虚证,常因各种原因导致阴虚火旺,肺肾精、气内伤,阴津不能上承所致,即所谓"金破不鸣"。暴怒喊叫或持续高声喧讲,伤及喉咙所致音哑或失音者,亦属气津耗伤之类。妇女妊娠后期出现音哑或失音者,称为妊娠失音,多为胞胎阻滞经脉,肾精不能上荣所致,分娩后即愈。

2.语言

语言的辨别,主要是分析患者语言的表达与应答能力有无异常和吐字是否清晰。"言为心声",言语反映人的神明活动,多与心神有关。一般而言,因病而沉默寡言,语声低微,时断时续,多属虚证、寒证;若病中烦躁多言,或胡言乱语,声音高亢者,多属实证、热证。病态语言包括谵语、郑声、错语、独语、狂言等,都属语言错乱,是心主神明功能失常的表现,多由热扰心神、心气大伤、痰迷心窍或痰火扰心等所致。

(1)谵语　是指神志不清,语无伦次,声高有力,烦躁多言,属热扰心神之实证。可见于温病邪入心包或阳明腑实证。

（2）郑声　是指神志不清，语多重复，时断时续，声音细微，属心气大伤，精神散乱之虚证。

（3）错语　是指语言表述经常出错，错后自知，多因气血不足、心神失养所致。

（4）独语　表现为自言自语，喃喃不休，见人则止，可见于气血大伤，心神失养之虚证，也可见于痰浊蒙蔽心窍之癫病。

（5）狂言　表现为笑骂狂言不避亲疏，语无伦次，登高而歌，弃衣而行。多因情志不遂、气郁化火、痰火扰神所致，见于狂病。

此外，语言异常还有"语言謇涩"，表现为神志虽正常，但吐字含混不清，舌强不利，可兼有半身不遂、口眼㖞斜，多因风痰阻络所致，为中风先兆或中风后遗症。

3. 呼吸

正常人呼吸调匀，深浅适中。肺主呼吸，肾主纳气，故呼吸异常主要与肺、肾病变有关。病态呼吸的观察，主要辨析呼吸之强弱缓急。

（1）气微与气粗　外邪犯肺，呼吸气粗、气急，多属实证、热证。久病内伤，正气不足，呼吸气微低怯，多属虚证。

（2）喘与哮　呼吸困难，短促急迫，甚则鼻翼扇动，张口抬肩，不能平卧者，称为喘。喘分虚实，实喘发病急骤，呼吸深长，气粗声高息涌，胸中胀满，以呼出为快，多为风寒袭肺，或痰热壅肺，肺失肃降所致；虚喘病势缓慢，时轻时重，喘声低微，呼吸短促，呼多吸少，动则喘甚，是肺肾亏虚、气失摄纳所致。呼吸急促似喘，喉中有哮鸣声的，称为哮。哮分寒热，寒哮者遇寒则哮，咯痰清稀，多因寒湿犯肺、肺气上逆所致；热哮者受热易发，痰浊黄稠，多因痰热壅肺、肺失宣肃所致。

喘与哮常同时出现，故并称为哮喘，但喘以气息急迫为主，哮以喉间痰鸣为主。哮在发作期间每与喘促相兼，而喘未必兼哮。

（3）少气与短气　呼吸微弱而声低，气少不足以息的，称为少气，又称气微，多因内伤久病或肺肾气虚所致。若呼吸气急而短促，息快而不相接续，似喘而不抬肩，息急并无痰鸣声者，称为短气。短气有虚实之分。短气兼有形瘦神疲、声低息微等症者，属虚证，多因体质虚弱或元气大伤所致；短气而呼吸声粗，或兼胸部窒闷，或胸腹胀满等症者，属实证，多因痰饮、胃肠气滞等实邪内阻，影响气机升降所致。

少气与短气的区别：少气，呼吸比较自然，静而无声，以气少不足以息、声低不足以闻为主要表现；短气，呼吸粗而勉强，气若有所窒，以呼吸急而短促、不相接续为特点。少气纯属虚证，短气则有虚实之别。

4. 咳嗽

咳嗽是肺失宣降、肺气上逆所致。对于咳嗽，首先应注意分辨咳声和痰的形、色、质、量之变化，其次要参考咳嗽发作的时间、病史等，以辨别病证的寒热虚实。

咳声重浊有力，多属实证；咳声低微无力，多属虚证；痰白而清稀，多为外感风寒；痰黄而黏稠，多为肺热；咳即痰出，痰多而稀，或吐白色泡沫痰，为寒湿或痰饮犯肺；干咳无痰或少痰，多属燥邪伤肺或阴虚肺燥；咳嗽阵发，连声不绝，终止时有鸡鸣样回声者，名曰顿咳，因其病程较长，缠绵难愈，又称"百日咳"，常见于小儿，属肺实证。咳声如犬吠，伴有声音嘶哑，吸气困难，是肺肾阴虚、火毒攻喉所致，多见于白喉。

5. 呃逆

呃逆古称"哕"，俗称"打呃"，是胃气上逆，冲膈动喉而发出的一种不由自主的冲击声，声短而频,呃呃作响。临床根据呃声的高低、间歇时间来判断病情的虚实寒热。

呃声频频,连续有力,声音高亢者,多属实证;呃声低沉,声弱无力,多属虚证。新病呃逆,其声有力,多属寒邪或热邪客于胃;久病呃逆,其声低怯无力者,是胃气衰败的危重征象。突发呃逆,呃声不高不低,无其他不适,多属咽食急促,或偶感风寒,一时胃气上逆动膈所致,多不治自愈。

6.嗳气

嗳气古称"噫",是气从胃中上逆冲击咽喉发出的声响,声长而缓,与短促冲击有声的呃逆不同。嗳气也是胃失和降而上逆的一种表现。一般饱食之后,偶有嗳气,无其他兼症,不属病态。临床可根据嗳声和嗳出气味的不同,以辨病证之虚实寒热。

嗳气酸腐,兼脘腹胀满者,多为食滞内停;嗳声响亮,频频而作,嗳气后腹胀得减,或随情志变化而增减,多为肝气犯胃之征;嗳气低沉断续,无酸腐气味,兼见纳呆食少,多为胃虚气逆,常见于老年人或久病体虚者;嗳气频作,无酸腐气味,兼见脘腹冷痛,多为寒邪客胃。

7.呕吐

呕吐是指饮食物、痰涎从胃中上涌,由口吐出的症状,是胃失和降、胃气上逆的表现。可根据呕吐声响的强弱、吐势的缓急、呕吐物的性状、气味等判断病证的寒热虚实。

呕吐徐缓,声音微弱者,多为虚寒证;呕吐急剧,声音洪亮者,多为实热证。朝食暮吐或暮食朝吐,称为反胃,多因胃寒脾弱、不磨水谷所致。呕吐来势急,呈喷射状,为热扰神明,多属热闭心包证。食后吐泻并作,应注意是否为食物中毒等病证。

8.太息

胸中郁闷不舒,时时发出长吁短叹之声,称为"太息",又名"叹息"或俗称"叹气"。常由情志不遂、肝气郁结所致。

(二)嗅气味

嗅气味是通过闻患者身上或分泌物、排泄物等所散发的气味,以测知疾病变化的诊察方法。主要包括嗅患者的口气、痰涕、二便、经带等气味以及病室之气等。

1.口气

口气臭秽,多属胃热,或消化不良,也见于龋齿、口腔不洁等;口气酸馊,多是胃有宿食;口气腐臭,多为牙疳或有内痈;口中有酒臭气,常因嗜酒或湿热内蕴所致;若口腔散发烂苹果气味,多为消渴重证。

2.痰涕之气

咳吐浊痰脓血,腥臭异常者,多为肺痈;咳痰黄稠味腥,为肺热壅盛所致。鼻流浊涕臭秽,多为鼻渊;鼻流清涕无味,常为外感风寒。

3.二便之气

二便闻诊除注意了解特殊臊臭气外,要结合望诊综合分析判断。如大便臭秽,是热结肠道的表现;便溏味腥,多因脾胃虚寒所致;大便泄泻,臭如败卵,甚则夹有不消化的食物,矢气酸臭,是宿食停滞,消化不良之征。尿清无臊,属虚寒证,亦可见于正常人;尿臊黄少,甚至浊臭,多是湿热下注;尿甜并散发烂苹果样气味者,为消渴。

4.经、带、恶露之气

月经臭秽者,多属热证;月经气腥者,多属寒证。白带清稀量多而腥者,多为寒湿;带下黄稠而臭秽者,多为湿热。崩漏或带下奇臭,并杂见异常颜色,可能为癌症,多属危重之候。产后恶露臭秽者,多属湿热下注。

5. 病室之气

病室之气大多是由于病体本身或分泌物、排泄物散发所致。如室内有热臭气,多见于瘟疫初期;有腐臭或尸臭气味者,是脏腑败坏之兆,病情重笃;病室有血腥气味,多为患失血之证等。

三、问诊

问诊是医护人员通过对患者或陪诊者进行有目的的询问,了解疾病的发生、发展、诊治经过、现在症状等与疾病有关的情况以诊察疾病的一种方法。

(一)问诊的地位及意义

问诊是中医诊察疾病的基本方法之一,它不仅在全面、系统地了解病情,获取患者资料中占有重要的地位,而且还具有健康教育与咨询、心理治疗的作用。明·张景岳以问诊为"诊病之要领,临证之首务",说明了问诊在临床中的地位及其重要性。

(二)问诊的方法

1. 抓住重点,全面询问

医护人员的问诊不是泛泛而问,而应既重点突出,又详尽全面。开始问诊时应先倾听患者主诉,然后抓住重点,围绕其主要痛苦和不适,进行深入、细致询问,但绝不能按主观意愿套问、暗示和诱导患者,以免使问诊的资料片面或失真。如在了解到"头痛"为患者当前的主要不适后,应进一步询问其头痛的时间、部位、性质及其他伴随症状等。为准确地判断疾病的性质,在重点询问的同时,也要兼顾到患者的其他全身情况和一般情况,以免遗漏病情。如饮食、睡眠、二便、精神情绪及妇女的月经带下等,患者可能未作为痛苦和不适主动表达出来,但这些情况对于从整体把握患者病情及做出正确诊断是很有帮助的,因而也应加以询问。对于危重患者,应抓住重点扼要询问,迅速进行必要的诊察,以便及时抢救,待病情缓解时,再进行详细询问。

另外,问诊中还要注意患者的思想情绪,切勿在患者面前有任何惊讶或烦恼的表现,否则会给患者带来精神上的刺激,对疾病产生不良影响。

2. 边问边辨,问辨结合

临床上,一个经验丰富的医护人员在问诊时,其问诊步骤与内容往往体现了其辨证的思维过程。因此,在问诊过程中,要善于对患者主诉的主要症状从纵、横两个角度进行思考、分析,并根据中医辨证理论,结合望、闻、切三诊的信息,追踪新的线索,以便做进一步有目的、有重点的询问,做到边问边辨,边辨边问,问辨结合,从而减少问诊的盲目性,有利于疾病的正确诊断。如对于以"头痛反复发作数年"为主诉的患者,在排除其外感的可能性后,应根据内伤头痛的常见类型,深入询问其性质、部位及发作诱因,并结合其他三诊的信息,进一步询问其他伴随症状,以分辨其病变的寒热虚实及涉及的脏腑等。

(三)问诊的主要内容

问诊的主要内容包括一般情况、主诉、现病史、既往史、个人生活史、家族史等。询问时应根据就诊对象实际情况,如初诊或复诊、门诊或住院等,有针对性地进行询问。

1. 问一般情况

一般情况包括姓名、性别、年龄、婚姻、职业、民族、籍贯、住址等。姓名和现住址的记载,便于病历的查找和总结;不同年龄有不同的多发病,询问年龄可为多发病提供参考;对性别和婚姻的了解,除妇女的一般情况外,还应问其经、带、胎、产等特有疾病情况,为这些疾病的诊察提供线索;对职业的问诊,可了解到与职业有关的职业病情况;对籍贯及住址的问诊,因患者生活的区域不同、地理风俗各异,发病情况也就有所不同。

2. 主诉

主诉是患者就诊时陈述的最感痛苦的症状或体征及其持续时间。医护人员问诊时,要善于抓准主诉,问深问透,用简洁、精炼的文字予以归纳并记录(一般不超过 20 个字)。如"咳喘反复发作三年,加重一周""下肢水肿反复发作两年,伴心悸一个月""恶寒发热,伴身痛三天""巅顶冷痛一个月"等。这里要注意,一般不把病名或患者的诊断检查结果作为主诉。

主诉通常是患者的主要痛苦,是就诊的主要原因,往往也是疾病的主要矛盾所在。通过主诉可以初步估计疾病的范畴和类别,以及推测病势的轻重。因此,主诉具有重要的价值,是调查、认识、分析、处理疾病的重要线索。

3. 问现病史

问现病史是指围绕主诉,从起病到就诊时对疾病的发生、发展和变化情况,以及疾病的诊治经过进行询问。现病史应注意从以下几方面进行询问。

(1)起病情况   主要包括发病的时间、起病缓急、可能的病因和诱因、最初的症状及其特点、当时曾做过何种处理等。询问患者的起病情况,对于辨识疾病的原因、部位及性质等具有重要的作用。一般来说,起病急,病程短者多为外感病,属实证;患病已久,反复发作,经久不愈者多为内伤病,属虚证或虚实夹杂证。如因情志不畅而致胁肋胀痛者,多属肝气郁结;如因暴饮暴食而致脘腹胀满疼痛、肠鸣腹泻者,多为食滞胃肠等。

(2)病变过程   是指患者从起病到就诊时的病情发展变化情况。通过询问病程经过,有助于了解疾病的病机演变情况及发展趋势。临床上,一般按发病时间的先后顺序进行询问。如发病后症状的性质、程度有何变化,何时加重或减轻,何时出现新的症状,病情变化有无规律等。

(3)诊治经过   是指患者患病后至此次就诊前所接受过的诊断与治疗情况。了解患者的既往诊治情况,对当前的诊断和治疗有重要的参考和借鉴作用。对于初诊患者,应按时间顺序详细询问曾做过哪些检查,结果怎样;做过何种诊断,依据是什么;经过哪些治疗,治疗的效果及反应如何等。

(4)现在症状   是指患者就诊时所感到的一切痛苦和不适的症状表现,是辨病与辨证的基本依据,是问诊的主要内容。现在症状虽然属于问现病史的范畴,但因其包括的内容较多,将另详细叙述。

4. 问既往史

既往史又称过去病史,是指除主诉疾病以外的患病或健康情况。由于过去的健康情况和患病情况可能与现在症状有一定的关系,故既往史也是辨证论治时的部分依据。既往史一般包括下列内容。

(1)过去一般健康情况   如强壮、素健或体弱、多病等。

(2)传染病史和预防接种史   如是否患过麻疹、白喉、疟疾、痢疾等传染病,何时何地接受过何种预防接种,有无对药物或其他物品的过敏史等。

(3)其他疾病史   过去患过何种其他疾病,是否复发过,现在是否痊愈,现在还有何病情表现,对现在症状有无影响等。

5. 问个人生活史

个人生活史是指患者的日常生活、工作等方面的有关情况,简称个人史。因思想情绪、生活习惯、劳动条件等的不同,对某些疾病的发生和发展有一定影响。故询问个人生活史,在诊治疾病中也有着重要的意义。

(1)生活经历　询问患者的出生地、居住地及经历地,应特别注意某些地方病或传染病的流行区域,以判断与所患疾病是否相关。

(2)性情、饮食习惯　如有无烟、酒嗜好,平时性情和精神状态如何,饮食之好恶与生活起居是否规律等。

(3)婚姻生育史　是否结婚,已婚的生育情况,妇女的月经史等。

6. 问家族史

问家族史是指询问与患者长期生活相处的父母、兄弟姐妹、爱人、子女等的健康和患病情况。询问家族史,可了解一些传染病和遗传性疾病的情况。

(四)问现在症状

问现在症状是指对患者就诊时所感到的痛苦和不适,以及与其病情相关的全身情况进行详细询问。

问现在症状所涉及的范围较为广泛,明代医家张景岳在总结前人经验的基础上,将问诊的内容归纳为"十问篇",后经清代医家陈修园修改编成了"十问歌"。即:"一问寒热二问汗,三问头身四问便,五问饮食六胸腹,七聋八渴俱当辨,九问旧病十问因,再兼服药参机变,妇女尤必问经期,迟速闭崩皆可见,再添片语告儿科,天花麻疹均占验。"但在临床实际运用时,还要根据患者的具体情况进行灵活而有主次的询问,不可千篇一律地机械套问。

1. 问寒热

问寒热是指询问患者怕冷或发热的感觉。寒与热是疾病的常见症状之一,是辨别病邪性质、机体的阴阳盛衰及病属外感或内伤的重要依据。

寒即怕冷,是患者的主观感觉,临床细辨又有恶寒、恶风、畏寒、寒战之别。恶寒是指患者感到寒冷,但加衣被或近火取暖仍不能缓解。恶风是指患者遇风觉冷,避之则缓,常较恶寒为轻。畏寒是指患者感到寒冷,加衣被或近火取暖则能缓解。寒战是指患者恶寒严重,而伴有全身发抖。

热即发热,是指患者的体温高于正常,或体温正常,但患者自觉全身或某一局部发热。

寒热的产生主要取决于病邪的性质和机体阴阳的盛衰。一般来说,寒为阴邪,其性阴冷,感受寒邪,多见恶寒;热为阳邪,其性炎热,感受热邪多见发热。在机体阴阳失调时,阳盛则热,阴盛则寒;阴虚则热,阳虚则寒。

问寒热应首先询问患者有无怕冷或发热的症状,如有寒热症状,则应进一步询问怕冷与发热是否同时出现,寒热出现的时间、轻重、持续时间及有关兼症等。临床常见的寒热症状有恶寒发热、但寒不热、但热不寒、寒热往来四个类型。

(1)恶寒发热　是指患者在恶寒的同时,出现发热,多见于外感病的初期阶段,是诊断表证的重要依据。因感受外邪的性质不同,故寒热的轻重程度又有所侧重。外感风热常表现为发热重,恶寒轻;外感风寒则表现为恶寒重,发热轻;若发热轻而恶风,属外感风邪,特点是遇风觉冷,避之可缓,实为恶寒之轻者。

(2)但寒不热 是指只觉怕冷而不发热,多属里寒证。若新病恶寒,常为寒邪直中脏腑,损伤阳气,多见局部冷痛,得温痛减等寒凝气滞的临床表现;久病畏寒,多为阳气虚衰,不能温煦肌表,常伴面色苍白、肢冷蜷卧等虚寒证候。

(3)但热不寒 是指不觉怕冷而只恶热或发热,多属里热证。根据发热的轻重、时间、特点等,可分为以下几种情况。

壮热 是指高热持续(体温可在39℃以上)不退,不恶寒,反恶热。多为风寒入里化热,或温热内传的极期阶段。常兼见大汗、烦渴、舌红苔黄、脉洪大等症,多见于温病气分证和伤寒阳明经证。

潮热 定时发热或定时热甚,如潮汐有一定的规律性。临床常见有三种类型:一是阴虚潮热,多表现为午后或入夜低热,以五心烦热、骨蒸发热为特征,兼见颧红、盗汗、口咽干燥等症,多属阴虚内热证。二是湿温潮热,多表现为午后热甚,身热不扬(初扪肌肤不觉发热,扪之稍久则有灼手感),伴有胸闷、呕恶、头身困重、便溏、苔腻等症,多见于湿温病。三是阳明潮热,日晡(申时,即下午3~5时)时发热或热甚,故又称"日晡潮热"。其热势较高,兼见腹满、腹痛、便秘等症,属阳明腑实证。

低热 即微热,是指轻微发热,热势较低(体温多在38℃以下),或患者自觉发热而体温并不升高。其特点是长期低热不退,多为内伤发热。可见于阴虚发热、气虚发热、温病后期和小儿夏季热。

一般情况下,气虚发热除长期低热外,有烦劳则甚的特点,兼见少气懒言、神倦乏力、自汗等脾气虚的症状。小儿夏季热,即在夏季气候炎热时出现的长期低热不退,往往午后较高,早晨较低,常伴口渴多饮、多尿、汗闭等症,至秋凉时不治而愈。多由于小儿气阴不足,不耐夏季炎热气候所致。

(4)寒热往来 是指恶寒和发热交替发作,是邪在半表半里,邪正相争,互为进退的病理表现。寒热往来,发无定时,见于伤寒少阳证。寒热往来,发有定时,见于疟疾。

2. 问汗

问汗是指询问患者有无汗出异常的情况。若全身或身体的某一局部,当汗出而无汗,不当汗出而汗多者,均属病理现象。临床问汗应注意了解患者有无汗出,汗出的时间、部位、多少及伴随的主要症状等情况。

(1)有汗无汗 在疾病过程中,尤其是在外感病中,了解汗的有无,往往可以分辨感受外邪的性质和正气的盛衰。无汗,兼见恶寒发热、头项强痛、脉浮紧,多为外感寒邪之表实证。有汗,兼见恶风微发热,苔薄白,脉浮缓,多为外感风邪之表虚证。有汗,兼见发热重、恶寒轻、咽痛,舌边尖红,苔薄黄,脉浮数,则属风热表证。汗出身热不退而口渴,多为里热未清;汗出热退口不渴,多为表证欲解。

(2)特殊汗出 是指具有某些特殊形式(如出汗的时间、出汗的状况等)的病理性汗出。主要有以下几种。

自汗 日间经常汗出不止,活动后更甚,多见于气虚、阳虚证。

盗汗 是指睡则汗出,醒后汗止,多见于阴虚内热证或气阴两虚证。

大汗 患者大量汗出,并见高热不已,烦渴饮水,为里热实证,因阳热内盛、迫津外泄所致。

战汗 先见全身战栗,几经挣扎,继之汗出,为"战汗",是正邪剧争,病变发展的转折点。

若汗出热退,脉静身凉,为邪去正安之佳象;汗出而烦躁不安,脉来疾急,为邪盛正衰之危候。

(3)局部汗出　身体的某一部位出汗或不出汗,也是体内病变的反映,应注意了解汗出的部位及伴随症状,以辨证求因。临床常见的局部汗出异常主要有以下几种。

头汗　出汗仅限于头部,或曰"但头汗出"。多由上焦邪热,或中焦湿热郁蒸所致。若头汗见于大病之后,或老年人气喘时,则多为虚证;重病后期,突然额汗大出,多属虚阳上越,阴津随气而脱的危象。另外,在进食辛辣、热汤或饮酒之时,阳气旺盛,热蒸于上,也可见头汗。

半身汗　是指半侧身体出汗,另一半无汗,或见于左侧,或见于右侧,或上半身,或下半身。可见于中风、痿证、偏瘫等患者。多为风痰阻滞经脉、营卫不调、气血不和所致。

手足心汗　手足心汗出不太多者为生理现象。若汗出过多,兼见口燥咽干、便秘、尿黄、脉细数者,乃阴经郁热熏蒸所致。另外,中焦湿热郁蒸或阳明燥热内结,也可迫津外泄而见手足心汗。

临床上除应辨别以上各种汗出的特点外,还应注意辨别汗的冷热、色泽等。如冷汗多因阳虚所致;热汗多由外感风热或内热蒸迫引起。汗出粘衣,色如黄柏汁者,名曰黄汗,多因湿热交蒸所致。

3.问头身

问头身主要是询问头身有无疼痛不适及疼痛不适的部位、性质和持续的时间等。

(1)问头部　即询问患者有无头部不适,常见有头痛、头晕。

头痛　手、足三阳经均上行于头面,故头为诸阳之会。足厥阴肝经亦上行巅顶与督脉相交,且五脏六腑之精气皆上注于头,故六淫外邪、内伤诸疾,均可导致头痛。外感头痛,一般发病较急,病势较剧,痛无休止。以六经分辨,后枕痛连项属太阳经;两侧头痛属少阳经;前额连眉棱骨痛属阳明经;巅顶痛属厥阴经;头痛如裹,为太阴头痛;头痛掣脑,为少阴头痛。内伤头痛,发病较缓,痛有间歇,且每带眩晕。痰浊头痛,多因脾失健运、痰浊上蒙清窍而致;瘀血头痛,多为久病入络、气滞血瘀、脉络阻塞不通所致。因气血精髓不足,不能上荣而致脑海空虚的头痛,属于虚证。如气虚头痛,多因中气亏虚、清阳不升、脑府失养所致;肾虚头痛,是肾精不足、髓海空虚所致。

头晕　头晕是患者自觉头脑有眩晕之感,重者感觉身体或景物旋转,站立不稳。头晕面白,神疲体倦,舌淡,脉细,每因劳累而加重者,多为气血亏虚,营血不能上荣,清阳之气不升之故;头晕胀痛,耳鸣,腰膝酸软,舌红少苔,脉弦细,每因恼怒而加剧者,多为肝肾阴亏,肝阳上亢;头晕且重,如物裹缠,胸闷呕恶,舌苔白腻者,多为痰湿内阻,清阳不升;头晕而胀,烦躁易怒,舌红,脉弦数者,多为肝火上炎。

(2)问周身　即询问患者全身各部有无疼痛不适,不同部位的疼痛不适常反映不同的病证。

身痛　即周身疼痛,为头身、腰背、四肢等部均感疼痛。属新病乍起者,多为实证,以感受风寒湿邪者居多;若久病卧床不起而周身疼痛,多为虚证,以气血亏虚、经气不利者常见。

身重　周身有沉重酸困感觉,多与肺、脾二脏病变有关。如风邪外袭,肺失宣降,通调水道功能失司,水泛肌肤而见身重,甚则水肿;或脾气虚弱,失于健运,脾为湿困,而见身重困倦、神疲乏力等症。若身重如山,不能移动,多为危重之候。

四肢痛　多见于痹证,或在关节,或在经络,或在肌肉,多由风寒湿邪侵袭,或湿热蕴结,阻碍气血运行所致。如风邪偏盛,疼痛游走者,为风痹(行痹);寒邪偏盛,剧痛喜暖者,为寒痹(痛痹）；湿邪偏盛，痛而沉重麻木者，为湿痹（着痹）；四肢关节红肿热痛者，为风湿热痹。四肢酸痛，痿软无力，多属脾虚。独见足跟或胫膝酸痛者，多为肾虚，常见于老年体弱之人。

腰痛　是指腰脊正中或腰部两侧疼痛。腰部中间为脊骨，两侧为肾之所在，故有"腰为肾之府"之说。腰痛有虚实之分，因风、寒、湿邪阻滞经脉，或瘀血阻络者，为实证；因肾精不足或阴阳虚损失于濡养、温煦所致者，为虚证。一般而言，腰痛遇冷或阴雨天加重，如坐水中，似带重物，多为寒湿；腰痛如针刺，痛处固定不移，难于转侧者，多为血瘀；腰痛绵绵，酸软乏力，多为肾虚；强力举重，闪挫损伤，概称扭伤。

胸痛　胸部为心、肺所居之处，故心、肺的病变均可导致胸部疼痛。如胸闷痛而痞满者，多为痰饮；胸胀痛而走窜，嗳气痛减者，多为气滞；胸痛喘促而伴有发热，咳吐铁锈色痰者，多为肺热；胸痛伴潮热、盗汗、颧红者，多是肺痨；胸痛而咳吐脓血者，多见于肺痈；胸痛彻背，背痛彻胸，痛引肩臂者，多为胸痹；胸前憋闷，痛如针刺刀绞，甚则面色灰滞，冷汗淋漓，为真心痛，多属气血瘀阻，阳气衰微之候。

胁痛　是指胁的一侧或两侧疼痛。由于两胁是足厥阴肝经、足少阳胆经所过之处，肝胆又居于胁部，故胁痛多与肝胆病变密切相关。如胁肋胀痛，善太息者，为肝气郁结；胁肋胀痛，身目发黄，为肝胆湿热；胁肋灼痛，面红目赤，为肝胆火盛；胁肋掣痛，咳唾时增剧，是饮停胸胁之悬饮证；刺痛不移，有外伤史，为气滞血瘀。

脘痛　是指上腹部、剑突下、胃腑所在的部位疼痛，故又称胃脘痛。寒、热、食积、气滞等原因均可导致胃脘疼痛。如胃脘冷痛，得热则减，为寒邪客胃；胃脘灼热，消谷善饥，口臭便秘，属胃火炽盛；胃脘隐痛，喜温喜按，呕吐清水，属胃阳虚；胃脘隐痛，嘈杂，饥不欲食，舌红少苔，为胃阴虚；胃脘刺痛，痛有定处，属胃腑瘀血；若食滞胃脘，可致胃脘胀闷疼痛，嗳腐吞酸。总之，胃脘疼痛喜暖为寒，喜凉为热；拒按为实，喜按为虚。进食后疼痛加重者多为实；进食后疼痛缓解者多为虚。

腹痛　腹部的范围较广，可分为大腹、小腹、少腹三部分。脐以上为大腹，属脾胃；脐以下为小腹，属肾、膀胱、大肠、小肠及胞宫；小腹两侧为少腹，是肝经经脉所过之处。腹痛应结合疼痛的部位、性质及兼症等来辨别病证之寒热虚实。腹痛拒按，喜冷，便秘，多为实热证；腹胀痛，嗳腐吞酸，多为食滞；少腹胀痛，多见于肝郁气滞；小腹胀痛，小便不利，是膀胱气化不利，多属癃闭；少腹冷痛，牵引阴部，为寒滞肝脉；若绕脐痛，时痛时止或有块状物、条状物，按之可移动者，多为虫积；大腹隐痛，喜温喜按，多为脾胃虚寒。

（3）问疼痛性质　包括以下几种。

胀痛　指疼痛带有胀满的感觉，是气滞作痛的特点。如胸胁脘腹等处胀痛，时发时止，多属肺、肝、胃肠气滞之证；但头目胀痛，多见于肝阳上亢或肝火上炎的病证。

刺痛　指疼痛尖锐如针刺之感，是瘀血致痛的特征之一。以头部及胸胁、脘腹等处较为常见。

窜痛　指疼痛的部位游走不定，或走窜攻痛。若胸胁脘腹疼痛而走窜不定者，称为窜痛，多因肝郁气滞所致；若肢体关节疼痛而游走不定者，称为游走痛，多见于行痹。

固定痛　指疼痛部位固定不移。胸胁脘腹等处固定作痛，多因瘀血所致；肢体关节疼痛固定不移，多为痛痹、着痹。

冷痛　指疼痛伴有冷感，痛而喜暖，是寒证疼痛的特点。常见于腰脊、脘腹及四肢关节等处。因寒邪侵入，阻滞脏腑、组织、经络所致者，属实寒证；因阳气不足，脏腑、组织、经络失于温煦所致者,属虚寒证。

灼痛　指疼痛伴有灼热感,痛而喜凉,是热证疼痛的特点。常见于咽喉、口舌、胁肋、脘腹、关节等处。因火邪窜络,阳热熏灼所致者,属实热证;因阴虚火旺,组织被灼所致者,属虚热证。

重痛　指疼痛伴有沉重感,多因湿邪困阻气机所致。常见于头部、四肢及腰部。如肢体关节重痛,固定不移者,多为着痹。此外,头部重痛,亦可因肝阳上亢、气血上壅导致。

闷痛　指疼痛带有满闷、憋闷的感觉,多于胸部,为痰浊阻肺,或痰浊痹阻心脉所致。

绞痛　指疼痛剧烈如刀绞一般,难于忍受,多因瘀血、气滞、结石、虫积等有形实邪阻闭气机,或寒邪凝滞气机所致。如心脉痹阻引起的真心痛,结石阻塞尿路引起的腰腹痛,寒邪内侵胃肠所致的脘腹痛等,往往都具有绞痛的特点。

掣痛　指疼痛而有抽掣牵引感,又称引痛、彻痛,多因筋脉失养而拘急,或经脉阻滞不通所致。如胸痛彻背,背痛彻胸见于心脉痹阻的真心痛;小腿掣痛可因寒凝经脉或肝血不足所致。

酸痛　指疼痛伴有酸楚不适感。常见于四肢、腰背的关节、肌肉处。多因风湿侵袭,气血运行不畅,或肾虚、气血不足,组织失养所致。

隐痛　指痛势较缓,尚可忍耐,但绵绵不休,是虚证疼痛的特点。常见于头、脘腹、胁肋、腰背等部位,多因精血亏虚,或阳气不足,机体失养所致。

空痛　指疼痛带有空虚之感,是虚证疼痛的特点。常见于头部、腹部,多因肾精不足,或气血亏虚,组织器官失养所致。

4. 问饮食与口味

饮食是精、气化生之源,是维持人体生命活动的物质基础。饮食的摄纳、消化与吸收,主要与脾胃、肝、胆、大肠、小肠、三焦等脏腑的功能活动密切相关。因此,通过询问饮食与口味的情况,可以了解脾胃及相关脏腑功能的盛衰,精、气的盈亏等,对临床诊断具有重要意义。

问饮食与口味是对病理情况下的饮水、进食及口味等情况的询问,应注意了解有无口渴、饮水的多少、喜冷喜热、有无食欲、食量多少、食物的喜恶以及口中有无异常味觉、气味等。

(1)口渴与饮水　口渴是指口中干渴的感觉,饮水是指实际饮水的多少及喜恶。口渴与饮水密切相关,口渴与否可反映体内津液的盈亏、输布情况。

口不渴　是指口中不渴,不欲饮水。提示机体津液未伤,多见于寒证、湿证或无明显燥热的病证。由于寒邪或湿邪不耗津液,虽病而津液未伤,故口不渴而不欲饮。

口渴欲饮　是指口渴而欲饮水,是津液损伤的表现,多见于燥证、热证。如口干微渴,兼发热、咽喉肿痛者,多见于外感温热病初期,伤津较轻;大渴喜冷饮,兼壮热面赤、汗出、脉洪数者,属里热炽盛,津液大伤,多见于里实热证;口渴多饮,伴小便量多、多食易饥、身体消瘦者,为消渴;若剧吐、过汗、下利无度,也可造成体内津液大量丢失,而出现大渴引饮。

渴不多饮　是指虽口干而渴,但饮水不多。若口燥咽干而不多饮,兼颧红盗汗、舌红少津者,属阴虚证,虚热耗津较少,故饮水不多。若渴不多饮,兼身热不扬、头身困重、脘闷苔腻者,属湿热证,热伤津液,则口渴,内有湿郁,则渴不多饮。若渴喜热饮,饮水不多,或水入即吐者,多属痰饮内停,或阳气虚弱。饮停阳弱,津液不得气化上承,则口渴喜热饮,饮水不多。饮停于胃,胃失和降,故水入即吐。若口干但欲漱水而不欲咽,兼舌紫暗或有瘀斑者,多属瘀血内停。瘀血内阻,气不化津,津不上承,则口干,津液本不缺乏,则仅欲漱水润口而不欲下咽。口渴饮水不多,也可见于温病营分证,热必耗津,故口渴,邪热入营,可蒸腾营阴上承,故不甚渴饮。

(2)食欲与食量　食欲是指进食的要求和进食的欣快感,食量是指进食量的多少。询问患者的食欲与食量,对判断人体脾胃功能的强弱以及疾病的预后转归有重要意义。

食欲减退 又称不欲食、纳呆或纳少,是指食欲不振,不思饮食,或食之无味,食量减少,甚至无饥饿感和进食要求。食欲减退是疾病过程中常见的病理现象。若新病食欲减退,一般是正气抗邪的保护性反应,故病情较轻,预后良好;久病食欲减退,兼有腹胀便溏,神疲倦怠,面色萎黄,舌淡脉虚者,多属脾胃虚弱;食少纳呆,伴头身困重,脘闷腹胀,舌苔厚腻者,多由湿盛困脾所致。

厌食 是指厌恶食物,或恶闻食味,又称恶食。若厌食,兼有嗳气酸腐,脘腹胀满,舌苔厚腻者,多属饮食停滞胃腑,腐熟功能失常;若厌食油腻之物,兼脘腹痞闷,呕恶便溏,肢体困重者,多属脾胃湿热;若厌食油腻厚味,伴胁肋胀痛灼热,口苦泛呕,身目发黄者,为肝胆湿热。

妇女在妊娠早期,若有择食或厌食反应,多为妊娠后冲脉之气上逆,影响胃之和降所致,属生理现象。但严重者,反复出现恶心呕吐,厌食,甚至食入即吐,则属病态,称为妊娠恶阻,是妊娠期常见的疾患。

消谷善饥 是指食欲过于旺盛,食量增多,食后不久即感饥饿者,又称多食易饥。若多食易饥,兼见口渴心烦、口臭便秘者,为胃火旺盛、腐熟太过所致;若兼见多饮多尿、身体消瘦者,属消渴,为胃肾阴亏火旺所致;若兼大便溏泄者,多属胃强脾弱。胃强,是指胃腐熟、消磨功能过亢。脾弱,是指脾运化水谷的功能减弱。

饥不欲食 是指虽有饥饿感,但不欲食,或进食不多。饥不欲食多因胃阴不足,虚火内扰所致。虚火内扰则易于饥饿,阴虚胃弱,受纳腐熟水谷功能减退,故不欲食。

偏嗜食物 是指嗜食某种食物或异物。正常人由于地域与生活习惯的不同,常有饮食偏嗜,一般不会引起疾病。但若偏嗜太过,则有可能导致病变,如偏嗜肥甘,易生痰湿;偏食生冷,易伤脾胃;过食辛辣,易病燥热等。妇女妊娠期间偏嗜酸辣等食物,一般不属病态。

若嗜食生米、泥土、纸张等异物,兼见消瘦、腹胀腹痛者,常见于小儿,多属虫病,因饮食不洁、腹内生虫、影响脾胃运化、机体失养所致。

此外,在疾病过程中,食欲恢复,食量渐增,是胃气渐复、疾病向愈之兆。若食欲逐渐不振,食量渐减,是脾胃功能逐渐衰退的表现,提示病情加重。若久病或重病患者,本不欲食,甚至不能食,如突然欲食或暴食,称为"除中",是中气衰败,脾胃之气将绝的危象,属"回光返照"的表现之一。

(3)口味 口味指口中有无异常的味觉。因脾开窍于口,其他脏腑之气亦可循经脉上至于口,故口味异常,常提示脾胃功能失常或其他脏腑病变。

口淡 是指口中淡而乏味,感到饮食无滋味,常伴有食欲减退。多见于脾胃气虚。

口苦 是指口中常有苦味。多见于肝胆火旺、湿热内蕴所致火邪炎上、胆气上逆的病证。

口甜 是指口中常泛甜味。多见于脾胃湿热或脾虚之证。其中,属脾胃湿热者,多口甜而黏腻不爽;属脾虚者,多口甜而涎沫稀薄。

口酸 是指口中常泛酸味。多见于肝胃郁热、肝胃不和及饮食停滞之证。其中,属饮食停滞者,口中多为酸腐气味。

口咸 是指口中常泛咸味。多与肾虚及寒水上泛有关。

口涩 是指口有涩味,如食生柿子的感觉。多为燥热伤津,或脏腑阳热偏盛,气火上逆所致。

口黏腻 是指口中黏腻不爽,常伴舌苔厚腻。多由湿浊停滞、痰饮、食积等所致。口黏腻常与味觉异常同见,如黏腻而甜,多为脾胃湿热;黏腻而苦,多属肝胆湿热。

5.问二便

大、小便的排出是机体新陈代谢过程中的正常生理现象。大便的排泄,虽直接由大肠所司,但与脾的运化、胃的通降、肝的疏泄、肾的蒸腾气化和固摄、肺气的肃降等有密切关系。小便的排泄,虽直接由膀胱所主,但与肾的蒸腾气化、脾的运化、肺的行水等功能密不可分。故询问大、小便状况,不仅可以了解机体消化功能强弱、水液代谢的情况,而且还可以判断疾病的寒热虚实。

询问患者的二便情况,应注意了解大、小便的性状、颜色、气味、时间、多少及排便的次数、感觉与兼症等。有关二便的颜色、气味等内容,已分别在望诊、闻诊中讨论,这里着重介绍二便的性状、次数、量的多少及排便感等内容。

(1)问大便 健康人一般每日或隔日大便一次,色黄质软成形,排便顺畅,便内无脓血、黏液及未消化的食物等。问大便一般包括便次、便质及排便感。

1)便次异常

便秘 指大便难以排出,或每次排便时间延长,或便次减少,又称大便难。便秘者,可表现为大便数日一行,粪质干硬,排出困难,或排便次数正常,但因粪质干燥而便下艰难,或大便虽不干燥,但因排便无力而便难。临床上,应注意仔细询问。便秘有寒热虚实之分。实证便秘者,多因邪滞胃肠、腑气不通所致,如热结肠道,或寒凝肠腑。虚证便秘者,多因气血阴阳不足,肠失濡润,推动乏力所致,或津血亏虚,肠道失润,或气虚失运,传化无力等。

泄泻 指便次增多,便质稀薄,甚至如水样者。若仅表现为粪便中水分多而不成形者,称为便溏。泄泻是由于各种原因导致脾失健运,小肠清浊不分,大肠燥化不及,传导太过,有寒热虚实之分。一般新病暴泻者,多属实证;久病缓泻者,多属虚证。如泄泻,伴有食欲不振、腹胀隐痛、神倦消瘦者,多因脾虚运化减退所致;如黎明前腹痛作泻,泻后痛减,伴有形寒肢冷、腰膝酸痛者,称为"五更泄",多由脾肾阳虚、寒湿内积所致;如泄泻暴作,伴有腹痛急迫、泻下不爽、肛门灼热者,为湿热蕴结大肠所致;如泻下清稀,伴有腹部冷痛、肠鸣苔白腻者,为寒湿所致;如泻下臭秽,伴有呕吐酸腐、腹胀纳减者,为食滞内停;如腹痛作泻,泻后痛减,伴有情绪抑郁、脉弦者为肝郁乘脾。

2)便质异常 除便秘便燥、泄泻便稀外,常见的便质异常还有以下几种。

完谷不化 指大便中经常含有较多未消化的食物,多见于脾胃虚寒,或肾虚命门火衰所致泄泻。

溏结不调 指大便干稀不调。其中,大便时干时稀者,多因肝郁脾虚、肝脾不调而致;大便先干后稀者,多因脾胃气虚所致。

便血 指血液从肛门排出体外,或便中带血,或便血相混,或便后滴血,或全为血便。便血多因胃、肠脉络受损所致。若便黑如柏油,或便血紫暗,为远血,多因胃肠瘀血,或脾不统血所致;若便血鲜红,粪、血不融合,为近血,多为热邪内盛,肠风下血,或肛门局部脉络瘀血而成;若大便中夹有脓血黏液(称为脓血便),多见于痢疾,常为湿热积滞交阻于肠道,肠络受损所致。

3)排便感异常

肛门灼热 指排便时肛门有灼热感。多因大肠湿热下注所致,见于湿热泄泻或湿热痢疾。

里急后重 指腹痛窘迫,时时欲便,肛门重坠,便出不爽。多因湿热内阻、肠道气滞所致,为湿热痢疾的主症之一。

排便不爽 是指排便不通畅,有滞涩难尽之感。多因湿热蕴结,肠道气机传导不畅;或肝气犯脾,肠道气滞;或食滞胃肠,气机不畅所致。

滑泻失禁 指大便不能控制,滑出不禁,甚则便出而不自知者,又称滑泻。若见于久病年老体衰,或久泻不愈者,多因脾肾虚衰、肛门失约所致;若新病腹泻势急而大便未能控制,或神志昏迷而大便自行流出者,虽亦为肛门失约,但为热迫大肠,或神失所主而致。

肛门气坠 指肛门有下坠之感,甚则脱肛,常于劳累或排便后加重。多属脾虚中气下陷,常见于久泻或久痢不愈的患者。

(2)问小便 健康成人在一般情况下,日间排尿3~5次,夜间0~1次,每昼夜总尿量为1000~1800毫升。尿的颜色淡黄而清亮,无特殊气味。尿次和尿量常受饮水、气温、汗出、年龄等多种因素的影响。

小便为津液所化,问小便的情况可诊察体内津液的盈亏和有关脏腑的气化功能是否正常。问小便一般包括问尿量、尿次、排尿感等。

1)尿量异常

尿量增多 指尿次、尿量皆明显超过正常。如小便清长量多、畏寒喜暖者,属虚寒证,因阳气虚衰、气不化津所致;如多尿而伴多饮、多食、消瘦者,为消渴。

尿量减少 指尿次、尿量皆明显少于正常。如尿少而色黄者,为热盛,或汗、吐、下伤津所致;如尿少而伴有水肿者,为肺、脾、肾功能失常,气化不利,水湿痰饮内停所致。

2)尿次异常

小便频数 指排尿次数增多,时欲小便。若新病小便频数,短赤而急迫者,多属膀胱湿热、气化失职所致;若久病小便频数,量多色清,夜间尤甚者,多因肾阳不足、膀胱失约所致。

癃闭 小便不畅,点滴而出为癃,小便不通,点滴不出为闭,合称癃闭。癃闭主要由肾与膀胱的气化不利所致,也与三焦、肺、脾、肝等脏腑的功能失常密切相关。癃闭的病机有虚实之分。因肾之阳气不足,无力气化,津液内停,或脾气虚弱,失于升清降浊,而致开阖失司者,属虚证;若因湿热蕴结膀胱,或瘀血、结石阻塞下焦而致者,属实证。

3)排尿感异常

小便涩痛 指小便排出不畅而痛,或伴急迫、灼热等感觉。多因湿热下注、膀胱气化不利所致,常见于淋证。

余沥不尽 是指小便之后点滴不尽,又称尿后余沥。多因肾气不固、膀胱失约所致,常见于老年或久病体衰者。

小便失禁 指患者神志清醒,而小便失控而自遗。多因肾气不足,下元不固,或下焦虚寒,膀胱失煦,不能制约水液所致。若神昏而小便自遗者,属危重证候。

遗尿 指睡眠中小便自行排出,醒后方知的一种病证,俗称尿床。多因肾气不足、膀胱失约所致。

6.问睡眠

睡眠是人体生理活动的重要组成部分,睡眠的情况与人体卫气的循行、阴阳的盛衰、气血的盈亏及心肾的功能密切相关。问睡眠主要通过询问睡眠时间的长短、入睡的难易、是否易醒、做梦的多少等情况及其他兼症,以此作为辨证的依据。睡眠失常主要分为失眠和嗜睡两类。

(1)失眠 又称不寐或不得眠,是以经常不易入睡,或睡而易醒不能再睡,或睡而不酣时易惊醒,甚至彻夜不眠为特征的病证,且常伴有多梦。如心烦不寐,甚至彻夜不眠者,多见于心肾不交;若睡后易醒,不易再睡者,多见于心脾两虚;若睡眠时时惊醒,不易安卧者,多见于胆郁痰扰;若夜卧不安,腹胀嗳气者,多为食滞内停,即所谓"胃不和则卧不安"。

(2)嗜睡　又称多寐,是以不论昼夜,神疲困倦,睡意很浓,经常不自主地入睡为特征的病证。困倦嗜睡,伴头目昏沉、胸闷脘痞、肢体困重者,乃痰湿困脾、清阳不升所致;若饭后嗜睡,兼神疲倦怠、食少纳呆者,多由中气不足、脾失健运所致;如大病之后,精神疲乏而嗜睡,是正气未复的表现;如患者嗜睡而精神疲惫,伴有畏寒肢冷、蜷卧喜温者,为阳气衰微。

7. 问经带

妇女有月经、带下、妊娠、产育等方面的生理、病理改变,所以对妇女还应注意询问其月经、带下、妊娠、产育等方面的情况。妇女在非妊娠期、产育期患病时,一般重点询问月经、带下,而妊娠、产育的情况,只作为个人生活史的内容询问,以了解其是否与所患其他疾病有联系。

妇女月经、带下的异常,不仅是妇科的常见疾病,也是全身病理变化的反映,因此,即使患一般疾病,也应询问月经、带下的具体情况,作为诊断妇科或其他疾病的依据。

(1)问月经　月经是指健康而发育成熟的女子胞宫周期性出血的生理现象。因它犹如海水之涨落,每月一次,信而有期,故又称月信、月水。

健康女子月经第一次来潮,称为初潮,多在 14 岁左右;月经闭止,称为绝经,多在 49 岁左右。月经周期一般为 28 天左右,行经天数 3～5 天,每次经量中等(一般为 50～100 毫升),经色正红,经质不稀不稠,不夹血块。在妊娠期月经不来潮。因为月经的形成与肾、肝、脾、胞宫、冲任两脉及气血等的关系十分密切,所以询问月经的有关情况可以判断机体脏腑功能的状况及气血的盛衰。

问月经应注意了解月经的周期,行经的天数,月经的量、色、质,有无闭经或行经腹痛,末次月经日期,以及初潮或绝经年龄等。

1)经期异常

月经先期　指月经周期提前 7 天以上,并连续提前两个月经周期以上的病症。多因气虚不能摄血,或阳盛血热、肝郁血热、阴虚火旺,以致热扰冲任,血海不宁,或瘀阻胞络,络伤血瘀等所致。

月经后期　指月经周期延后 7 天以上,并连续错后两个月经周期以上的病症。多因营血亏损、阳气虚衰,血源不足,使血海空虚,不能按时蓄溢,或气滞、寒凝血瘀,冲任受阻所致。

月经先后不定期　指经期不定,月经或提前,或延后 7 天以上,并连续两个月经周期以上的病症,又称月经衍期。多因肝气郁滞,或瘀血阻滞,或脾肾虚损,使冲任气血失调,血海蓄溢失常所致。

2)经量异常

月经过多　指月经量较常量明显增多而月经周期、经期基本正常者。多因热伤冲任,迫血妄行;或气虚,冲任不固,经血失约;或瘀阻胞络,络伤血溢等所致。

崩漏　指非行经期间,阴道内忽然大量出血,或持续下血,淋漓不止者。一般来势急,出血量多者,称为崩,或崩中;来势缓,出血量少而淋漓不止者,称为漏,或漏下。其形成多因热伤冲任,迫血妄行;或脾肾气虚,冲任不固;或瘀阻冲任,血不归经所致。

月经过少　指月经周期基本正常,月经量较常量明显减少,甚至点滴即净。多因精血亏少,或气血两虚,血海失充,或寒凝血瘀,冲任不畅所致。

闭经　指女子年逾 18 周岁,月经尚未来潮,或已行经后又中断,停经三个月以上者。但在妊娠期、哺乳期或绝经期的月经停闭,属生理现象;部分少女初潮后,偶尔出现月经停闭,而又无其他不适反应者,不作闭经论治。病理性闭经,多因脾肾亏损,冲任气血不足,血海空虚,或气滞、寒凝而血瘀,或痰湿阻滞胞宫,胞脉不通所致。此外,有些妇女终身无月经而同样能怀孕者,称为"暗经";有行经期经血上逆,只吐血、衄血或眼耳出血者,称为"倒经"。

3)经色、经质异常　是指月经的颜色与质地发生异常改变。若经色淡红质稀,多属气虚或血少不荣;经色深红质稠,多属血热内炽;经色紫暗,夹有血块,兼小腹冷痛者,多属寒凝血瘀。

4)痛经　痛经是指正值经期或行经前后,出现周期性小腹疼痛,或痛引腰骶,甚至剧痛难忍者。临床上主要根据疼痛的性质、特点及时间进行辨证。若经前或经期小腹胀痛或刺痛,多属气滞或血瘀;若经期小腹冷痛,得温痛减者,多属寒凝或阳虚;经期或经后小腹隐痛,多属气血两虚、胞脉失养所致。

(2)问带下　带下是指妇女阴道内的一种少量白色透明、无臭的分泌物,具有润泽阴道、防御外邪入侵的作用,称为生理性带下。若带下量过多,淋漓不断,或伴有颜色、质地、气味等异常改变者,称为病理性带下。但妇女在月经期前后、排卵期或妊娠期,带下量略有增加,仍属生理现象。问带下时,应注意询问带下量的多少、色质和气味等情况。

白带　带下色白、量多、质稀、少臭者,多因脾肾阳虚、寒湿下注所致;若带下色白、质稠、状如凝乳,或呈豆腐渣状,气味酸臭,伴阴部瘙痒者,多因湿浊下注所致。

黄带　带下色黄、质黏、气味臭秽者,多因湿热下注所致。

赤白带　白带中混有血液,赤白杂见者,多因肝经郁热,或湿热下注所致。

此外,中老年妇女带下颜色赤黄略褐,淋漓不断,伴气味臭秽异常者,多因湿热挟毒下注所致,预后多不良,应做妇科检查,以进一步明确诊断。

8.问小儿

小儿科古称"哑科"。由于小儿叙述不清,不仅问诊困难,而且也不一定准确,因此,医护人员主要通过询问陪诊者,来获取疾病的有关资料。问小儿,除一般问诊的有关内容外,还应结合小儿的生长发育等生理特点,着重询问出生前后的情况、预防接种史、传染病接触史等。

(1)出生前后情况　新生儿疾病多与先天因素或分娩情况有关,故应着重询问妊娠期及产育期母亲的营养健康状况,有何疾病,曾服何药物,分娩时是否难产、早产等,以了解小儿的先天情况。

婴幼儿发育较快,需要充足的营养供给,但其脾胃功能又较弱,如喂养不当,易患营养不良、腹泻以及五软、五迟等病。故应重点询问喂养方法及坐、爬、立、行、走、出牙、说话、囟门闭合的迟早等情况,以了解小儿后天营养状况和生长发育是否正常。

(2)预防接种史　小儿 6 个月到 5 周岁之间,从母体获得的先天免疫力逐渐消失,而后天的免疫功能尚未形成,故易感染水痘、麻疹等急性传染病。预防接种可帮助小儿建立后天免疫功能,以减少感染。故了解预防接种情况有助于某些传染性疾病的诊断。

(3)传染病接触史　小儿脏腑娇嫩,抵抗力弱,若密切接触水痘、麻疹或肝病患者,常可感染而发病。故询问传染病接触史有助于疾病的诊断。

此外,还应注意询问小儿有无高热、惊厥史,有无遗传性疾病,父母的健康情况以及兄弟姐妹有无特殊的疾病等,有助于疾病的诊断和治疗。

四、切诊

切诊分脉诊和按诊两部分,是医护人员用手对患者体表某些部位进行触、摸、按、压,从而获得病情资料的一种诊察方法。

(一)脉诊

脉诊即切脉,是医护人员用手指切按患者的脉搏,感知脉动应指的形象,以了解病情、判断病证的诊察方法。

1.诊脉的部位与脏腑对应关系

目前常用的诊脉部位是寸口,其位置在腕后高骨(桡骨茎突)内侧桡动脉所在部位(图8-4)。每侧寸口又分寸关尺三部,即以桡骨茎突为标记,其内侧部位即为关,关前(腕端)为寸,关后(肘端)为尺,两手合而为六部脉。

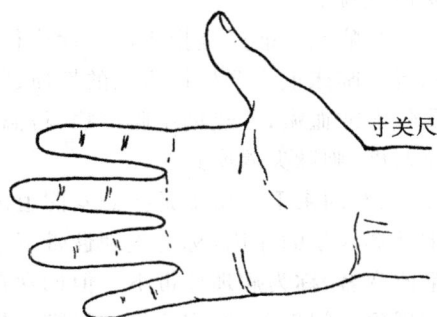

图8-4 寸关尺示意图

两手六部脉能分候五脏六腑,较一致的认识为:左寸候心与小肠,右寸候肺与大肠;左关候肝、胆,右关候脾、胃;左尺候肾与膀胱,右尺候肾与命门。

2.诊脉独取寸口的原理

第一,寸口脉为手太阴肺经原穴太渊所在之处,十二经脉之气汇聚于此,故称为"脉之大会"。肺朝百脉,五脏六腑的气血均汇合于肺,故全身各脏腑生理功能的盛衰,气血的盈亏,均可反映于寸口。因而寸口脉气能够反映五脏六腑的气血状况。

第二,肺的经脉起于中焦,与脾经同属太阴,而脾胃为后天之本、气血生化之源,故脏腑气血的盛衰都可反映于寸口。

第三,寸口处为桡动脉,该动脉位于桡骨茎突内侧,其行径较为固定,解剖位置亦较浅表,此处肌肤薄嫩,脉搏强弱易于分辨,是诊脉的理想部位。

此外,少数人脉不见于寸口,而从尺部斜向手背,名叫斜飞脉;若脉出现在寸口的背侧,名叫反关脉;还有出现于腕部其他位置的,都是生理变异的脉位,即桡动脉解剖位置的变异,不属病脉。

3.脉诊的方法和注意事项

(1)时间 《黄帝内经》认为清晨是诊脉的最佳时间,因为清晨尚未饮食及活动等,体内、外环境都比较安静,气血经脉受到的干扰因素最少,故容易诊得患者的真实脉象。虽然临床上不可能都在平旦切脉,但诊脉时使患者处于平静的内、外环境之中,是可以达到的。即诊脉之前,先让患者休息片刻,使呼吸调匀,气血平静,同时诊室保持安静,以利于医护人员体会脉象。切脉的操作时间,每手不少于1分钟,以3分钟左右为宜。诊脉时,医护人员的呼吸要自然均匀,用自己一呼一吸的时间去计算患者脉搏的次数,此即平息。此外,医护人员必须思想集中,全神贯注,仔细体会,才能识别指下的脉象。

(2)体位 患者取坐位或正卧位,手臂放平与心脏近于同一水平,直腕,手心向上,并在腕关节垫上脉枕,以便于切脉。

(3)指法 医护人员面对患者,一般来说,以左手切按患者的右手,以右手按其左手。

定位与布指 诊脉下指时,先用中指定关,即医护人员用中指按在患者掌后高骨内侧关脉部位,接着用食指按关前的寸脉部位,无名指按关后的尺脉部位。三指呈弓形,指头平齐,以指尖与指腹交界处的指目按触脉体,因指目感觉较灵敏。布指疏密要和患者的身长相适应,身高臂长者,布指宜疏,身矮臂短者,布指宜密。小儿寸口部位甚短,一般多用一指定关法诊脉,即用拇指统按寸关尺三部脉。

单按与总按 三指平布,同时用力按脉,称为总按。目的是总体体会三部九候脉象。用一指单按其中一部脉象,重点体会某一部脉象特征,称为单按。临床上总按、单按常配合使用。

举按寻 是诊脉时运用指力的轻重和挪移,以探索、辨别脉象的指法。用指轻按在皮肤上称举,又称浮取或轻取;用指重按在筋骨间,称按,又称沉取或重取;指力从轻到重,从重到轻,左右前后推寻,以寻找脉动最明显的特征,称为寻。诊脉时应细心体会举、按、寻之间的脉象变化。

4. 正常脉象

平脉,就是正常人的脉象。

(1)平脉形态特征 平脉形态是三部有脉,一息四到五至(相当于60～80次/分),不浮不沉,不大不小,从容和缓,柔和有力,节律一致,尺脉沉取有力,并随生理活动和气候环境的不同而有相应变化。

(2)平脉特点 平脉的特点是有胃、有神、有根。

有胃 胃为水谷之海,后天之本,是气血之源。人以胃气为本,有胃气则生,少胃气则病,无胃气则死。脉亦以胃气为本,充则健,少则病,无则亡。脉象从容、和缓、流利,是有胃气的基本特征。即使是病脉,不论浮沉迟数,但有徐和之象,便是有胃气。诊察脉象胃气的盛衰有无,对判断脾胃的功能、气血的盛衰及疾病的进退转归有一定的临床意义。

有神 脉贵有神,心主血而藏神,脉为血之府,血、脉为神之基,神为血、脉之用,因此,正常人的脉象必然有神。脉象有神的主要表现是柔和有力,节律整齐。诊察脉象神之有无,可判断心气之盛衰和全身神的得失。

有根 肾为先天之本,元阴、元阳之所藏,是人体脏腑组织功能活动的原动力。因此,肾气充足,反映于脉象必根基坚实。脉象有根主要表现为沉取应指有力,尺部尤显。诊察脉象根之有无,可测知肾精的盈亏和肾气的盛衰,亦可推断疾病之预后。

> 📖 **知识链接**
>
> 　　平人应四时,而有春微弦、夏微洪、秋微浮、冬微沉的脉象变化。南方气候温热、潮湿,人体肌腠疏松,故脉多细软或略数;北方空气干燥,气候偏寒,人体肌腠紧缩,故脉多沉实。妇女脉象较男子濡弱而略快,妊娠期脉常见滑数而冲和。年龄越小,脉搏越快,儿童脉象较软,老人脉多兼弦。此外,体格、饮食、情绪等也会影响脉象,应区别对待。

5. 常见病脉与主病

疾病反映在脉象的变化称病脉。在脉学发展过程中,由于医护人员对脉象的体会不同,病脉种类及命名各有不同。现将临床常见病脉介绍如下。

（1）浮脉

【脉象特征】举之有余,按之不足。

【临床意义】浮脉主表,亦主里虚。有力而浮为表实;无力而浮是表虚。常见于外感表证的初期。浮亦主里虚,脉为血之府,血虚脉虚,久病体弱之人,见脉浮无力,为气血虚损之证。浮脉,古人又称毛脉,属阳脉,应秋属肺,秋天脉浮为平脉。瘦人肌肉瘦薄,脉亦浮,属正常。

（2）沉脉

【脉象特征】轻取不应,重按始得。

【临床意义】沉脉主里证,脉沉无力为里虚,沉而有力为里实。沉脉属阴,应冬属肾,冬季出现沉脉属正常。因冬季气候寒冷,使机体浅表血管收缩,导致脉沉。又肥胖之体,皮下脂厚肉丰,其脉亦沉。

（3）迟脉

【脉象特征】脉来迟慢,一息不足四至。

【临床意义】迟脉主寒证,有力为寒积,无力为虚寒。兼浮为表寒,兼沉为里寒,兼滑为痰食,兼细为阳衰。生理性迟脉可见于久经锻炼的运动员,脉迟而有力。

（4）数脉

【脉象特征】脉来急促,一息五至以上。

【临床意义】数为阳热,属热属火,主热证。阴虚内热数而细,痰火实热数而弦。生理性数脉可见于儿童和婴儿。正常人在运动和情绪激动时,脉率也加快。

（5）虚脉

【脉象特征】举之无力,按之空虚,应指松软,是一切无力脉的总称。

【临床意义】主虚证。虚为气血不足之象,常见于血虚及虚劳等疾,亦见于伤暑。虚而浮主气虚,虚而涩主血虚,虚而数主阴虚内热,虚而迟主阳虚。

（6）实脉

【脉象特征】三部脉举、按、寻皆有力,来去俱盛,三侯皆然。

【临床意义】主实证。实为邪气亢盛,火热有余之象。新病邪盛,机体抗病有力,其脉显实。凡热毒火邪所致壮热谵语、疮痈肿痛、食滞胁痛、腑实便结,均出现实脉。若是久病虚证见实脉,为脉症不符、真气外越的险象。

（7）滑脉

【脉象特征】往来流利,如珠走盘,应指圆滑。

【临床意义】滑脉为气血涌盛之候,主痰饮、食滞、实热等证。平人脉滑而和缓者,是荣卫气血充盛,身体健康的征兆;青年妇人停经脉滑,多为妊娠。

（8）涩脉

【脉象特征】脉细而迟,往来艰涩不畅,如轻刀刮竹。

【临床意义】主精血亏少,气滞血瘀。涩脉主病,有力多为邪气阻滞脉道,气血运行不畅,见于心痛、痰食积滞,亦可见于癥瘕积聚;无力而涩,多为津血少不能充其脉,见于精亏、伤津、亡血等证。

（9）洪脉

【脉象特征】脉来如波涛汹涌,来盛去衰。

【临床意义】主气分热盛。临床常见于阳明病,为气分邪热炽盛,气血燔灼之象。凡久病气虚,或虚劳、失血、久泄病证而见洪脉,必浮取盛大,沉取无根,多属邪盛正衰之危候。洪为阳脉,应夏属心。正常人在夏天出现洪脉是正常现象。

（10）细脉

【脉象特征】脉细如线,但应指明显。

【临床意义】主气血两虚,诸虚劳损,湿气下注。气虚无力推动血行,营血亏少不能充盈脉管,故脉体细小而软弱无力,形细如线。当湿邪所伤,阻遏脉道,也可见有细脉。若温热病,神昏谵语而见细数脉,是邪热深入营血或邪陷心包的证候。

（11）濡脉

【脉象特征】浮而细软,不任重按,重按不显。

【临床意义】主虚证、湿证。精血亏损,或脾虚不能制湿,脉无力运行,而见浮而细软。多见于营血亏损,阴精虚耗或脾虚濡泄等病证。

（12）弱脉

【脉象特征】极软而沉细。切脉时沉取方得,细而无力。

【临床意义】主气血诸虚。弱脉由气血亏虚、元气耗损所致,主虚证。此外,久病体质虚弱者,以及产妇和老人,亦多见弱脉。

（13）微脉

【脉象特征】极细极软,按之欲绝,似有似无,模糊不清。

【临床意义】主阳气衰微。久病脉微,为正气将绝;新病脉微,主阳气暴脱。临床多见于少阴病心肾阳气衰微。

（14）弦脉

【脉象特征】端直以长,如按琴弦。

【临床意义】主肝胆病、诸痛、痰饮、疟疾。肝主疏泄,以柔和为贵。如寒热诸邪滞于肝,以致肝气不柔,则脉来强劲挺直有力。弦数为热,弦紧为寒,弦滑为痰。若弦而细劲,如循刀刃,多为无胃气的表现,其病危重。弦脉应春属肝,正常人在春季亦见弦脉,其弦为微弦,不失柔和之状为常脉。

（15）紧脉

【脉象特征】脉来紧张,状如牵绳转索。

【临床意义】主寒、痛、宿食。脉见浮紧为寒邪束表,沉紧为里寒。剧痛、宿食见紧脉,是寒邪、积滞与正气相搏,气机收引,脉道紧束所致。

（16）促脉

【脉象特征】脉来数而时一止,止无定数。

【临床意义】主阳盛实热,气血痰食停滞,或虚脱证。促而有力,主阳盛,为实邪阻遏脉气所致;促而无力,主心悸、喘咳等。促脉止数渐稀,为病向愈之征;止数渐增,为病情加剧;若是暴病中偶然出现,可以自愈;若重病久病见之,则为不利。

（17）结脉

【脉象特征】脉来缓而时一止,止无定数。

【临床意义】主阴盛气结,寒痰血瘀,癥瘕积聚,亦主气血虚衰。结脉主病,有力多实证,无力多虚证,可见于气血凝滞、痰结、食积、癥积、疝痛等证。

（18）代脉

【脉象特征】动而中止,止有定数,良久方来。

【临床意义】主脏气衰微。因脉气衰微,气血两虚,元气不足,不能推动血行而致脉来迟中见有歇止,不能自还,良久复来;或因突然惊恐,跌仆损伤,致使脉气不能相接所致。

6. 相兼脉与主病

相兼脉是指两个或两个以上单一或复合脉象相兼出现的脉。有些脉本身就是复合脉,即由几种单一脉合成,如牢脉由沉、实、大、弦、长五脉合成。这些相兼脉象的主病,一般等于各组成脉象主病的总和。例如,浮脉主表,数脉主热,浮数脉即主表热;浮脉主表,紧脉主寒,脉浮紧则主表寒,余可类推。

由于临床病情错综复杂,相兼脉在临床上十分常见。常见的相兼脉及其主病如下。

浮紧脉　主外感风寒之表寒证,或风寒湿痹。

浮缓脉　主风邪伤卫,营卫不和,太阳中风的表虚证。

浮数脉　主风热袭表的表热证。

浮滑脉　主表证挟痰或风痰,常见于素体痰盛而又感受外邪者。

沉迟脉　主里寒证,常见于脾肾阳虚、阴寒凝滞的病证。

弦数脉　主肝热证,常见于肝郁化火或肝胆湿热等病证。

滑数脉　主痰热或食积化热。

洪数脉　主气分热盛,多见于外感热病的中期。

沉弦脉　主肝郁气滞、水饮内停。

沉涩脉　主血瘀,尤常见于阳虚而寒凝血瘀者。

弦细脉　主肝肾阴虚、血虚肝郁或肝郁脾虚。

沉缓脉　主脾虚而水湿停滞。

细数脉　主阴虚火旺。

弦滑数　见于肝火挟痰、风阳上扰等证。

7. 脉症顺逆与从舍

脉症顺逆是指从脉症的相应与不相应来判断疾病的顺逆。在一般情况下,脉与症是一致的,即脉症相应。但在有些情况下,脉与症却不相一致,甚至还会出现相反的情况。从判断疾病顺逆来说,脉症相应为顺,不相应为逆。如实热病证,症见高热、腹胀、便秘、脉数实是谓脉症相应,表示邪实正盛,正气足以抗邪为顺;若反见细、微、弱等不足之脉,为脉症相反,说明邪盛正衰,易致内陷为逆。又如新病脉浮、洪、数、实者为顺,反映正气充盛能够抗邪;久病脉沉、微、细、弱者为顺,说明有邪衰正复之机。若新病脉见沉、细、微、弱,说明正气已衰;久病脉见浮、洪、数、实,则表示正衰而邪不退,均属逆证。

在病变过程中出现脉症不相应时,应辨明脉或症的真假,以决定脉症的从舍,或舍脉从症,或舍症从脉。

（1）舍脉从症　在症真脉假的情况下,必须舍脉从症。如症见腹满胀,疼痛拒按,大便燥结,舌红苔黄厚焦燥,脉迟细。症所反映的是实热内结肠胃,是真;脉所反映的是热结于里,阻滞血脉运行,是假,故当舍脉从症。

（2）舍症从脉 在症假脉真的情况下，必须舍症从脉。如伤寒热闭于里，症见四肢厥冷，而脉却滑数有力。脉所反映的是邪热亢盛，是真；症所反映的是热邪内伏，格阴于外，以致四肢厥冷，是假，故当舍症从脉。

脉有从舍，说明脉象只是疾病临床表现的一个方面，因而不能把它作为诊断疾病的唯一依据，只有全面运用四诊，才能从舍得宜，得出正确诊断。

（二）按诊

按诊是医护人员用手直接触摸或按压患者某些部位，以了解局部冷热、润燥、软硬、压痛、肿块或其他异常变化，从而推断疾病部位、性质和病情轻重等的诊察方法。

按诊的手法大致分为触、摸、按、叩四法。触法是用手指或手掌轻轻接触患者某一局部，如额部及四肢皮肤等，以了解寒热、润燥等情况；摸法是用手抚摸病变局部，如肿块或斑疹等，以探明病变的形态、大小等情况；按法是以手按压局部，如胸腹部位，以了解有无压痛等；叩法是以手叩击患者身体某部，使之震动产生叩击声或波动感，以了解病变的性质和程度。

按诊要在适宜室温下进行，并保持室内安静。按胸腹时，医护人员站在患者右侧，用右手或双手对患者胸腹进行切按，手法要轻柔，避免动作粗暴或冷手切按。多种手法可综合运用，一般是先触摸，后按压，由轻到重，由浅入深，边检查边观察患者面部表情变化，以了解痛苦所在。

按诊的运用范围相当广泛，临床常用的有按胸胁、按肌肤、按手足、按脘腹、按腧穴等。

1. 按胸胁

胸胁即前胸和侧胸部的统称，前胸部即缺盆（锁骨上窝）至横膈以上，侧胸部又称胁部，即胸部两侧。

（1）按胸部 胸为心肺所居之处，故按胸部可了解心肺的情况。其中，按虚里是检查的重点。虚里位于左乳下第四、五肋间，是心尖搏动之处。正常情况下，虚里搏动不显，按之应手，其搏动范围直径为 2～2.5 厘米，节律整齐均匀，是心气充盛之象。诊虚里时患者取仰卧位，若虚里处按之微弱者为不及，是宗气内虚之征；若动而应衣为太过，为宗气外泄之象；按之弹手，洪大而搏，或绝而不应者，为心肺气绝之危候。

（2）按胁部 按胁肋主要了解肝胆疾病。如右胁下扪及肿块，或软或硬，多为气滞血瘀；若表面凹凸不平，应注意排除肝癌；疟疾后左胁下有肿块，按之硬者，多为疟母。

2. 按肌肤

按肌肤主要了解肌肤的寒热、润燥、肿胀、疼痛等。

（1）触肌肤寒热，以辨邪正盛衰 一般肌肤灼热者多为阳证、热证；肌肤发凉者多为阴证、寒证。初按热甚，久按热反转轻者，是热在肌表，属表热证；若初按热轻，久按其热反甚，是热自内向外蒸发，属里热证。

（2）察肌肤润燥，了解津液存亡 肌肤润滑的，多属津液未伤；枯燥而甲错的，多属津液大伤，或内有瘀血。

（3）按肌肤肿胀，以辨水肿、气肿 肌肤肿而发亮，按之凹陷，不能即起者为水肿；肌肤绷紧，按之凹陷，举手即起者为气肿。

（4）按压肌肤疼痛点，可辨虚实和病位浅深 肌肤濡软而喜按者为虚证；患处肿痛拒按者为实证。轻按即痛者，病在表浅；重按方痛者，病在深部。

在外科方面，触按病变部位，可辨病证的阴阳和成脓情况。局部肿而硬痛，不热者多为寒证;肿处灼热压痛,多为热证。根盘平塌漫肿多为阴证;根盘收紧高起多为阳证。患处坚硬,无波动感为无脓;边硬顶软,有波动感为有脓。

3.按手足

按手足之目的主要是了解手足的寒热。患者手足俱冷,多为阳虚阴寒证;手足俱热者,多为阳热亢盛证。但要注意内热炽盛,阳郁于里不能外达的四肢厥冷,属里热实证。

按掌心与掌背的温凉可测知病属外感或内伤。如手心热,多为内伤,或伤于饮食;手背热,多为外感发热。两足皆凉,多为阴寒证;两足心热,多为阴虚证。在儿科方面,小儿指尖冷主惊厥;中指独热主外感风寒;中指尖独冷,为麻疹将发之兆。

4.按脘腹

按脘腹主要是检查脘腹的痛与不痛,软与硬,有无痞块积聚,以辨别脏腑的虚实、病邪的性质及其积聚的程度。

(1)按脘部 脘部指胸骨以下的部位,又称心下。按心下的软硬和有无压痛,可鉴别痞证与结胸。心下满按之硬痛者多为结胸,属实证;心下满按之濡软而不痛的,多是痞证。

(2)按腹部 腹部疼痛,按之柔软,压之痛减,多属虚证;按之坚硬,压之疼痛加剧,甚至拒按者,多属实证。腹部包块,按之有形,坚硬不移,痛有定处,则为癥积,多属血瘀;肿块时聚时散,按之无形,痛无定处,则为瘕聚,多属气滞。腹痛绕脐,左下腹部按之有块累累,应考虑燥屎内结;腹有积聚,按之硬,可移动聚散者,多为虫积;右侧少腹部按之疼痛,有反跳痛者,多为肠痈。腹胀叩之如鼓,小便自利者,为气胀;按之如囊裹水,小便不利者,为水臌。

5.按腧穴

按腧穴是按压身体某些特定穴位,通过穴位的变化和反应来判断内脏疾病的方法。

按腧穴时要注意发现穴位上是否有结节或条索状物,有无压痛或其他敏感反应,然后结合望、闻、问诊所得的资料综合判断内脏疾病。如按肺俞穴摸到结节,或按中府穴有压痛者,为肺病的反应;按上巨虚穴有明显压痛者,为肠痈(阑尾炎)的表现等。

第二节 生活起居护理

生活起居护理是指在患者患病期间,护理人员根据患者的病情给予环境上的特殊安排和生活上的合理照料。生活起居护理有助于增强机体抵御外邪的能力,促进机体恢复阴阳平衡,从而为疾病的治疗和康复创造良好的条件。

一、顺应自然,平衡阴阳

中医学认为,人与自然是一个统一的整体,自然界的各种变化都会影响到人的生命活动,使之发生相应的变化。因此,顺应自然四时阴阳变化的规律,是生活起居护理所应遵循的基本法则之一。

1.按季节气候不同进行护理

自然界的变化可以直接或间接地影响人体,在季节气候变化时,就应采取适当的措施,以适应气候变化的影响。在对患者进行护理时要做到春防风、夏防暑、长夏防湿、秋防燥、冬防寒。即在春季护理中,要防止患者体内阳气过分消耗,对慢性阳虚的患者,要抓紧春季时间用食物或药物补益阳气,以防风邪侵袭;夏季白天当阴居避暑,夜间不贪凉夜露,以防多汗伤津或感受寒凉之邪,并应适当饮用生津止渴的降温饮料。此时体内阳气若无过多损耗,有所贮备,则到秋冬就能抵御寒邪侵扰,秋冬不易发生腹泻、咳喘等证。在秋冬时节,护理上应注意防寒保暖,保护机体精藏而不泄;对慢性阴虚患者,借此季节以食物或药物来补阴,使阴气积蓄,才能预防春夏阳亢之时对阴气的耗散。一般除冬季外,可以在晨起阳光温煦不烈时行日光浴,通过皮肤与寒冷空气经常接触(以不受凉为宜),可以提高卫气的防御能力,有利于疾病康复。

另外,有些疾病易在季节交替时复发或加重,故此时应加强对患者生活起居各方面的调护。再如,季节交替之际,如夏秋交接之时,早晚气温较低,中午较热,因此有呼吸道病证的患者应早晚加衣,而中午可适当减少衣服。同样在饮食方面,不同病证的患者应顺应自然界阴阳变化而注意调节自身阴阳平衡,如脾胃虚寒的患者,在秋冬宜进食温补的食物,如牛肉、羊肉。再如阴虚体质的患者,尽量不要吃辛辣之物,以防伤阴加重病情。

2. 依昼夜晨昏变化进行护理

一日之中有昼夜晨昏的变化,而人体的生理活动也会随之改变。随着昼夜晨昏的变化,人体阳气在一天中呈现朝盛夕衰的变化规律。人患病后机体阴阳失衡,自身调节能力更弱,对昼夜的变化反应更加敏感,夜半阳气潜伏于内,邪气活动更加猖獗,病情容易恶化。所以,对一些病情危重的患者应加强夜间观察,以防出现意外。

二、优化环境,促进康复

1. 卫生

干净的环境有利于患者身体康复,因此,病室所有人员均应维持本病室的整洁,病室内的陈设应力求简单舒适,除患者必需用品外,其余物品均不应放置。

(1)护理人员巡回病室时要及时清理室内的一切污物和多余物品。护理人员要督促住院的轻患者做好个人卫生。

(2)对卧床不起的危重患者,除坚持每天做好晨、晚间护理外,还要定期给予床上擦浴、洗头和剪指甲等护理。沐浴的水温一般以 42～44℃ 为宜,这样有助于清洁皮肤,促进新陈代谢。对心脏病患者,不应给予热浴,以免加重心脏负担。

(3)要经常做卫生宣传,教育患者不但要搞好个人卫生,同时也要保持公共卫生,不要随地吐痰。

(4)对大、小便失禁患者,要及时更换床单、衣裤,以免受二便的浸湿而损伤皮肤发生褥疮。

2. 安静

安静的环境可以使患者心情愉快,身体舒适,睡眠充足,食欲增加。体质虚弱的患者,往往听到一点响声,就心跳不已;失眠者,稍有声响就难以入睡;等等。所以给患者创造一个安静的养病环境是十分必要的。

(1)在工作中,应做到"四轻",即说话轻、走路轻、关门轻、操作轻。对一切影响患者休养的噪声要设法防止和消除。对患者与探视者要经常宣传医院的规章制度,让他们共同维护病室的安静。

(2)对真心痛、癫痫、失眠等患者,如果条件许可应安置在单人房间。

3. 通风

经常通风换气,可使病室内空气新鲜,使者神清气爽,食欲增进,有利于患者早日康复。夏季应经常打开门窗,通风降温。其他季节,每天通风换气至少1～2次。但若患者抵抗力弱,易受风邪侵袭,特别是阳气虚衰者,更易伤风,故在通风时还需注意,天热时门窗应挡上竹帘或布帘,天冷时在通风前先给患者穿衣盖被,然后再开窗,时间不宜太长。

清晨和晚间要保持室内温暖,即使是热象明显者,如高热、烦躁、口渴、苔黄、脉数的患者,也不能直接吹风,特别是汗出患者,更要当心汗出当风而感受风寒,使病情加重。

外感患者服用发汗药后,要避风保暖,以出微汗为宜。如出汗已很多,除及时擦汗、更换衣服外,可以适当开窗调节室内空气,但要避免直接吹风。

4. 光线

(1)一般病室要求光线充足,保持明亮,使患者感到舒适愉快,也便于医护人员进行医疗和护理工作。

(2)中午患者休息时,应拉上窗帘,使光线偏暗,以保证午睡;晚上灯光不宜太强,宜柔和,不要直接照射患者面部。患者就寝时一般可以熄灯或打开地灯。

(3)病重患者病室内仍应保持一定亮度,便于医护人员观察病情,最好在室内设置一盏瓦数较小的蓝灯。

(4)对感受风寒、风湿、阳虚及里寒证的患者,室内光线宜充足。

(5)对长期卧床的患者,床位尽量安排到靠近窗户的位置,以得到更多的阳光,有利于患者早日康复。

(6)急性热病患者、重症眼病患者,皆不愿多见光亮,病室内可稍暗。

(7)对感受暑热之邪侵犯的热证患者、阴虚患者及肝阳上亢、肝风内动的患者,室内光线应稍暗。

(8)有眼病的患者室内用深色窗帘,避免对眼睛的刺激。

5. 温度、湿度

病室的温度一般以 18～20℃ 为宜,在适宜的室温中,患者感到轻松、舒适、安宁,并可降低身体消耗。室温过高,会使患者感到燥热难当,又易感暑邪;室温过低,会使患者感到寒冷,又易感寒邪。不同的患者对温度的感觉是不同的。已感受风寒或年老、体弱、阳虚的患者,常怕冷怕风,可安排向阳房间,室温宜高些。感受暑热者、青壮年及阴虚或实热证患者,常怕热喜凉,可安排背阴房间,室温宜低些。

病室内的相对湿度以 50%～60% 为宜,室内湿度适中,患者感到舒适。湿度过高,使汗液蒸发受阻,患者会感到胸中满闷、困倦、乏力,特别是对风寒湿痹、脾虚湿盛的患者,易加重病情。湿度过低,患者会感到口干唇燥、咽喉干痛,特别是对阴虚肺热的患者,会因此而出现呛咳不止。对因燥邪而致病的患者,室内湿度宜偏高,可应用加湿器等。

三、起居有常,活动适度

起居有常主要是指起卧作息和日常生活中的各个方面有一定的规律并合乎自然界和人体的常度。它要求人们生活要有规律,这也是强身健体、延年益寿的重要原则。《素问·上古天真论》曰:"起居有常,不妄作劳。"指起居规律,劳作不违背常度,与自然界阴阳消长变化规律相适应。医院的作息制度也应因寒暑而异。春夏季生活起居护理、查房、服药、治疗、检查等,均可顺时提前 1 小时,并延长午休时间。秋冬季节恢复到正常作息时间。

《素问·生气通天论》指出:"平旦人气生,日中而阳气隆,日西则阳气已虚,气门乃闭。"即指人们应在白昼阳气隆盛之时从事日常活动,而到夜晚阳气衰微的时候,就要卧床休息,这样可以起到保持阴阳运动平衡协调的作用。所以在护理时,要督促患者按时起居,养成有规律的睡眠习惯,每日睡眠时间既不可过长,也不要过短。过长会导致精神倦怠,气血郁滞;过短则因为睡眠不足而耗伤正气。

中医对体格锻炼亦很重视,经常活动可以使经络通畅、营卫气血调和,增强抵御外邪的能力。因此,在病情允许的情况下,卧床患者要适当翻身更换体位,凡能下地活动的患者每天都要坚持适度的活动,以促进气血流畅,使筋骨坚实,神清气爽,抗御外邪的能力增强,机体功能尽快恢复。

患者的活动要遵循相因、相宜的原则,根据不同的病证、体质、个人爱好及客观环境等进行散步、打太极拳等活动,但要避免急于求成而进行过量的运动,以防耗气伤津而加重病情。一般来说,虚证者,宜多休息,适当安排轻度活动。实证患者在症状减轻后,可以较快地恢复正常活动。慢性病患者,每晨可做体操或打太极拳、散步等。肾结石或输尿管结石进行保守治疗者,可以打羽毛球、乒乓球等,甚至做跳跃运动,也可以适当劳动,这样不仅有助于气血的运行,同时有可能通过活动而促使结石排出体外。对心脏病患者,要根据具体病情决定活动量,无心衰或心衰已控制的患者,可做适当的饭后散步、打太极拳或做体操等活动,以促进血脉流通,加快病情恢复。但要避免剧烈活动与劳动,以免增加心脏负担,而加重病情。大病初愈者也应适当休养避免劳复,待体力恢复后再循序渐进地做适当活动。

第三节　情志护理

中医学将精神、情志因素列为致病因素之一,认为精神、情志方面的变化可以导致人体内脏功能失调而产生各种病证。因此,在护理工作中,要经常注意患者的情绪变化,设法消除其紧张、恐惧、忧虑、烦恼等不良精神刺激,帮助患者树立战胜疾病的信心,从而提高临床疗效。

一、情志护理的基本原则

1. 诚挚体贴,无微不至

患者的情志状态和行为不同于正常人,常常会产生各种心理反应,如依赖性强、猜疑心重、忧愁、悲哀、焦虑等。护理人员应体谅患者的疾苦,态度要和蔼,语言要亲切,动作要轻盈,衣着要整洁,病室内外环境要安静、舒适,使患者从思想上产生安全感,以乐观的情绪、良好的精神状态战胜疾病。

2. 有的放矢,因人施护

由于患者的性格、病情、环境、经济条件、家庭情况等的不同,患者的思想情绪也不一样,护理人员要充分了解其各方面的情况,有的放矢,才能收到较好的效果。

3. 清静养神,宁心寡欲

七情六欲是人之常情,然七情过激可使人体气血紊乱,导致疾病的发生或加重,加之患病之人对情志刺激更为敏感。因此,要给患者创造能够宁心寡欲的客观条件,避免外界事物对心神的不良刺激,保持患者情绪的稳定。疾病恢复期的患者,尤其是高血压或脑出血患者,宜保持稳定情绪,以免加重病情。

4. 怡情畅志,乐观愉快

对患者而言,保持乐观愉快的情绪,能使人体气血调和,脏腑功能正常,有益于疾病恢复。

所以,护理人员要帮助患者尽快适应角色转换,通过适时播放轻音乐、相声等营造一种轻松的氛围,使患者能保持乐观的情绪和愉悦的心情。

二、情志护理的基本方法

1. 说理开导

通过说理开导,使患者认识到情志失调是导致疾病的重要因素之一,而"和其喜怒""喜怒有度"是养生保健的根本,开导和引导患者自觉地戒除恼怒,调和情志。说理开导,要因人而异,耐心细致地为患者分析病情,帮助患者解除或缓解其心理压力,调整情绪,从而达到安稳情志的目的。如双目失明、截肢或截瘫患者,精神压力很大,忧虑重重。对这种患者,必须满腔热忱,耐心地做好治疗、护理工作,不但要照顾好他们的生活,还要多向他们介绍现实生活中身残志坚的英雄模范事迹,以增强其乐观主义精神,坚定对今后生活与工作的信心。

2. 移情易性

移情,是指将注意力转移,在护理工作中,主要是指将患者的注意力从疾病转移到其他方面;易性,是指改易心志,包括排除或改变患者的不良习惯或使不良情绪适度宣泄,使其恢复正常习惯或心态,有利于疾病的恢复。

有些患者往往将注意力集中在疾病上面,怕病情加重,怕不易治愈,怕因疾病影响工作、学习和生活,怕家人嫌弃等,整天围绕着疾病胡思乱想,陷入苦闷、忧愁、烦恼之中而不能自拔。护理人员可通过言语诱导的方法转移患者的注意力,使其忘却病痛,解除思想顾虑,克服紧张、烦闷之感,自我解脱,达到心态平衡。

移情易性的方法有很多,如听广播、看电视、读书看报、下棋交友等。也可在病区通过出宣传栏、组织卫生科普知识讲座等加强卫生宣教,丰富其卫生知识,分散其注意力。在护理过程中应根据患者自身的素质、爱好、环境与条件等决定具体的方法。

3. 以情制情

以情制情是有意识地采用一种情志抑制另一种情志,达到淡化,甚至消除不良情志,以恢复良好精神状态的一种护理方法。根据五行相克的规律,怒胜思,思胜恐,恐胜喜,喜胜悲,悲胜怒。如患者过分忧伤时,可以说些令他们高兴的事或笑话,以帮助其克服忧伤。上述五行模式的以情相胜法,是中医学中独特的情志治疗、护理方法。运用好这些方法,可有效地提高情志护理的质量。

4. 顺情从欲

顺从患者的意志、情绪,满足其心身的需要,这就是"顺情从欲"。在患病过程中,患者情绪多有反常,对此,先顺其情,从其意,有助于心身健康。所以对患者提出的要求,在护理中要注意区别对待,若是合理的,条件又允许,应尽力满足其所求或所恶。如新入院患者对医院的医疗生活不习惯,大多精神紧张,并有各种顾虑。护理人员要了解他们的生活情况和思想状态,予以安慰和帮助,并及时介绍医院及本病区的各项规章制度和注意事项,使患者能充分了解与自觉遵守。

第四节　饮食护理

饮食护理是指在治疗疾病的过程中,根据辨证施护的原则,利用食物自身的特性,对患者进行营养和膳食方面的护理和指导,以补益脏腑,泻实祛邪,调整阴阳,从而提高患者的抗病能力,加快疾病的恢复。

一、饮食护理的重要性

饮食与疾病的关系非常密切,利用饮食调护,配合治疗,是中医护理学的又一大特色。

食物同中药一样,也具有四气、五味和升降浮沉的特性,因而许多食物同样具有防病治病的作用,如生山楂、红茶、燕麦可降低血脂,预防肝阳上亢等。在疾病过程中,饮食调护得当,可以提高疗效,缩短疗程。反之,若饮食不当,则可加重病情,使病程延长,甚至产生后遗症。如痛风患者常因大量饮酒,过食肥甘腥发厚味使病情加重;肾病患者常因进食咸味过多,导致病情复发;疮疡患者常因食用鱼腥"发物",而使病情复发或加重。因此,饮食调护对疾病的恢复具有举足轻重的作用,尤其在慢性疾病或重病的恢复期,饮食调护得当,能起到提高和巩固疗效的作用,达到缩短疗程,早日恢复健康的目的。

二、食物的分类和功效

食物的品种很多,根据中医学传统分类,可以归纳为粮食类、蔬菜类、瓜果类、畜类、禽类、水产类等;从食物的性能归纳,又有补益类、清热类、辛辣类、发物类、硬固类的不同。每类食物具有不同的性能及营养特点,两者互有联系。现以食物性能归类如下。

(一)补益类

各类食物均有一定的补养作用,一般有平补、清补、温补的不同。平补类如猪肉、牛肉、鲫鱼、黑鱼、青鱼、白鱼、蛋类等;清补类如百合、甲鱼、鸭、鳗鱼、淡菜、海参(阴阳并补)等;温补类如羊肉、狗肉、鸡肉、雀肉等。

(二)清热类

清热类食物具有苦寒、甘寒的性质,如冬瓜、苦瓜、丝瓜、西瓜、萝卜、绿豆及多种动物的胆等,具有清热、泻火、解毒的作用,常用于实热证的调护,脾胃虚寒者应少食或忌食。瓜果及凉拌菜类,宜先用开水烫后再吃,避免不洁而影响脾胃。

(三)辛辣类

辛辣类指姜、葱、蒜、韭菜、胡椒、酒等辛辣食品,属于热性动火类,对寒证有治疗作用,如酒能温经通络,可用于痹证;葱、姜能辛温解表,用于风寒感冒等。但阳证、热证、疮毒、目疾、皮肤病等均应禁忌。

(四)发物类

各类食物中都有诱发疾病的品种,如蔬菜中的香蕈、蘑菇、芥菜、芫荽、菠菜、香椿芽,瓜果中的南瓜,禽畜类中的猪头、鸡翅,水产中的黄鱼、带鱼、虾、蟹等均属发物类。

(五)硬固类

硬固类是指油炸、煎烤以及未煮烂的食物,容易导致脾胃疾病。脾胃虚弱者要注意忌口,即使是健康人,油炸煎烤类的食物也不能常食,因这类食物质硬而难以消化,同时火性较大,日久积热、生痰,易成噎膈。

三、饮食护理的基本原则和方法

饮食必须通过脾胃的受纳、运化功能,始能发挥作用。食疗能否达到治疗、补养的目的,关键在于脾胃功能的强弱。若脾胃功能旺盛,就可以根据疾病的需要配合饮食营养,增加血肉有情之品以补养之。若脾运不健、食欲减退、脘腹作胀、便溏、舌苔厚者,就不能据"虚则补之"的原则进补,若勉强食之,必伤脾胃,此时只能先予清淡易于消化的饮食,配合用药,调理脾胃,诱发食欲,待脾胃功能恢复后,再予饮食调养。具体饮食护理的基本原则和方法如下。

(一)定时进食,习惯良好

进食不定时,不但容易造成过饥、过饱,而且会使胃肠功能紊乱,影响消化吸收。因此,必须安排好治疗、检查、护理工作的时间,以保证患者的进餐时间。如估计某一工作在进餐前来不及完成时,应在病情许可情况下,另外安排时间,以免耽误患者进餐。进餐的时间,根据病情而定,一般脾胃虚弱的患者以少食多餐为宜。此外,进食时应该从容和缓,细嚼慢咽,这样既有利于各种消化液的分泌,又能稳定情绪,避免急食暴食,保护肠胃。进食时应尽量将头脑中的各种琐事抛开,把注意力集中到饮食上来,这样有利于消化吸收;反之,边吃饭边看电视或书报,则纳食不香,影响消化吸收。进食后也应提醒患者保持良好的习惯,如漱口,保持口腔清洁,防止口臭、龋齿等疾病。对于一些脾胃功能较弱的患者,可指导其按摩腹部,以促进胃肠的消化;同时,病情允许的患者食后可做一些和缓的运动。

(二)食饮有节

饮食要有节制,过饥、过饱都能伤害脾胃。脾胃是后天之本,气血生化的源泉,饥则机体气血得不到足够的补充,久之气血亏损而为病。而饮食过量,易伤及脾胃,出现吐泻等病证。因而饮食有节,定时定量,使脾胃运化功能处于常态,是保证身体健康的基本条件。同时饭后应散步,可以促进脾胃的运化功能。如果饱食即卧,易生百病。

(三)食饮清洁

俗话说病从口入,饮食不洁或误食有毒食物,可引起胃肠疾病或食物中毒,导致腹痛、吐泻,甚至严重中毒,危及生命。食物要新鲜、干净,当天的饮食当天吃完,最好不要过夜,尤其夏令季节更应注意。必须注意饮食卫生,并且最好都吃熟食。因食物煮熟,不但能杀灭可能存在的细菌,而且较易消化。

(四)食饮相宜

食物过硬,不易消化,对患者不利,如食物过软,则会影响患者食欲。所以饮食的软硬要适当,根据病情而有所不同,分为流质、半流质、普通饮食等。

食物过冷过热,会导致人体阴阳失调,而发生某些病变。如多食生冷、寒凉之物,可损伤脾胃阳气,使寒湿内生,发生腹痛、泄泻等症;妇女行经期过食生冷易患月经不调、痛经、闭经等疾病。过热的食物,易烫伤消化道,日积月累易致癌变;油煎、温热之物,可耗伤脾胃之阴,使肠胃积热,出现口渴、口臭、嘈杂易饥、便秘等症。病情不同,饮食的冷热要求也不同,一般来说,热证患者喜冷而寒证患者喜热,可以随患者之喜好适当调节食物的温度。

不同食物所含的营养成分各有不同,只有做到合理搭配食物,才能使人体得到均衡的营养,满足各种生理活动的需要。所以在临床护理中,在患者病情允许的情况下,应尽可能使饮食多样化,根据病情的需要,兼而取之,合理搭配,才能尽快地恢复健康。

(五)忌偏食饮

人体营养来源于各类食品,所需的营养成分亦宜多样化,以满足各个脏腑的需要而维持其正常功能。食物亦有五味,各有归经,并具四性,可影响和调节脏腑阴阳。若对饮食有所偏嗜或偏废,体内各种营养成分比例失调,容易发生疾病。如过食肥甘厚味可助湿生痰、化热,或生痈疡等症;过食生冷能损伤脾胃之阳气,而致寒气内生,发生腹痛、泄泻等脾胃虚寒之症;偏食辛辣,可使胃肠积热而致口腔破溃、牙龈出血、大便干燥,或酿成痔疮下血之症;饮酒日久,易患肝病;吸烟过多,易患肺癌;等等。

(六)三宜进食

1. 因时制宜

由于春、夏、秋、冬四时气候的变化对人体的生理、病理有很大的影响,因此,应当在不同的季节合理选择不同的饮食,以帮助患者增强体质,恢复健康。

春三月,食宜清温平淡,如麦、枣、猪肉、花生、芝麻等,少食生冷、黏腻之物。

夏三月,应进食清淡、解渴、生津、消暑之品,如西瓜、冬瓜、绿豆汤、乌梅小豆汤、藿香茶等,切忌过食寒凉、厚味之品;平素阳虚体质,常服用参茸、附子之品者,也应注意节制。

秋三月,饮食应以滋阴润肺为主,可适当食用一些柔润食物,如芝麻、蜂蜜、菠萝、乳品、甘蔗、糯米等,以益胃生津,尽可能少食葱、姜、辣椒等辛辣之品;进补时也应注意在平补的基础上再配以生津养液之品。

冬三月,以养精、藏精为主,此时进补可扶正固本,以增强抗病能力,为有效地预防开春的时行瘟病打下较好的基础。宜食用具有滋阴潜阳作用且热量较高的食物,如谷类、羊肉、狗肉、木耳等,而且宜热饮热食,以保护阳气。

2. 因人制宜

因人制宜是指饮食调护应根据不同的年龄、体质、个性等方面的差异,分别予以不同的调摄。

体胖者多痰湿,宜食清淡化痰之品,忌食肥甘厚腻之品,以免助湿生痰;体瘦者多阴虚内热,宜食滋阴生津、养血补血的食物,忌食辛辣动火之品,以免伤阴。

孕妇在妊娠期,由于胎儿生长发育的需要,机体的阴血相对不足,而阳气偏盛,宜食性味甘平、甘凉的补益之品,如鱼肉、乳类、蔬菜、水果等,忌食辛热、温燥之物,以免助阳生火扰动胎气,即所谓"产前宜凉"。哺乳期,由于胎儿的娩出,气血受到不同程度的损伤,机体多虚多瘀,此时宜食有营养、易消化、补而不腻之物,如小米粥、大枣、骨头汤、鸡汤、蛋类等,忌食寒凉、辛燥、酸性食物,即所谓"产后宜热"。

儿童身体娇嫩,为稚阴稚阳之体,宜食性味平和、易于消化、又能健脾开胃的食物,而且食物品种宜多样化,粗细结合、荤素搭配,不可偏嗜,以免过胖或过瘦,忌食滋腻、峻补之品。

老年人或大病初愈之人,脾胃功能虚弱,运化无力,宜食清淡、温热、熟软之品,忌食生冷、黏硬、不易消化之物,且因其体质虚弱,不宜大剂量强补,而应少量多次进补,防止偏补太过或因补滞邪。肠燥便秘者,宜多食含油脂的植物种仁或富含纤维的蔬菜。

3. 搭配适宜

食物配伍也和中药配伍一样,讲究搭配相宜。若搭配得当,则可提高食物的功效,反之,则会降低功效,甚至危害人体健康。如菠菜猪肝汤,菠菜与猪肝均能养肝明目,相互配伍可增强补肝明目之功效,用于治疗肝虚目昏或夜盲症等;大蒜可防蘑菇中毒;生姜可减轻或消除鱼虾引起的腹泻、皮疹等不良反应。而萝卜能降低补气类食物如山药、山鸡等的功效,更有甚者可产生明显的副作用或毒性反应。在服用某些中药时也应忌口,以免降低药效或发生不良反应,如服荆芥时忌吃鱼、虾,服甘草时忌吃海产品等。

(七)常用饮食调护方法

我国人民在长期与疾病做斗争的过程中,创造了许多利用饮食治疗疾病和调护、保养身体的方法,常用的主要有以下几种。

1. 汗法

汗法即解表法,是一种通过发汗以疏散外邪、解除表证的方法,主要适用于外感初起,病邪侵犯肌表所表现出的一系列病证,如恶寒发热、头身疼痛等。常用食物有葱、姜等。

2. 下法

下法即泻下法,是用具有通便作用的食物通泻大便或祛除肠内积滞的方法,主要适用于病后、产后和年老体虚、气血不足、肠燥便秘者。常用食物有蜂蜜、香蕉、植物果仁、菜泥等。

3. 温法

温法即温里法,是用温热食物振奋阳气、祛除里寒的一种方法。多用于里寒证或素体阳虚之人,症如肢体倦怠、四肢不温、腹痛、吐泻等。常用食物有辣椒、酒、花椒、姜、羊肉等。

4. 清法

清法即清热法,是用寒凉性食物清除内热、泻火解毒的一种方法。多用于实热证或素体阳盛之人,症如发热、烦渴、口舌生疮、小便短赤等。常用食物有西瓜、梨、黄瓜、苦瓜、绿豆、茶等。

5. 消食法

消食法也称消导法,是用具有消食健胃作用的食物开胃消食的一种方法。适用于脾胃升降失调、饮食不化之证,症如嗳腐吞酸、脘痞腹胀、厌食呕恶等。常用食物有山楂、萝卜、大蒜、醋等。

6. 补法

补法即补益法,是用具有补益作用的食物以补气养血、滋阴助阳、强身健体的一种方法。适用于气虚、血虚、阴虚和阳虚等证。根据病情的不同需要,分为适用于阳虚、气虚的温补,适用于阴虚的清补,通用于各类虚证及正常人进补的平补三类。常用食物有羊肉、龙眼肉、甲鱼、鸡、鸭、海参、木耳等。

四、五脏病证的饮食宜忌

(一)心系病证

心系病证包括心悸、胸痹、失眠等,尤以心悸为主。涉及现代医学的心血管系统疾病,如功能性或器质性心脏病、高脂血症、动脉硬化、冠心病等。对心衰出现喘咳、咯血、水肿等症状者,宜分别参考肺、肾系病证的饮食宜忌。

饮食宜忌应结合血脂检验值分别对待,血脂正常者,一般营养食品均适宜;血脂增高者,以清淡素食为主,可少进瘦肉、鱼类食品,忌食动物脂肪、肝、脑以及浓茶、咖啡等刺激品。

(二)肝胆系病证

肝胆系病证包括黄疸、臌胀、癥积、眩晕、中风、癫痫、郁证等。这些疾病与肝的疏泄功能有关,涉及现代医学多系统疾病,如急性肝炎、慢性肝炎、肝硬化、胆囊炎、胆结石、高血压、脑出血、癫痫、神经症等。

饮食宜进清淡的蔬菜及营养丰富的瘦肉、鸡、鱼类。忌辛辣、烟酒刺激品,少进动物脂肪。肝胆疾病急性期以素食为宜,缓解期或恢复期可进荤食。肝、脾肿大者宜选食甲鱼、淡菜;牙龈、鼻出血者,宜食藕粉、藕汁、橘子;肝硬化腹水者,宜低盐或无盐饮食。肝昏迷时应控制动物类蛋白的摄入。高血压、脑出血参照心系病证饮食原则。但脑出血昏迷初期者,宜予素流质饮食,3～5日后仍昏迷不醒者,可适当增加牛奶、瘦肉汤等,清醒后予以半流质饮食。

(三)脾胃系病证

脾胃系病证包括胃脘痛、呕吐、噎膈、泄泻、便秘等,均为脾胃纳运功能失常所致,并与肠有密切联系。涉及现代医学消化系统部分疾病,如急性胃炎、慢性胃炎、肠炎、食管癌、胃癌等疾病。

饮食宜进营养丰富,软、烂、热、易于消化的食物;忌生冷、硬固类及难消化的食品。脾胃虚寒者,宜食姜、椒类;胃热者可酌进水果;胃酸过多者,宜吃些含碱面食;胃酸缺乏者,饭后宜进食适量醋或山楂片;腹泻者以少油、半流质或软饭为宜,忌苋菜、茼蒿、茄子及生冷瓜果等寒凉滑润之品。胃癌及食管癌患者,根据吞咽进食情况,给予适当的饮食类别,除忌食辛辣刺激品外,无特殊禁忌,以营养丰富的荤、素菜为宜。

(四)肺系病证

肺系病证包括咳嗽、哮喘、肺痈、肺痨、悬饮、矽肺等,临床多以咳嗽、咯痰为主症。涉及现代医学的疾病有急性支气管炎、慢性支气管炎、哮喘、肺脓疡、肺结核、胸膜炎等。若兼有发热者,暂按时感温病饮食处理。

饮食宜进清淡素食,忌辛辣、油腻、甜黏的食物。咳嗽痰黄、肺热盛者,宜选萝卜、橘子、梨、枇杷等清热化痰;痰中夹血者,宜以藕片、藕汁、荸荠等清热止血;痰白清稀、肺寒者,应禁忌生冷水果。病久者可以适当进食瘦肉、鸡蛋等营养食品。恢复期表现为肺阴虚者,选用百合、银耳、甲鱼等滋阴补肺。哮喘患者常与食物过敏有关,故应禁食海鲜、香菜等发物类。

(五)肾系病证

肾系病证包括水肿、淋浊、消渴、癃闭、阳痿、遗精、痿证等。涉及现代医学的疾病有急性肾炎、慢性肾炎、肾盂肾炎、尿路结石、乳糜尿等。

宜进食清淡、营养丰富的食物以及多种动物性补养类食物。忌盐、碱过多和酸辣太过的刺激品。水肿者,可选食荠菜、冬瓜、薏苡仁、鲫鱼、黑鱼、蒜头等利尿消肿的食物。肾虚者,可选食猪肉、牛肉、羊肉、鸡肉、狗肉、蛋类等补养品;若需专力于补肾填精,可选用甲鱼、猪脊髓、牛脊髓、羊脊髓、筋类;用于补肾壮阳的有海参、狗肾等食物。肾炎患者宜低盐或无盐饮食。乳糜尿患者应忌脂肪、蛋白类食物。糖尿病患者需控制主食,用蔬菜、瘦肉等充饥。

第五节 恢复期护理

病证恢复期,是指邪气已衰,正气渐复,脏腑功能逐渐恢复,病情好转,趋于痊愈的时期。

这个时期如能注意合理调护,可使邪气彻底清除,有助于脏腑功能的完全恢复。若调护不当,易使病邪复燃,脏腑功能失调,而致病情复发。因此,在疾病恢复期应注意避免外邪、防止过劳、合理饮食、调摄情志,以促使身体早日康复。

一、防止因外邪复发

1. 顺应四时气候变化

春温、夏热、长夏湿、秋燥、冬寒,是一年中气候变化的一般规律。在病证恢复期,新病初愈,真元尚虚,气血未充,卫外功能低下,就应顺应四时气候的变化,防止虚邪贼风的侵袭,才能防止复发。可利用自然调护,借日光调节人体之阳气。除冬季外,一般以晨起阳光温煦不烈时为日光浴的最佳时间。另外,还可通过皮肤与寒冷空气的经常接触,使卫气得到锻炼,提高卫气的反应能力。在季节转换之际及气候突变之时,要随时增减衣被,冬季注意预防感冒,居室内应空气新鲜,在感冒流行时可服药预防;夏季注意防暑,降低居室内温度,用避暑药预防中暑;春秋季注意预防传染病等。

2. 适应昼夜阴阳变化

在昼夜晨昏的阴阳变化中,人体必须与之相适应。患者在病证恢复阶段,虽然气血阴阳平衡渐渐恢复,但是适应能力还较弱,因此对昼夜寒温的变化尤应注意,如冬季昼夜温差大,应加盖被毯,夏季虽然暑热,但是夜间仍比白天气温低,应注意不可贪图凉爽袒胸露腹而受凉。有些疾病往往昼轻夜重,应注意加强夜间病情观察和护理,如哮喘患者常夜间发病,可在晚间睡前服平喘药,预防夜间哮喘加重。

二、防止因食复发

1. 适当增加营养与忌口

要遵照饮食护理的原则,既注意饮食的营养,又不可暴饮暴食及强食不易消化的食物,应按身体恢复的程度,在保证营养的基础上,多食易消化的清淡食品,如新鲜蔬菜、水果等。如手术后的患者常需增加高蛋白食品,应选择鸡蛋、牛奶、瘦猪肉、鸡肉、牛肉,并煮熟烂,易于消化。肥胖者与高血压、冠心病、胆结石、高血脂的患者,应注意适当限制糖、盐和肥肉的摄入,忌食辛辣煎炸食品,少食面粉、糕点等。肾病、心脏病及水肿患者应吃无盐或低盐食物,多吃青菜、水果。瘾疹者忌鱼虾腥发之物等。

2. 注意促进食欲

在患病期间,多数影响了患者的脾胃功能。在病证恢复期,胃气逐渐恢复,但食欲仍然较差。在饭前一小时饮温开水 250~300 毫升,可刺激消化液的分泌,以促进食欲。同时应注意调配食物的品种,使饮食不要单一。鼓励患者进食,但不可偏嗜。若食物调配合理,患者能在病证恢复期得到食补,定能尽快恢复健康。

3. 定时定量

病证恢复期患者脾胃尚虚,饮食要少食多餐,定时定量,不可饥饱无常。对一时不愿进食者,不要勉强劝食,待胃气恢复,再以饮食调补。

4. 注意饮食卫生

病证恢复期患者胃气尚虚,机体抵抗力弱,容易使脾胃受损,所以应注意饮食卫生。要养成饭前便后洗手的习惯,不喝生水,生吃瓜果要洗净,不吃腐败变质与不洁食物,少吃零食。平时适当吃些姜、醋、蒜、葱,可起到杀菌作用,防止出现肠道疾病,如泄泻、痢疾等。

饭后要漱口,早晚要刷牙。晚餐不宜太晚或过饱,睡前不饮浓茶、咖啡,以免影响睡眠,禁烟、酒。

三、防止过劳复发

疾病恢复期的患者,本来正气极弱,形体劳累或房事不节等极易引起病证的复发,称为劳复。

1. 防体力过劳

体力过劳,是指体力劳动或体育锻炼太过。"劳则耗气",原本气血未复,正气未充,若再劳累过度,会更加损伤人体的正气。故病后初愈者,在进行身体活动时,要量力而为,以"小劳不倦"为原则。

2. 防脑力过劳

脑力过劳,是指思虑太过。思虑太过,不仅会耗伤精血,影响心神,还会损伤脾气,影响脾胃的运化腐熟功能,不利于疾病的恢复。因此,医护人员应注意及时掌握患者的思想动态,诚挚地开导患者,消除他们的各种思想顾虑,告诉他们心情愉悦、安心调养可促进身体早日康复,否则,可使病情加重或恶化。

3. 防房事太过

房事太过是指性生活不节制。大病、久病之后,常易肾虚,若不节制房事,则肾精更加亏耗,机体阴阳更加失调,而影响疾病的痊愈。故疾病恢复期的患者,要注意节制房事,以免病情复发。

四、防止因情复发

情志所伤,可直接影响相应的内脏,使气血失调,脏腑功能紊乱,在病证恢复期应注意调畅情志,防止五志过极,以免因情伤而病复。

1. 心情要舒畅

急性期过后,脏腑功能恢复需要一段时间,患者在病证恢复期容易产生急躁情绪,加上久离工作岗位及家庭,急于处理工作及家庭事务,患者往往出现忧思情绪。这些情绪都可以影响脏腑功能,而导致病情加重,因此,要让患者保持乐观的情绪,保证心情舒畅,尽量避免不良刺激,学会调节生活,适当参加文娱和体育活动,以利于病证早日康复。

2. 避免情志异常波动

患者在病证恢复期如果出现情志异常波动,可使病情加重,或迅速恶化。如高血压患者,在经过治疗后,情绪稳定,可使血压逐渐平稳正常,若出现情志波动,如突然愤怒,可使肝气上逆,血压会突然升高,严重时还能导致中风。因此在病证恢复期,应使患者避免五志过极,以免因五志变化对各脏腑造成不良影响,使脏腑功能失调,加重病情。

第六节 康复护理

"康复"一词,即恢复到原来良好的状态,主要是指身心功能、生活工作能力的恢复。

中医康复护理是运用中医整体观念和辨证施护理论,利用传统康复护理的方法,配合康复医疗手段、传统康复训练和养生方法,对残疾者、慢性病患者、老年患者以及急性病恢复期患者,施以积极的康复护理措施,使其身体功能和精神情志尽量地恢复到原来的健康状态。

一、康复护理的基本原则

(一)预防为主

病证后期,正气不足,卫气不固,常因感受六淫等外邪而引起疾病复发。另外,饮食不当、精神刺激、形体劳倦、房事不节等也会引起疾病复发。故康复护理的全过程都应贯彻"预防为主"的原则。在这个时期应注意加强对患者的合理调养和护理,以使病邪彻底清除,脏腑功能完全恢复。

(二)整体康复

1. 顺应四时护理

一年四季的气候变化可以影响人体的阴阳调节、气血流通及脏腑虚实的变化,康复护理必须顺应四时气候变化的自然规律给予患者适当的护理。

2. 适应社会环境护理

护理人员应对康复对象所处的社会环境,如家庭、朋友、婚姻、经济条件、工作状况等有所了解,以进行有的放矢的护理,使患者能适应社会环境,正确对待社会环境因素造成的困扰,正确对待自己所患疾病,增强信心,配合康复护理训练,尽快恢复健康。

3. 注重身心全面护理

在护理康复对象时要细心观察患者的五官、形体、色脉等外在变化,了解和判断内脏病变,从而拟定出相应的护理措施。对患者进行身心全面护理,还应注意观察患者的情志变化,设法避免和消除使患者感到紧张、恐惧、忧愁、绝望等的不良精神刺激,采取情志护理措施,实施身心整体护理。

(三)综合护理

中医康复护理的对象多为老弱病残,病多疑难,想尽快康复,非单一疗法与护理所能奏效。根据病情的轻重、缓急、新旧、突发及发作后的不同情况,可采用"急则护其标,缓则护其本"的康复护理原则,并遵循一定的康复护理程序分期进行康复护理。动静结合是普遍采用的综合护理方法,容易达到康复的目的。而医疗与自护相结合,既可发挥医护人员的积极性,又可发挥患者医疗自助的主导作用,如打太极拳、自我按摩,这是自身康复护理的又一特点。

(四)三因护理

中医康复护理应根据不同的个体、不同的疾病,以及不同疾病的不同阶段可能出现的证候,实施不同的护理措施。

1. 因人施护

康复护理对象的身体素质、行为习惯、病情轻重、残疾程度、文化水平、经济条件都不尽相同,致使其对康复治疗的信心不同,对医院环境的适应能力不同,对疾病的认知亦不相同,因此,护理人员应对不同的患者进行具体分析,采取不同的护理措施。

2. 因病施护

在康复护理时应根据康复护理对象所患病证的不同采取不同的护理措施。如对情志不舒、心情忧郁的患者可以实施娱乐康复护理措施,如听音乐、看电视、做游戏等,但是对有抽搐发作史、癫痫患者,这些活动则不合适,应使这些患者的病室环境安静,舒适无噪声。对患风寒湿痹证的患者则应根据病情调节病室温度、湿度;而对肥胖、消渴患者则应在活动量方面适当增加;对心悸、怔忡患者活动量应尽量控制,以免病情恶化。

3.因病程施护

在康复护理时,同一疾患的不同康复期,应采取不同的护理措施,以适应病程中不同阶段的护理要求。如患真心痛的患者,在发病期应密切观察病情变化,防止病情恶化;当疼痛发作时要让患者卧床休息,在生活护理方面给予周到的照顾;在发病后病情稳定时,应注意患者的情志变化,消除其恐惧心理。对伤残患者,康复后期应将护理重点放在肢体功能恢复和生活自理能力训练上。

二、康复护理的方法

传统康复护理的方法,除遵照一般住院患者的一般护理方法以外,还应在起居护理、饮食护理、心理护理及运动护理方面突出康复护理的特点。

(一)起居护理

康复护理对象所居住的康复病房,包括住院病室、运动健身室、娱乐康复室等。患者大部分时间是在住院病室休息,护理人员应为患者创造良好的居室条件,要注意病室整洁、空气清新、环境安静、无噪声、光线适宜。同时应细心帮助患者搞好个人卫生,如经常帮助患者修剪指甲,经常更换床单、被罩,协助患者大、小便,做好皮肤护理等。

(二)饮食康复护理

饮食康复护理重视以食代药,食药并重,以合理的饮食调养配合疾病的治疗,促进患者早日康复。

1.饮食调养与宜忌

在饮食调养方面,应注意饮食适量,软硬、冷热适宜,五味不可偏嗜,对胃肠疾病康复期患者要求少食多餐,并应注意在康复期的饮食宜忌。

2.康复食谱

康复食谱分为康复食疗与康复药膳两大类。

(1)康复食疗食谱 可根据辨证,因人、因时、因地选择粥谱、饮谱、食谱、菜谱等。

粥,为易消化吸收的半流食,主要适用于老、残、虚弱病证的瘥后护理,以及慢性虚损痼疾。

饮,为易消化吸收的全流食,主要适用于残疾诸证及老年、儿科诸证。

食谱,主要适用于慢性虚弱病证及残疾诸证,如虚损、痰饮、胃痛、阳痿、遗精、小儿疳积、风湿痿痹等。

菜谱,是根据日常食用蔬菜的性味组成的康复饮食,主要适用于肥胖、虚损、消瘦、便秘、消渴、头痛等病证。

(2)康复药膳食谱 药膳食疗是药物与食物相配合,经过烹调而形成的具有康复、治疗作用的一种食疗方法。药膳具有营养丰富、爽口美味、防治疾病、保健强身的作用,如白鸽红枣饭、山药羊肉汤等可用于虚损体弱者的食疗。

（三）心理康复护理

心理康复是通过"治神""调神""护神""医心"等治疗与护理手段，针对不同患者的心理状态进行心理教育及心理训练的一种方法，用于调治及护理情志病变，减轻或消除"心神形病"，使患者通过心理康复护理达到身心全面的康复，即"欲治其疾，先治其心"。

1. 心理康复护理的特点

心理康复护理有两大特点：一是心理教育，二是心理康复训练。心理教育是针对特定的护理对象，以改变其病态心理的教育，使其能改变意志，克服恶习，变化气质，提高心智。心理康复训练是以强调"自我调节"的一种训练，通过语言进行分析、启发、开导，使患者充分领悟而恢复到正常心理状态。

2. 心理康复护理方法

心理康复护理方法分为行为心理护理法和情欲心理护理法两大类。

（1）行为心理护理法　主要是针对老弱病残者因身体条件或周围环境的改变，心理不适应而出现行为反常者而设。

（2）情欲心理护理法　主要是通过调节患者的性情和欲望，以改变其病态心理活动，促进身心功能恢复，提高社会适应能力的一种方法。在康复护理工作中要根据患者不同的心理变化采取相应的护理措施。

（四）运动康复护理

对康复期患者行走、活动的护理，应按照康复治疗的规程进行。掌握动静结合的原则，做适当的运动健身，还要对康复功能训练进行指导与护理。

1. 动静结合

中医护理强调动静结合，根据患者的病情轻重、体质强弱、个人的爱好适当安排休息与活动。一般体质虚弱者、老年人、手术后患者，在康复期应以休息为主，有助于保持体力，加快脏腑功能恢复。而适当的活动，可以使经络通畅，气血流通，增强抵抗外邪的能力。因此，可适当做轻度娱乐性质的活动，如听音乐、唱歌、下棋、读书等。慢性病康复期患者，每日清晨可散步、打太极拳等。

2. 运动健身

康复期患者应根据病情选择适当的健身运动。护理人员要严格掌握运动种类、运动时间、运动强度及各项注意事项。

（1）运动种类　各类疾病在康复期均可配合健身运动达到康复目的，但选择的运动种类要因人、因病、因病程而异。肥胖、心痛病、老年患者可选耐力较强的项目，如步行、慢跑等。体弱者可以选择太极拳、五禽戏、八段锦和气功等。高血压、失眠患者则应选择放松性运动，如散步、钓鱼等。

（2）运动时间　宜在早晨起床后，选择空气清新的地方坚持运动1小时左右，要注意每日定时、定量有规律运动，坚持不懈，才能达到良好的康复效果。

（3）运动健身的护理　患者在运动时，护理人员要密切观察其病情变化，以防出现意外。老年人运动时要注意防止跌仆，运动量不可过大。心痛病患者不宜在运动前后1小时内进餐，运动后不能洗热水澡，高温季节应在阴凉处运动并适当减少运动量，以免病情复发。

3.康复功能训练的护理

(1)根据病证和伤残情况选择训练方法 对康复期患者的功能训练,要根据病证和伤残情况选择不同的训练方法,护理工作是指导和配合功能训练,如对偏瘫患者的康复功能训练,护理人员应指导患者训练起坐、站立、平衡等功能,教会患者使用支架、拐杖等。对聋哑患者,则需要进行手语、口语训练。

(2)生活能力训练 为了使伤残患者尽快独立生活和工作,在康复期就应进行生活能力的训练。首先,护理人员要做好伤残患者的心理护理,消除其为难情绪,再从日常生活的每一件事教起,如起床、穿衣、洗脸、漱口、吃饭、解大小便等。在训练中护理人员要鼓励患者不怕失败,有信心、有毅力战胜困难。训练中应注意安全。

(3)职业能力训练 此项训练是为患者恢复工作或更换新的工作做准备。我国传统的艺术性的职业训练,如工艺品制作、刻字、刺绣、缝制、编织、剪纸等,皆适于上肢伤残患者训练,可使伤残患者手指灵敏、操作准确。智力教育性的职业训练,如阅读、书法、绘画、打字等,可使伤残患者思维清晰、记忆精确。训练时应注意范围由小到大、由少到多、由简单到复杂、由短时间到长时间循序渐进,不可急于求成,护理人员要耐心辅导,长时间反复训练必定会成功。

第七节 用药护理

药物疗法是中医最常用的治病手段和方法。中医内服药的剂型很多,药效各殊,临床根据疾病治疗需要而选择使用。护理人员能否正确地掌握给药途径和方法,将直接影响到药效的发挥及治疗的效果。因此,作为护理人员,除了要了解中药学的基本知识外,还应当熟练掌握中医的用药方法及药后护理,有利于全方位提高药物的疗效,促进机体早日康复。

一、中药汤剂的煎煮

汤剂是中药最常用的剂型之一,其煎煮方法是否得当,可直接影响到药物的安全性和临床疗效。若患者自煎汤剂时,护理人员应将汤剂的正确煎煮方法和注意事项向患者交代清楚,以便更好地发挥药物疗效。由于药物的性能和疾病的要求不同,因此中药煎煮的注意事项亦有区别。

(一)煎药的容器

以砂锅、瓦罐为宜,也可暂用搪瓷缸,但忌用铁锅,以免发生化学反应,降低疗效。

(二)煎药用水

现在一般认为只要新鲜清洁,含矿物质和杂质少,如自来水、河水、湖水、井水、泉水等,都可以作为煎药用水。反复煮沸或存放较久的水,则不能作为煎药用水。

煎药的用水量一般为将饮片适当加压后,水面高出药面3厘米左右为宜,第二煎为第一煎加水量的1/3~1/2。若质地坚硬、黏稠或需久煎的药物,加水量可稍多;质地疏松,或有效成分易于挥发,需较短时间煎煮的药物,则加水量可略少,水面刚刚淹没药物即可。药材煎前应浸泡,一般来说,以花、叶、草类为主的,宜浸泡20~30分钟;以根茎、种子、果实类为主的,宜浸泡60分钟;复方汤剂,煎前浸泡30~60分钟为宜。总之,以浸透为原则,但由于夏季气温高,浸泡时间不宜过长,以防腐败变质。

（三）煎药用火及时间

煎煮汤药一般在未沸前用武火（大火），待煮沸后用文火（小火），以免因大量蒸发影响有效成分的煎出。若药物煎煳，应弃而不用，切勿加水再煎服。另外，忌用沸水煎药，因为某些药物遇沸水后，其表面蛋白质会立即凝固，影响有效成分的煎出。

煎煮的时间和火力，要根据药物的性能而定，如发汗解表药需用武火煎煮，时间宜短，煮沸后再用文火煎 5～10 分钟即可，以免降低药效。补药煎煮时间宜长，待药煮沸后再用文火继续煎 30～60 分钟，以使药物的有效成分尽量煎出，充分发挥药力；有毒性的药物，如附子、川乌、草乌等，应文火久煎 60～90 分钟，以降低毒性，以舌尝不发麻后，再与其他药物同煎。

（四）煎药次数与取药

中药汤剂一般煎两次，第一煎煮沸后宜再煎 20～30 分钟，第二煎煮沸后宜再煎 10～15 分钟，以使有效成分充分煎出。服用时，可将头煎、二煎药汁混合后分服，也可将两次所煎药汁顿服或分数次服用，也可视病情不同而定。每次药汁量成人 300～400 毫升，小儿减半。中药汤剂，宜当天煎煮当天服完，切忌常温下过夜。若未服完，应将药液放入冰箱内贮存。

汤剂取药时，必须凭本院医护人员的处方，在医院划价交款后，到药房或煎药室取药。取药时，要注意核对患者姓名、床号及药物的品种、数量是否正确。同时，要检查药品是否过期、变质等，如有异常，立即向药房或煎药室退换。

（五）特殊药物的煎药法

一般药物可同时入煎，但部分药物因为性味、质地、性能、临床用途、煎煮时间不同，入药煎煮的方法也不尽相同。常用的特殊煎法有以下几种。

1. 后下

凡气味芳香借挥发油取效的药物，如薄荷、钩藤等，宜在一般药物即将煎好前加入，同煎 5 分钟左右即可，以防有效成分散失。

2. 先煎

贝壳类和矿物类药物应打碎先煎，煎沸 20～30 分钟后，再下其他药物同煎，如牡蛎、石决明、生石膏等。附子类药物也应先煎以降低毒性，保证用药安全。

3. 烊化

胶类药物宜烊化后用药汁冲服，如阿胶、饴糖等。

4. 包煎

粉末状、黏性及伴有绒毛的药物，如旋覆花、车前子、滑石等，应用纱布包好再放入药中同煎，以防止药液混浊和刺激咽喉引起呛咳。

5. 煎汤代水

质轻而体积大的药物，如糯稻根须、玉米须等，先将该药加水煎煮，然后去渣，再用此水煎其他药物，这种方法称为"煎汤代水"。

6. 水调

有些药物要磨成极细粉末后用水调服，如犀角、牛黄、鹿茸、麝香、琥珀等。有条件者，犀角可采用水磨，其效更佳。

7. 另煎

有些贵重药物，为了减少损耗，可以另外单味煎煮，如人参、西洋参等，煎好后另服或冲入汤药内同服。

二、中药的一般服法

中药剂型种类多样,应根据患者的具体情况、药物的不同剂型和质地,采用不同的服法。中药的服用方法包括服药时间、服药方法、服药剂量、服药温度等。服用方法的恰当与否,对疗效有着重要的影响。

(一)服药时间

汤剂一般每日一剂,煎两次分服,两次服药时间间隔4~6小时,临床根据病情需要适当增减,如热性病、急性病,可以一日两剂。一般来说,病在胸膈以上者,如头痛、目疾、咽喉病宜饭后服;病在胸膈以下,如胃、肝、肾疾病宜饭前服。逐水药,应在早晨空腹用枣汤送服,以减少胃肠道反应。治疗疟疾的药,应在发作前2小时服。安神药、润肠通便药宜睡前服。驱虫药宜临睡前及早晨空腹服。调经药宜在行经前数日开始服用。危重患者服药不拘时间。

(二)服药方法

(1)汤药一般均以温服为宜。但解表发汗药要趁热服,以助汗出;清热剂、凉血止血剂宜凉服。

(2)散剂、粉剂药物可用蜂蜜加水调和送服,或装入胶囊吞服,切勿倒入口中吞咽,以免粉末引起呛咳。

(3)丸剂、颗粒小者,直接用开水吞服,大粒蜜丸可以分成数粒吞服,若水丸质硬者,用温开水溶化后服用。

(4)膏剂,根据服药剂量用开水冲服。避免直接倒入口中吞咽,以免黏附咽喉而作吐或不易消化吸收,影响效果。

(5)药酒(酒剂)是用酒浸泡药物一定时间,去渣后所得的澄清液体。服用时按所需服用量,用开水送服即可。

危重患者服药宜少量多次,频频喂服;神志不清或人工冬眠者,及其他原因不能口服时,可采取鼻饲给药法。遇到呕吐患者,可将药汁浓煎,少量多次频服,或在服药前先服少许姜汁,以减少呕吐。

(三)服药剂量

药物剂量的大小与其疗效有直接的关系,药量过小则达不到治病作用;药量过大,非但达不到预期疗效,甚则造成不良后果。尤其是对某些药性猛烈或毒副作用较强的药物,应严格控制用量,确保用药安全。对药物剂量大小的掌握,应考虑以下因素。

1.根据药性确定用量

凡有毒、峻猛的药物,用量宜小,并应从小剂量开始,根据病情逐渐增加,但不可过量,以防中毒或产生副作用。质地沉重的矿物类、贝壳类药物,用量宜大;质地轻浮的花、叶类,以及芳香走散之品,用量宜小。

2.根据病情、体质、年龄确定用量

一般重病、急性病用量宜重;轻病、慢性病用量宜轻。素体强壮者用量宜重;年老体弱或妇女产后体虚者及儿童用量宜轻。

另外,同样药物,单用剂量宜重,复方剂量宜轻;入汤剂宜重,入丸、散剂宜轻;冬季用苦寒降火药物用量宜轻，夏季用辛温祛寒药物用量宜轻。

（四）服药温度

服药温度是指中药汤剂的温度或服药时水、酒等的温度，分为温服、热服和冷服。

1. 温服

将煎好的汤剂放温后服用，或将中成药用温开水、药汁等液态物质送服的方法，称为温服。

中药一般多采用温服，因温服可减轻某些药物的不良反应，如瓜蒌、乳香、没药等对胃肠道有刺激作用，能引起恶心、呕吐等，温服后能缓解上述不良反应。

> **知识链接**
>
> 　　值得注意的是，汤剂放凉后，要温服时，应先加热煮沸，使汤剂中沉淀的有效成分重新溶解后，再放温服用。不应只加到温热不凉就服用，因为汤剂放冷后许多有效成分因溶解度小而析出沉淀，如果只服用上面的清液，而舍去沉淀部分，必然影响疗效。

2. 热服

将煎好的汤剂趁热服下或将中成药用热开水送服的方法，称为热服。解表药必须热服以助药力发汗；寒证用热药应热服；真热假寒证用寒药，亦应热服，以避免患者服药格拒。另外，不论是汤剂还是中成药，凡属理气、活血、补益之品，均应热服。

3. 凉服

将煎好的汤剂放凉后服用或将中成药用凉开水送服的方法，称为凉服。热证服用寒药应凉服；真寒假热证用热药，亦应凉服。另外，不论是汤剂还是中成药，一般属止血、收敛、清热、解毒、祛暑之剂，均应凉服。

三、常用中药煎服及护理

（一）解表药的煎服及护理

凡以发散表邪，解除表证为主要功效的药物称为解表药或发表药。根据解表药的药性和主治差异，一般可将其分为发散风寒药和发散风热药两类。

1. 解表药的煎服

解表药多属轻清香散之品，入汤剂时均不宜久煎，以免有效成分挥发而降低疗效。一般武火煮沸后用文火再煮5～10分钟，即可趁热取汁饮服。辛温解表药宜热服，服后可饮热水或热稀粥，以助药力。此外，服用解表药时尚应注意，发汗力较强的解表药用量不宜过大，以免发汗太过，损及津液；表虚自汗、阴虚盗汗及疮疡日久、淋病、失血者，虽有表证也应慎用。

2. 护理方法

解表药不是以汗出为目的，汗出应以遍身微汗为宜，不可大汗淋漓，若汗出过多则易耗伤津液，甚至气随津脱。一般情况下，汗出热退即可停药，不必尽剂。服用解表药时，应禁用或慎用解热镇痛的西药，以防多汗。汗出时，应注意避风寒，待汗出停止后再更衣换被。病室温度应保持在20～22℃，防止复感风寒。宜食用清淡、易消化的半流质饮食或软食，禁忌生冷、油腻、辛辣或酸性饮食。

（二）泻下药的煎服及护理

凡能引起腹泻,或滑润大肠,促进排便的药物称为泻下药。本类药物主要适用于大便秘结,肠胃积滞,实热内结,水饮停蓄等里实证。

1.泻下药的煎服

泻下药,宜空腹温开水送下。峻下药大多苦寒有毒,攻伐力强,易伤正气,故应中病即止,不宜过剂。对有毒的泻下药,如甘遂等,应炮制规范,控制剂量,避免中毒,确保用药安全。

2.护理方法

服药后应密切观察大便次、量、质等变化,另外,还应认真观察患者的脉象、血压、神志等生命体征的变化及腹痛的性质,如有异常,应及时报告医生进行处理,以防意外。若腹泻过重,要注意补液。服用逐水药后应记录 24 小时出入量,每天测量体重、腹围、腰围,以了解胸、腹水消退情况。服药期间,饮食宜清淡、易消化,忌油腻、辛辣、坚硬饮食,忌饮酒,宜多食水果和蔬菜。

（三）温里药的煎服及护理

凡以温里祛寒为主要功效,治疗里寒证的药物,即为温里药,又称祛寒药。所谓里寒,包括两个方面的病证:一方面为寒邪内侵,阳气被困;另一方面为阳气虚弱,或久病伤阳,阴寒内盛。

1.温里药的煎服

本类药宜文火久煎,热服或温服。本类药多辛热燥烈,易耗伤津液,故凡阳盛阴虚、血热出血,或真热假寒之证,均应禁用。温热之品,易伤胎元,某些药物对于孕妇应慎用或忌用。

2.护理方法

对患者积极采取各种防寒保暖的措施,病室温度可稍高,尤其在冬季要提高室温。开窗通风时,不宜让风直接吹到患者。饮食上宜进温补类食物,忌生冷瓜果或油腻饮食。

（四）清热药的煎服及护理

凡以清泄里热为主要功效的药物,统称为清热药。本类药物主要适用于里热证。根据清热药的性能和作用,清热药一般分为清热泻火药、清热燥湿药、清热解毒药、清热凉血药和清退虚热药五类。

1.清热药的煎服

清热之剂,一般沸后文火煎煮 10～15 分钟即可取汁服用,宜饭后 30 分钟凉服或微温服。清热药大多药性寒凉,久服易伤及脾胃阳气,故应中病即止,平素脏腑虚寒者慎用。

2.护理方法

病室要保持通风,炎热季节应有降温设备,并应根据患者的发热程度,调节病室温度。服药期间饮食宜清淡,不宜食油炸煎炒之品。烦热口渴时,多饮清凉饮料,如西瓜汁、绿豆汤或芦根煎水代茶饮等,以助清热生津之力。汗出过多时,可给予含盐饮料。另外,服药期间注意观察患者的体温、脉搏、呼吸等情况,如有异常,应报告医生及时处理。

（五）消导药的煎服及护理

以消化饮食、导除积滞为主要功效的药物,称为消导药。本类药物主要适用于饮食不消、宿食停滞所致的脘腹胀闷、不思饮食、嗳腐吞酸、恶心呕吐、大便失常,以及脾胃虚弱所致的消化不良、脘腹胀满等症。

1. 消导药的煎服

消导药气味清淡,取其气者,为理气宣散之品,煎煮时间宜稍短,沸后煎煮 10 分钟左右即可;药味厚重,取其质者,如消食祛积、软坚之品,煎煮时间可稍长,沸后煎煮 20~30 分钟。本类药物宜饭后温服,使药物与食物混合,以充分发挥药效。

2. 护理方法

饮食以甘平清淡为主,如稀饭、面条、山楂糕等,少食多餐,忌食生冷硬物、肥甘厚味,或芋头、红薯等胀气之品。服药后应注意观察腹痛及大便形状等变化,同时应注意情志护理。

(六)补益药的煎服及护理

凡具有补益人体气血、阴阳,以消除虚弱证候的药物,称为补益药,又称补虚药或补养药。根据补虚药的不同功效,可分为补气药、补血药、补阴药、补阳药四类。

1. 补益药的煎服

补益药大多质重味厚,浸泡时间应长,应久煎。贵重药品如人参需另煎。补益药物应饭前空腹服用。

补益药的使用应循序渐进,从小剂量开始,不可大量峻补,以防壅滞之弊。

2. 护理方法

患者阳气亏虚时,大多形寒怕冷,易外感风寒及其他时令之邪,所以室温以偏暖为宜;患者阴虚血热时,多喜凉爽,室温可稍低,并要通风。同时,要告知患者注意生活起居,避免重体力劳动,保持充足的睡眠,节制房事以避免肾精亏虚。在病情允许的情况下,指导患者适当地进行体育锻炼,以不疲劳为度,有强身益气的作用。不同病情的患者可给予适当的饮食护理以辅助治疗。

(七)安神药的煎服及护理

凡以镇静安神为主要功效的药物,称为安神药。本类药物主要适用于心神不宁、心悸怔忡、失眠多梦、烦躁易怒,以及惊风、癫痫、狂妄等症。本类药物按其性质分为两类:一为重镇安神药,二为养心安神药。

1. 安神药的煎服

重镇安神药多由矿物类药物组成,入汤剂时,应打碎先煎,且不宜久服,以免有碍脾胃运化。部分药物具有毒性,更应慎用,不宜过量,以防中毒。本类药宜晚上睡前服用,以免影响白天的工作、学习和生活。

2. 护理方法

在护理中要注意调摄患者情志,使其心情舒畅,精神愉快,保持病室与环境的安静,以利于患者睡眠。适当的体育锻炼不仅能使人气血流畅,体质改善,而且能使人身心舒畅,精力充沛,焦虑减少,有利于疾病的康复。但锻炼时要有足够而又安全的运动量,运动量要从小到大,持之以恒,这样才能取得良好的治病效果。服药期间,应注意观察患者精神及其兼症的变化情况。

(八)和解药的煎服及护理

凡具有解除半表半里之邪、调和肝脾、调和寒热等功效的药物,称为和解药。本类药物主要适用于伤寒少阳证、肝脾不和证、寒热互结证、肠胃不和证等。

1. 和解药的煎服

服用此类药时,应根据患者的寒热症状,适当调节服药的温度。

2. 护理方法

服药期间加强情志方面的调护,使患者心情保持舒畅。服和解少阳药时,要注意观察患者恶寒发热及汗出的情况。如恶寒时,要增加衣被保暖;汗出时,要减少衣被,并及时更换被汗浸湿的衣被,还应注意遮挡,以免汗出当风。肝胃或脾胃不和时,应注意饮食宜清淡,忌食生冷水果、油腻厚味、不易消化或致胀气之品,如红薯、土豆、大豆、蚕豆、糯米等,可配服橘饼、陈皮饼、姜、葱、蒜等。

(九)活血化瘀药的煎服及护理

凡以通利血脉、促进血行、消散瘀血为主要功效的药物,称为活血化瘀药,其中作用强烈者,称破血药。本类药物适用于血行不畅,瘀血阻滞所引起的多种病证。

1. 活血化瘀药的煎服

活血化瘀药性味多辛、苦,善于走散通行,易耗血动血,有的还可催产坠胎,故孕妇或妇女月经过多者均应慎用或忌用。虫类药物,如虻虫、斑蝥等大多有毒,入药以丸、散为佳,内服时应严格掌握剂量,中病即止;用于治疗癌肿时,可长期间断用药,并定期检查肝、肾功能,防止肝、肾受损。

2. 护理方法

注意观察患者疼痛的程度,了解肿块的大小及软硬度的变化。对瘀血、疼痛较重的患者,要做好安慰工作。饮食上以温通类食物为佳,忌食滋腻之品。

(十)祛湿药的煎服及护理

祛湿药物包括祛风湿药、芳香化湿药和利水渗湿药三种。凡能祛除肌肉、经络、筋骨间风湿之邪,以解除风湿痹痛为主要功效的药物,称为祛风湿药,适用于风寒湿痹、关节肿痛、屈伸不利、筋脉挛急、麻木不仁、半身不遂、下肢痿弱等病证。凡气味芳香,以化湿运脾、除浊辟秽为主要功效的药物,称为芳香化湿药,主要适用于湿浊内阻中焦、脾胃运化失常所致的脘腹痞满、呕恶纳呆、大便溏薄、身重肢倦、舌苔白腻等。凡以通利水道、渗利水湿为主要功效的药物,称为利水渗湿药,主要适用于小便不利、水肿、腹水、痰饮、泄泻、淋证、黄疸、湿温等病证。

1. 祛湿药的煎服

芳香化湿药多气味芳香易挥发,故入汤剂不宜久煎,以免降低疗效,甚至改变药性。一般祛湿药,大都辛散温燥,久服能伤阴耗血,故阴亏血虚或阴虚火旺患者应慎用。

2. 护理方法

祛风湿药物多对胃肠道有刺激作用,宜饭后服用。患者服用芳香化湿药物时,应注意观察舌苔的变化,舌苔渐退为向愈之征。利水渗湿药,服药后要注意观察尿量及水肿消退情况等。长期服用抗风湿药酒时,要严密观察病情,以防药物蓄积中毒。如发现患者有唇舌麻木、头晕、心悸等症状时,多为中毒反应,应立即停药。

病室要注意通风,保持室内干燥,温度适宜,阳光充足,防止复感湿邪而加重病情。饮食护理因病而异,但均忌生冷油腻之物。用利水渗湿药时饮食宜清淡,可多食白菜、芹菜、马齿苋等有利尿作用的食物,以助湿邪从小便而解。

(十一)理气药的煎服及护理

凡以疏畅气机为主要功效的药物,称为理气药。其中行气力强者,称破气药。本类药物主要适用于气滞证和气逆证。

1. 理气药的煎服

理气药大多性味辛温芳香,不宜久煎,以散剂冲服或丸剂为宜。服用理气药应中病即止,不宜过剂。本类药物大多辛温香燥,易耗气伤阴,故阴虚、津液亏虚患者宜慎用。

2. 护理方法

护理时应注意调理患者的饮食,宜食温通类、易消化、有营养的食物,忌食生冷瓜果;饮食有节,不要过饱、过饥或饮食偏嗜等。另外,要注意调摄精神情志,保持心情舒畅、精神愉快,以使气机调畅。

(十二)化痰止咳平喘药的煎服及护理

凡以祛痰或消痰为主要功效的药物,称为化痰药;以减轻或制止咳嗽、喘息为主要作用的药物,称为止咳平喘药。化痰药多用于痰多咳嗽、咯痰不爽,以及与痰有关的瘿瘤、瘰疬等病证。止咳平喘药多用于咳嗽气喘、呼吸困难等病证。

1. 化痰止咳平喘药的煎服

某些药物有毒,如半夏、天南星、白芥子、皂荚等,生品一般不内服,炮制品内服剂量不宜过大。攻下逐痰药物作用峻猛,非痰积而体壮者,不可轻投。咳嗽而有咯血者,不宜用强烈而有刺激性的化痰药,以防加重出血。祛痰药属行消之品,不宜久用,应中病即止。

2. 护理方法

服用化痰止咳平喘药后,要注意观察患者咳喘的变化及痰的色、量、质、味。痰多无力咳出的患者,可给予翻身拍背,必要时吸痰;痰稠者,可给予患者雾化吸入,使痰易于咯出;咳喘加重时,应报告医生及时处理。饮食应进清淡、易消化食物,少食油腻,禁食生冷、过甜、过咸及辛辣等刺激性食品。

(十三)平肝息风药的煎服及护理

凡以平肝潜阳、息风止痉为主要功效的药物,称为平肝息风药。本类药物主要用于肝阳上亢和肝风内动,以及惊痫抽搐者;其中部分虫类药还可用于顽固性的风湿痹痛、肌肉麻木等病证。

1. 平肝息风药的煎服

本类药物多为介壳类、昆虫类及矿物类。介壳类及矿物类药多宜打碎先煎;昆虫类药物可研末冲服,其中有毒之品或药性峻猛者,服用不宜过量,且宜饭后服用,以防损伤胃气。

2. 护理方法

破伤风等痉厥患者不能服药者,可用鼻饲方法给药。对惊痫、痉厥类患者,注意观察其血压、脉搏、神志、瞳孔等的变化,出现异常时,应立即通知医生,以便妥善处理。注意生活护理,如眩晕患者服药后,要静卧调养,保证充足的睡眠。同时,要注意加强精神调护,使患者不要过于恼怒、忧思,否则易诱发或加重病情。

(十四)止血药的煎服及护理

凡以制止体内、外出血为主要功效的药物,称为止血药。本类药物主要适用于吐血、咯血、衄血、尿血、便血、崩漏下血及创伤出血等病证。如果出血过多,或暴溢而出,单用止血药,往往缓不济急,应补气以固脱,即所谓"有形之血不能速生,无形之气所当急固"。止血药可分为收敛止血药、凉血止血药、化瘀止血药和温经止血药。

1. 止血药的煎服

服用凉血止血药及收敛止血药,应中病即止,多服、久服易凉遏恋邪留瘀。

2. 护理方法

要注意观察出血的部位、数量、颜色、次数,定时测量并记录血压、脉搏、呼吸等,如有变化,要及时通知医生。出血时,要减少活动。大出血时,应及时采取急救措施。还应注意帮助患者缓解紧张情绪和恐惧心理,使其保持安静,放松身心,以利于病证的治疗和恢复。饮食应富含营养,易于消化,禁食辛辣刺激性食物。呕血患者,应禁食 8～24 小时。

(十五)收涩药的煎服及护理

凡以收敛固涩为主要功效的药物,称为收涩药,又称固涩药。本类药物主要适用于久病体虚、正气不固所致的各种滑脱病证,如自汗盗汗、久泻久痢、久虚咳喘、遗精滑精、尿频遗尿、失血崩带等。

1. 收涩药的煎服

收涩药物有敛邪之弊,凡表邪未解、郁热未清、湿热泻痢、瘀血漏下等患者均不宜使用,以免"闭门留寇"。

2. 护理方法

饮食宜平补,忌食生冷寒凉之品。生活起居如常,不妄劳作,以免加重病情。注意调摄精神情志,保持心情舒畅。

(十六)开窍药的煎服及护理

凡具有辛香走窜之性,以开窍醒神为主要功效的药物,称为开窍药。本类药物主要适用于热病神昏、中风昏厥、癫痫痉厥,以及七情郁结、气血逆乱、蒙蔽清窍引起的突然昏迷等病证。

1. 开窍药的煎服

开窍药物只可用于闭证引起的神昏谵语,不能用于脱证。开窍属急救之法,故本类药物只能暂用,不可久服,以免耗散正气。另外,开窍药物气味芳香,易于挥发,一般只入丸、散,不入煎剂,用时宜温开水化服,神昏者可用鼻饲法给药。

2. 护理方法

服用开窍药物后,要密切注意患者体温、脉搏、呼吸、血压、面色等变化。昏迷患者,要保持其呼吸道通畅,及时清除口腔及鼻腔分泌物。

四、常用中药中毒的解救原则及护理

中药的应用,在我国已有悠久的历史,虽然中药具有性能平和、治疗范围广泛、效果好等优点,但也有部分药物在使用中应慎重对待。作为医护人员,必须对中药的毒性有足够的认识,并对中毒的原因及其解救与护理有所了解,以减少或杜绝中毒事件的发生,更好地发挥中药防治、调护疾病的作用。

(一)中药中毒的原因

中药中毒的原因,主要有以下几个方面。

1.剂量过大或服用时间过长

有毒中药一般药性峻烈,治疗量与中毒量十分接近,故剂量过大易发生中毒等情况,如砒霜、马钱子、雷公藤、川乌、草乌等。有些药物虽然用量适宜,但长期服用也可造成中毒,如铅丹、朱砂、关木通等。

2.炮制或制剂不当

有毒药物经适当炮制可减弱或消除其毒性,若未经炮制或炮制不得法,内服就容易引起中毒,如附子、乌头、半夏、天南星等;有些药物通过长时间煎煮也可以减弱其毒性,若煎煮时间过短,也可能导致中毒,如附子、川乌、草乌;再如斑蝥,散剂比煎剂中毒率高、酒剂比散剂中毒率高。

3.配伍不当

有些毒性不大的药物可因配伍不当而增加其原有毒性,一些单用无害的药物也可因配伍不当而产生毒性。

4.药不对症

药物与毒物之间并没有严格的界限。同是一种药物可以治病,用之不当亦可致病。古今临床都有滥用人参而中毒的实例,由此可见药物原为补偏救弊而设,切不可随便服用。

5.其他

误服伪品(如误以华山参、商陆根当人参使用)、自行服药、个体差异或煎药器具选择不当等,也是引起中毒的原因。

(二)中毒的一般解救原则与护理

中药中毒同其他毒物一样,具有来势急、病情变化快的特点,一旦发生中毒,必须采取合理措施,积极进行解救与护理。具体措施应根据所服药物的性质、进入途径、中毒原理、症状表现、体质差异而定。主要应注意以下几个方面。

1.尽快清除毒物

因为中药中毒大多经胃肠道而入,所以迅速清除胃肠道内的毒物十分重要。

(1)催吐 对毒物入口在2～3小时内,神志清能配合的患者,可用压舌板、手指等刺激咽喉壁,引起呕吐,反复几次。必要时可皮下注射阿扑吗啡以催吐。

(2)洗胃 洗胃是清除胃中残留毒物最有效的方法,除腐蚀性药物中毒外,对毒物入口时间未超过4～6小时的患者,都应及时、彻底地予以洗胃。但对合并休克的中毒患者,则应先纠正休克,再行洗胃。洗胃液一般选用1∶(1000～2000)的高锰酸钾溶液,亦可用温开水、苏打水等。也可根据毒物的性质选用洗胃液。如毒蕈、马钱子等生物碱中毒可选用苏打水;罂粟壳中毒可用3%过氧化氢溶液等。

(3)导泻法 毒物在肠道内未完全吸收之前,可口服泻下药,使毒物由大便排出,如50%硫酸镁40～50毫升口服,或玄明粉15～30克温水冲服等。如中毒时间已超过6小时或服泻下药2小时后还未泻者,还可采用灌肠法。常用的灌肠液有生理盐水、0.1%～0.2%肥皂水、硫酸镁溶液或甘油溶液等。

对少数毒物由呼吸道或皮肤吸收中毒者,应尽快离开污染环境,脱去被污染的衣服,清洗皮肤,以免继续吸收。

2.解毒

针对不同毒物,选用不同药物或食物解毒。《本草纲目》记载,川连、黑豆、绿豆、甘草、生姜、芫荽等药物均有较好的解毒作用。如临床常用生姜、甘草各15克,银花露12克,可解乌头毒。此外,静脉输液能稀释毒素,促进排毒。

3.加速已吸收毒物的排出

由于绝大多数毒物由肾脏排出,因此增加肾脏排泄量也适用于大多数中药中毒患者。在维持足够血容量和具有良好肾功能的情况下,采用以下方法:应用渗透性利尿剂,如甘露醇,加速毒物的排泄;改变尿液酸碱度,使其有利于毒物排出,如用乳酸钠使尿液碱化、输入大量维生素C可以使尿液酸化;采用血液透析或腹膜透析方法排出毒物。

4.支持疗法与对症处理,补充水分,纠正电解质、酸碱平衡失调

若患者出现烦躁不安、惊厥,可给镇静剂,如氯丙嗪、苯巴比妥、水合氯醛等;患者出现痰阻气道可行吸痰法,以保持呼吸道通畅;患者出现呼吸困难,可给予半卧位或端坐位,严重时给予氧气吸入,呼吸衰竭时可应用呼吸兴奋剂;患者出现心律失常时,可行强心治疗等,并行心电监护;患者出现电解质紊乱或酸碱中毒时,应补充水分,纠正电解质和酸碱平衡失调等。

5.严密观察病情变化,做好记录,预防并发症的发生

良好的护理和严密的病情观察对急性中药中毒患者的抢救效果影响很大。可以对患者施行心、脑、肺、肾的监护;定时测量呼吸、脉搏、体温、血压;密切观察神志、呼吸、面色、瞳孔、呕吐、腹痛、腹泻、便血、肤温、饮食、情志、二便等情况,做好记录;做好危重患者交班工作,一旦发生异常改变,要及时通知医护人员并配合抢救。

积极、准确、快速做好各项抢救治疗工作,做好口腔护理、褥疮预防护理、情志护理、生活起居护理、饮食护理等。

(三)做好卫生宣传,预防中药中毒

(1)对中药的性能及可能发生的不良反应有清楚的认识,用药前应将用药注意事项向患者交代清楚。

(2)熟练掌握常用中药的性能和指征,避免滥用。纠正中药不会中毒的错误观念,方中若有缺药,不能随便用有毒副作用的中药代替。

(3)做好中药的加工炮制工作,中药中含有与治疗无关的毒性成分,应设法去除。严格掌握炮制的规程,按规程进行漂洗、煎煮、炒制等。

(4)非经医护人员允许,切勿滥用药物。

(5)运用复方制剂时要注意是否有配伍不当的情况,以免产生毒性。

目标检测

一、单项选择题

1.两目乏神,眼球运动迟缓,神志清楚,但精神不振,思维迟钝,面色少华,肌肉松软,动作迟缓,为( )

　　A.得神　　　　B.失神　　　　C.少神　　　　D.假神　　　　E.神乱

2.患者两颧潮红,属( )

　　A.实热证　　　B.阴虚证　　　C.戴阳证　　　D.湿热证　　　E.气虚

3.面色黧黑、肌肤甲错者,多为( )

  A. 瘀血久停 B. 肾阴虚   C. 肾阳虚   D. 寒湿带下 E. 血虚

4. 淡白舌主气血两虚和(　　)

  A. 阴虚   B. 寒湿   C. 瘀血   D. 阳虚   E. 痛证

5. 胖大舌多主(　　)

  A. 水湿内停 B. 心脾热盛 C. 阴虚火旺 D. 外感湿热 E. 气血亏虚

6. 齿痕舌主水湿内盛证,也主(　　)

  A. 肾虚   B. 脾虚   C. 肝阳上亢 D. 肺气虚   E. 瘀血

7. 黄苔有淡黄、深黄和(　　)

  A. 浅黄   B. 正黄   C. 焦黄   D. 黑黄   E. 萎黄

8. 剥苔、类剥苔一般主胃气匮乏、胃阴枯涸或(　　)

  A. 气滞血瘀 B. 阳气亏虚 C. 气阴两虚 D. 气血两虚 E. 肝阳上亢

9. 大便稀如糜粥、色深黄而黏,多属(　　)

  A. 湿热   B. 寒湿   C. 脾虚湿盛 D. 肝胆火旺 E. 食积

10. 寒热往来见于伤寒少阳证,亦见于(　　)

  A. 表证   B. 热证   C. 疟疾   D. 虚寒证   E. 真寒假热证

11. 心烦不寐,甚至彻夜不眠者,多见于(　　)

  A. 心脾两虚 B. 胆郁痰扰 C. 食滞内停 D. 心肾不交 E. 热入心包

12. 寸口脉中左关候肝,右关候(　　)

  A. 心   B. 脾   C. 肾   D. 肺   E. 大肠

13. 脉沉有力为里实,无力为(　　)

  A. 表虚   B. 阳虚   C. 里虚   D. 阴虚   E. 表实

14. 滑脉主食滞、实热和(　　)

  A. 痰饮   B. 湿热   C. 瘀血   D. 气滞   E. 脾虚

15. 弦脉主肝胆病、痰饮和(　　)

  A. 气滞   B. 诸痛   C. 寒证   D. 热证   E. 表证

16. 病室的适宜温度一般为(　　)

  A. 18~20℃ B. 16~18℃ C. 14~16℃ D. 20~22℃ E. 22~28℃

17. 病室内的适宜相对湿度一般为(　　)

  A. 30%~40% B. 45%~50% C. 55%~65% D. 50%~60% E. 70%~80%

18. "情志相胜"的方法中怒胜(　　)

  A. 悲   B. 思   C. 喜   D. 恐   E. 惊

19. "情志相胜"的方法中恐胜(　　)

  A. 喜   B. 悲   C. 忧   D. 思   E. 惊

20. "情志相胜"的方法中悲胜(　　)

  A. 思   B. 恐   C. 怒   D. 忧   E. 喜

21. 以下属于温补类食物的是(　　)

  A. 牛肉   B. 鸭   C. 羊肉   D. 鲫鱼   E. 绿豆

22. 以下哪项不属于清热类的食物(　　)

  A. 西瓜   B. 冬瓜   C. 绿豆   D. 苦瓜   E. 羊肉

23.以下哪项不属于辛辣类的食物（　　　）

    A.辣椒 　　　　　B.蒜 　　　　　C.葱 　　　　　D.姜 　　　　　E.鸡蛋

24.以下哪项不属于发物类的食物（　　　）

    A.蘑菇 　　　　　B.芫荽 　　　　　C.带鱼 　　　　　D.鸡翅 　　　　　E.西瓜

25.硬固类食物容易引起哪个脏腑的疾病（　　　）

    A.心 　　　　　B.脾胃 　　　　　C.肝 　　　　　D.肾 　　　　　E.肺

26.春（　　　）、夏热、长夏湿、秋燥、冬寒,是一年中气候变化的一般规律

    A.风 　　　　　B.温 　　　　　C.暑 　　　　　D.火 　　　　　E.寒

27.防止因食复发不包括（　　　）

    A.注意促进食欲 　　　　　B.定时定量 　　　　　C.饮食卫生

    D.增加营养与忌口 　　　　　E.忌偏食饮

28.劳复包括体力过劳、脑力过劳和（　　　）

    A.房事太过 　　　　　B.劳心 　　　　　C.劳脾 　　　　　D.劳肾 　　　　　E.劳肝

29.煮制汤剂最好用（　　　）

    A.铁锅 　　　　　B.铜锅 　　　　　C.铝锅 　　　　　D.砂锅 　　　　　E.不锈钢锅

30.小儿囟门迟闭,多属（　　　）

    A.温热之邪上攻 　　　　　B.吐泻伤津 　　　　　C.气血不足

    D.肾气不足发育不良 　　　　　E.肾阴不足虚火上炎

31.舌诊脏腑分部,一般认为舌根属（　　　）

    A.肝胆 　　　　　B.肾 　　　　　C.脾胃 　　　　　D.三焦 　　　　　E.心肺

32.尽快清除毒物包括催吐、洗胃、导泻和（　　　）

    A.解毒 　　　　　B.静脉输液 　　　　　C.支持疗法 　　　　　D.离开污染环境 　　　　　E.进食

33.临床常用生姜、甘草各15克,金银花12克,可解何药之毒（　　　）

    A.商陆根 　　　　　B.乌头 　　　　　C.半夏 　　　　　D.斑蝥 　　　　　E.附子

34.有些药物虽然用量适宜,但长期服用也可造成中毒,如铅丹、朱砂和（　　　）

    A.柴胡 　　　　　B.关木通 　　　　　C.马钱子 　　　　　D.半夏 　　　　　E.茯苓

35.脏腑辨证主要应用于（　　　）

    A.气血病 　　　　　B.内伤杂病的辨证 　　　　　C.津液病

    D.外感热病的辨证 　　　　　E.病因辨证

36.以下哪项是面色白所属病证（　　　）

    A.痛证 　　　　　B.寒证 　　　　　C.惊风 　　　　　D.血瘀 　　　　　E.痰饮

37.以下哪项不属于喘的临床表现（　　　）

    A.呼吸困难 　　　　　B.鼻翼扇动 　　　　　C.张口抬肩 　　　　　D.难以平卧 　　　　　E.喉中痰鸣

38.颈侧颌下肿块如豆、累累如串珠,称（　　　）

    A.瘰疬 　　　　　B.瘿瘤 　　　　　C.痰核 　　　　　D.发颐 　　　　　E.梅核气

39.巅顶头痛属（　　　）

    A.少阳经 　　　　　B.阳明经 　　　　　C.厥阴经 　　　　　D.少阴经 　　　　　E.太阴经

40.咽部一侧或两侧喉核红肿、疼痛,溃烂有黄白色脓点,脓点拭之易去,为（　　　）

    A.乳蛾 　　　　　B.白喉 　　　　　C.喉痛 　　　　　D.鹅口疮 　　　　　E.口糜

二、简答题

1. 青、赤、黄、白、黑五色的主病有哪些？

2. 舌面与脏腑的对应关系如何？

3. 如何区分远血与近血？

4. 平脉的特征有哪些？

5. 如何区分促脉、结脉、代脉？

6. 生活起居护理的原则是什么？

7. 情志护理的基本原则是什么？

第九章　辨证施护

学习目标

【学习目的】　通过学习八纲辨证、气血津液辨证、脏腑辨证等辨证方法,对常见病进行辨证分析,从而为辨证施护提供依据。

【知识要求】　掌握八纲辨证和脏腑辨证的概念、证候类型及护理要点。熟悉气血津液辨证施护中气病、血病、津液病及气血同病的临床表现及护理要点。了解卫气营血辨证施护中卫分证、气分证、营分证、血分证的临床表现及护理要点。

【能力要求】　初步学会运用八纲辨证、气血津液辨证、脏腑辨证、卫气营血辨证等辨证方法辨别证候,初步具有八纲辨证施护、气血津液辨证施护、脏腑辨证施护、卫气营血施护的能力。

辨证施护是中医护理的基本特点之一,是中医学对疾病的一种特殊的研究和护理方法。辨证施护的基本方法主要有八纲辨证施护、气血津液辨证施护、脏腑辨证施护、卫气营血辨证施护、六经辨证施护、三焦辨证施护等。

第一节　八纲辨证施护

八纲,即阴、阳、表、里、寒、热、虚、实。疾病的表现尽管极其复杂,但基本都可以归纳于八纲之中。八纲辨证是根据四诊所得的资料,进行综合分析,以探求病性、病位、病势等,归纳为阴、阳、表、里、寒、热、虚、实八类证候,是中医辨证的基本方法,是各种辨证的总纲,在诊断疾病过程中能起到执简驭繁、提纲挈领的作用,适用于临床各科的辨证。

一、表里证的辨证施护

表里是辨别疾病部位深浅、病情轻重和病势趋向的一对纲领。表与里是相对的概念。如肌肤与脏腑相对而言,肌肤属表,脏腑属里;而脏与腑相对而言,腑属表,脏属里;经络与脏腑相对而言,经络属表,脏腑属里;经络中三阳经与三阴经相对而言,三阳经属表,三阴经属里;皮肤与筋骨相对而言,皮肤属表,筋骨属里等。

在表里辨证中,表里主要代表病位的外内和浅深。外邪犯表,多在疾病的初期阶段,病情一般比较轻浅;脏腑受病,多为病邪入里,多见于外感病的中后期,病情一般比较深重。表证病浅而轻,里证病深而重。表邪入里为病进,里邪出表为病退。了解疾病的轻重进退,就能掌握疾病的演变规律,以便及时采取适当的治疗和护理措施。

（一）表证

表证是六淫、疠气等邪气经皮毛、口鼻侵入机体，正气抗邪于肌肤浅层所表现的证候。多见于外感病的初期阶段，具有起病急、病程短、病位浅和病情轻的特点。

由于邪气的不同，表证又分为表寒证、表热证、表虚证和表实证等。表寒证多由风寒外束，卫阳郁遏所致；表热证多由风热袭表，肺卫失宣所致；表虚证多由风寒袭表，营卫不和或正气亏虚，外邪袭表所致；表实证多由风寒之邪侵袭肌表，腠理闭塞所致。

1.护理措施

表证宜采用辛散解表的护理原则，使表邪通过发汗而解。

（1）病情观察　注意观察寒热、汗出、舌苔、脉象的变化，以区别表寒、表热、表虚、表实之不同。

（2）服药护理　解表药属于辛散之品，不宜久煎，药宜加水浸透后武火急煎，沸后5～10分钟即可。药宜温服，服药后宜静卧覆被并饮适量热稀粥以取汗，汗出以微汗为佳，不可过汗以免伤及正气。如汗出热退身凉，则表邪得解；如汗出不彻，寒热不退，为表证未解，当继续服用解表之品；如汗出过多，应停服解表药。年老体弱者发汗过多易导致虚脱。"疮家""淋家""衄家""亡血家"不可发汗。

（3）饮食护理　以清淡、易消化、富营养的半流质饮食为宜，且不可过饱。忌肥甘油腻、生冷之品。

（4）起居护理　保持环境安静，病室空气清新，温、湿度适宜。忌寒凉闭汗或汗出当风，以免邪遏于里不得外达。注意根据病情及天气变化适时增减衣被，汗出后及时更换衣服。一般患者应注意休息，症状较重者应卧床。平时应适当加强体育锻炼，以增强体质，提高机体抗病能力。时行感冒患者需注意呼吸道隔离，防止交叉感染。

（5）对症处理　头痛者可针刺合谷、太阳、风池；或耳穴按压脑、额、枕、神门，每次取2～3穴。无汗、发热者，在服药同时可配合针刺曲池、大椎、合谷等穴；咽痛、口干者可用芦根30～60克煎汤代茶饮或冰硼散吹喉。

2.辨证施护

（1）表寒证

【临床表现】恶寒重、发热轻，头身疼痛，无汗，鼻塞流清涕，咳嗽痰稀色白，口不渴，苔薄白，脉浮紧。

【护理要点】①表寒证宜辛温发汗解表，方选麻黄汤或荆防败毒散等加减。②病室宜温暖，应及时添加衣被，以避风寒。③饮食宜温热，忌生冷寒凉之品。

（2）表热证

【临床表现】发热重、恶寒轻，头痛，咽喉疼痛，有汗，鼻塞流浊涕，口干渴，苔薄黄，脉浮数。

【护理要点】①表热证宜辛凉发汗解表，方选桑菊饮、银翘散等加减。②忌用物理降温，以免引邪入里而致热陷心包。③病室宜凉爽，衣被适中。④高热者可予金银花、板蓝根水，并多饮清凉饮料，咽痛者可含服喉片等。

（3）表虚证

【临床表现】恶寒或恶风，发热，头痛，有汗，苔薄白，脉浮缓。

【护理要点】①表虚证宜疏风解表、调和营卫，或扶正解表，方选桂枝汤、玉屏风散或参苏饮等加减。②注意避风休息,以免加重病情。③根据患者阴虚、阳虚、气虚、血虚之不同分别给予相应的药膳,如气虚外感者给予党参红枣粥等。

（4）表实证

【临床表现】恶寒发热,无汗而喘,周身不适,头身疼痛,脉浮紧等。

【护理要点】①表实证宜辛温发汗解表,方选麻黄汤等加减。②病室清洁,空气清新,定时通风,室内宜温暖,应及时添加衣被,以避风寒。③饮食宜温热,多饮开水,忌生冷寒凉之品。

（二）里证

里证与表证相对而言,是病位深于内（脏腑、气血、骨髓等）的证候。里证范畴非常广泛,可以说凡不是表证及半表半里证的特定证候,一般都可归于里证。里证多见于外感病的中、后期阶段或内伤疾病。

里证的成因大致有三种情况:一是表证进一步发展,表邪不解,内传入里,侵犯脏腑而成;二是外邪直接入里,侵及内脏而发病,如腹部受凉或过食生冷等可致里寒证;三是内伤七情、饮食劳倦等因素,直接损伤内脏,或脏腑气机失调、气血津液等受病而出现各种证候。如肝病的眩晕、胁痛,心病的心悸、气短,肺病的咳嗽、气喘,脾病的腹胀、泄泻,肾病的腰痛、尿闭等。因此,里证的临床表现复杂多端,难以统一。里证病位虽然同属里,但仍有深浅之别,一般病变在腑、在上、在气者,较轻浅;在脏、在下、在血者,则较深重。

1. 护理措施

里证病因较多、病位较深、病情复杂,应随病证之不同加以调护。

（1）病情观察 结合里证中的一些常见证候给予相应的观察,如对实热患者应注意观察发热、神志、汗出和脉象变化等。

（2）情志护理 根据患者的性格、病情、环境、经济条件、家庭情况等不同,用不同的方法给患者心理、精神上的疏导和关怀,以促进疾病早日痊愈。

（3）饮食护理 针对病证的寒热虚实,给予合理的饮食指导。如里寒者,饮食宜温热,忌食生冷;邪热内盛者,应适量饮绿茶、绿豆汤等。

（4）对症处理 腹部冷痛者,可艾灸神阙、气海、关元、足三里等。便秘,可予番泻叶泡水代茶饮。高热者,可针刺曲池、大椎或三棱针放血、刮痧,以清内热。

2. 辨证施护

里证的范围很广,病证各异,现仅以里寒证、里热证为例,介绍其辨证施护。

（1）里寒证

【临床表现】恶寒喜暖,脘腹冷痛,喜按或拒按,口淡不渴,大便稀溏,小便清长,舌淡苔白,脉沉紧。

【护理要点】①里寒证宜温里祛寒,方选良附丸、理中丸等加减。②注意观察患者的寒热、面色、舌苔、脉象、二便等方面的表现及变化,必要时可用热敷法以温散寒邪。③病室宜温暖,应及时添加衣被,以防寒保暖。④饮食宜温热,忌生冷寒凉之品。

（2）里热证

【临床表现】壮热或低热,不恶寒,面赤口渴,烦躁谵语,大便干结,小便短赤,舌红苔黄,脉数。

【护理要点】①里热证宜清热泻火,方选白虎汤、黄芩汤等加减。②密切观察患者的发热、神志、汗出、舌苔、脉象等方面的表现及变化。③病室宜通风凉爽,并可根据患者体温情况及环境气温因素,适当采取必要的物理降温;汗出过多者,及时更换衣被,防止褥疮发生。④宜食清淡、易消化的流质或半流质食物;可多饮清凉饮料,如西瓜汁、绿豆汤等。⑤高热者,可给予金银花、板蓝根水,咽痛者可含服喉片等。

(三)表证与里证的鉴别要点

表证与里证,多依据病史、病证的寒热及舌苔、脉象等的变化来辨别。一般来说,新病、病程短者,多见于表证;久病、病程长者,常见于里证。发热恶寒并见者,多为表证;发热不恶寒或但寒不热者,多属里证。表证舌苔常无变化,或仅见舌边尖红;里证常有舌苔的异常表现。脉浮者,为表证;脉沉者,为里证。

(四)表证与里证的关系

1. 表里同病

表证和里证在同一时期出现的,称为表里同病。如患者既有发热、恶寒、苔薄、脉浮等表证,又有腹痛拒按、大便秘结、小便短赤等里证,此即为表里同病。表里同病,一般多见于表证未解,邪已入里;或病邪同时侵犯表里;亦有旧病未愈,复感外邪所致。表里同病亦可与寒热虚实并见,临床应注意辨别病证的表里、虚实、寒热之不同,采取相应的治疗与护理措施。

2. 表里转化

(1)表邪入里　凡病表证,表邪不解,内传入里,称为表邪入里。多因机体抗邪能力降低,或邪气过盛,或护理不当,或误治、失治等因素所致。例如,凡病表证,本有恶寒发热,若恶寒自罢,不恶寒而反恶热,兼见渴饮、舌红苔黄、尿赤等,便是表邪入里。

(2)里邪出表　某些里证,病邪从里透达于外,称为里邪出表。这是治疗与护理得当,机体抵抗力增强的结果。例如,内热烦躁,咳逆胸闷,继而发热汗出,或斑疹外透,便是病邪由里达表。

表邪入里表示病情加重,里邪出表反映邪有去路,病情减轻。表证和里证之间相互转化是有条件的,主要取决于正邪斗争的状况。掌握表里出入的变化,对于推断疾病的发展、转归及确定相应的护理措施有重要意义。

附:半表半里证

病邪由表内传,而未完全入里,或里邪透表,尚未完全出表,邪正相搏于表里之间引起的一类证候,称为半表半里证,如伤寒六经辨证中的少阳证。

【临床表现】往来寒热,胸胁苦满,心烦喜呕,嘿嘿不欲饮食,口苦,咽干,目眩,舌红,苔黄白相兼,脉弦。

【护理要点】①少阳证宜和解少阳,方选小柴胡汤加减。②密切观察患者寒热往来的变化特点,如发热持续的时间、热势的高低、恶寒的有无,以及有无黄疸、呕吐、腹痛、二便异常等。③病室宜安静整洁,并可根据患者体温、环境气温等因素,适当调节室内温度。④宜食清淡、易消化、富营养的流质或半流质食物,并多食新鲜蔬菜、水果,忌辛辣、油腻之品。⑤必要时给予一定的心理疏导。

二、寒热证的辨证施护

寒热是辨别疾病性质的两个纲领,是用以概括机体阴阳盛衰的两类证候。一般来说,寒证是机体阳气不足或感受寒邪所表现的证候,热证是机体阳气偏盛或感受热邪所表现的证候。

寒热辨证,不论在治疗上还是在临床护理工作中都具有重要意义,是确立治疗原则和护理措施的重要依据。

(一)寒证

寒证是感受阴寒之邪(如寒邪、湿邪)或阳虚阴盛所表现的证候。多因外感阴寒邪气,或因内伤久病,阳气耗伤,或过服生冷寒凉,阴寒内盛所致。

寒证可分为表寒证、里寒证、实寒证、虚寒证等,表寒证已在表证中讨论,里寒证已在里证中讨论,故这里仅论述实寒证、虚寒证。

1.护理措施

寒证以"寒者热之"为治疗、护理的基本原则。实寒证宜温里散寒,虚寒证宜温补阳气。

(1)病情观察　主要观察体温、面色、神志、疼痛、四肢、二便、舌苔、脉象等表现及变化,以区别表寒、里寒、实寒、虚寒之不同。

(2)服药护理　汤剂宜温服。寒证用药多辛温燥热,应中病即止,以免过用伤阴。夏季使用时,应尤为注意"用热远热"。

(3)饮食护理　宜温热饮食,忌生冷。卒中寒邪的实寒证,可予姜糖水趁热服下,或在食用蔬菜中多佐姜、葱、胡椒等辛散之品,以驱邪外出;虚寒证患者,可食用温补类药膳。

(4)起居护理　患者居处宜向阳、通风、洁净,室温宜适度偏高。平时注意防寒保暖,根据病情及天气变化适时增减衣被。

(5)对症处理　必要时可配合针灸、热敷、推拿等方法以祛寒,并做好局部保暖工作。

2.辨证施护

(1)实寒证

【临床表现】恶寒喜暖,面色苍白,疼痛剧烈、拒按,口淡不渴,舌苔白润,脉紧或迟而有力。

【护理要点】①里寒证宜温里祛寒,方选良附丸等加减。②注意观察患者的寒热、面色、舌苔、脉象、二便等方面的表现及变化。③病室宜温暖,应及时添加衣被,以防寒保暖。④饮食宜温热,多食狗肉、羊肉、葱、姜等;忌生冷寒凉之品。

(2)虚寒证

【临床表现】畏寒肢冷,疼痛喜温、喜按,神疲乏力,气短懒言,舌质淡嫩,脉虚弱。

【护理要点】①虚寒证宜温补阳气,方选理中汤、右归丸等加减。②温补类药物宜文火煎煮,饭前热服。③饮食宜温补,多食羊肉、韭菜等,或温黄酒少量饭前服用;忌生冷寒凉之品。

(二)热证

热证是感受阳热之邪(如风邪、热邪、火邪等)或阳盛阴虚,人体功能活动亢进所表现的证候。多因外感火热之邪,或寒邪入里化热;或因情志过极,郁而化热;或饮食不节,积蓄为热;或房劳伤肾,阴虚阳亢所致。

热证可分为表热证、里热证、实热证、虚热证等。风热之邪袭于肌表,多为表热证;热盛于脏腑、阴虚或七情化火所致者,多为里热证。表热证已在表证中讨论,里热证已在里证中讨论,故这里仅论述实热证、虚热证。

1.护理措施

热证以"热者寒之"为治疗、护理的基本原则。实热证宜清热泻火,虚热证宜养阴清热。

(1)病情观察　主要观察发热、体温、汗出、面色、神志、口渴、二便、斑疹、出血、舌苔、脉象等表现及变化。另外,观察是否有真寒假热或真热假寒的出现。

(2)服药护理　清热药宜武火急煎,汤剂宜微温服或凉服。热证用药多寒凉,应中病即止,不可过服、久服;冬季使用时,需谨记"用寒远寒"。

(3)饮食护理　宜凉性饮食,以清淡、易消化、富营养为原则;忌辛辣燥热之品。

(4)起居护理　病室凉爽通风,环境安静,温度适宜。患者衣被应勤更换。高热神志不清者,要注意预防褥疮及意外事故的发生。

(5)对症处理　高热者,必要时可配合针灸、刮痧、药浴等方法降温。

2. 辨证施护

(1)实热证

【临床表现】发热,不恶寒,烦躁不安,口渴喜冷饮,面红目赤,咳痰黄稠,腹痛喜凉,大便燥结,小便短赤,舌质红,苔黄,脉数。

【护理要点】①实热证宜清热泻火,方选白虎汤等加减。②密切观察体温、脉搏的变化;体温过高者,可用冰袋等物理降温;时行疫疠患者应做好隔离、消毒工作。③鼓励患者多饮凉开水,多食清热生津、易消化之品,如西瓜汁、梨汁、绿豆汤等。

(2)虚热证

【临床表现】低热,两颧潮红,五心烦热,潮热盗汗,口燥咽干,舌红少津,脉细数。

【护理要点】①虚热证宜滋阴清热,方选青蒿鳖甲汤、秦艽鳖甲散等加减。②饮食宜清补,如银耳、山药、粳米等煮粥食;忌燥烈伤阴之品。③热证患者情绪易于激动,应注意稳定其情绪,以利康复。

(三)寒证与热证的鉴别要点

辨别寒证与热证,不能孤立地根据某一症状判断,应对疾病的全部表现进行综合观察、分析,尤其是寒热的喜恶、口渴与不渴、面色的赤白、四肢的凉温,以及二便、舌象、脉象等方面的变化更为重要。

(四)寒证与热证的关系

寒证与热证虽然有着阴阳盛衰的本质区别,但又互相联系,它们既可以在患者身上同时出现,表现为寒热错杂的证候,又可在一定条件下互相转化,出现寒证化热、热证转寒。在疾病的危重阶段,还可出现真寒假热、真热假寒的假象。

1. 寒热错杂

寒证和热证同时并存,称为寒热错杂,包括上热下寒、上寒下热、表寒里热、表热里寒等类型。

(1)上热下寒　患者在同一时间内上部表现为热,下部表现为寒的证候。如既见胸中烦热、频频欲吐(上热),又见腹痛喜按、大便稀溏(下寒),即属此类病证。

(2)上寒下热　患者在同一时间内上部表现为寒,下部表现为热的证候。如既见胃脘冷痛、呕吐清水痰涎(上寒),又见小便短赤、大便燥结(下热),即属此类病证。

(3)表寒里热　寒在表,热在里,是表里寒热错杂的一种表现。常见于寒邪袭表,表邪未解而邪气入里化热;或本有内热而又复感寒邪。如既见恶寒、发热、无汗、身痛(表寒),又见气喘、烦躁、口渴饮冷、尿赤便结(里热),即属此类病证。

(4)表热里寒　也是表里寒热错杂的一种表现。多见于外感风热而内伤生冷,或平素脾胃虚寒而外受风热。如既见发热、微恶寒、头痛、咽喉肿痛（表热），又见小便清长、大便溏薄、畏寒肢冷（里寒），即属此类病证。

2.寒热转化

寒证和热证在一定条件下可以相互转化，出现寒证化热、热证转寒。

（1）寒证转化为热证　病本寒证，后转为热证，其寒证消失，此谓寒证转化为热证。多因机体阳气偏盛，寒邪从阳化热所致；也可因治疗不当，过服温燥药物而致。如外感寒邪，开始为表寒证，出现恶寒发热、头身疼痛、无汗、苔薄白、脉浮紧等临床表现，病情进一步发展，寒邪入里化热，恶寒症状消失，继而出现壮热、口渴、心烦、舌红苔黄、脉洪大等临床表现，表明证候已由表寒证转化为里热证。

（2）热证转化为寒证　临床上先见热证，后转为寒证，其热证消失，此即为热证转化为寒证。可因邪盛正虚，正不胜邪，功能衰败所致；也可因误治失治，损伤阳气而致。如高热患者，大汗不止，气随汗泄，或吐下过度，阳随津脱，出现体温下降、面色苍白、四肢厥冷、脉微欲绝的虚寒证，此属由热转寒的过程。

3.寒热真假

当疾病发展到寒极或热极时，有时会出现与疾病本质相反的一些假象，如"寒极似热""热极似寒"，即真寒假热、真热假寒的证候。

（1）真热假寒证　又称"阳盛格阴证"，由于阳热内盛，深伏于里，阳气被郁而不能外达四肢或肌表，而出现一些假寒的征象。患者可见手足厥冷、脉沉等似寒之症，但细察之，患者手足冷而身体灼热，不恶寒而反恶热，脉虽沉却数而有力，并见口渴喜冷饮、烦躁不安、大便干结、尿少色黄、舌红苔黄等一派热象。此时所见之手足厥冷、脉沉为假寒之象，是由于内热炽盛，阳气郁闭，不能外达所致，内热才是疾病的本质。

（2）真寒假热证　又称"阴盛格阳证"，由于阴寒内盛，阳气虚弱已极，阳不制阴，虚阳浮越于外，使阴阳不相顺接所致。患者可见身热、口渴、面赤、脉大等似热之症，但仔细观察，患者身虽热而反欲加衣被，口渴但不欲饮，或喜少量热饮，面虽赤但颧红如妆、嫩红带白、游移不定，脉虽大却按之无力，同时还有四肢厥冷、小便清长、大便稀溏、精神萎靡、舌淡苔白等一派寒象。

三、虚实证的辨证施护

虚实是辨别邪正盛衰的两个纲领。虚指正气不足，实指邪气过盛。若从正邪双方力量对比来看，虚证虽是正气不足，而邪气也不盛；实证虽是邪气过盛，但正气尚未衰，是正邪相争剧烈的证候。辨别虚实，是治疗与护理时采用扶正（补虚）或攻邪（泻实）的依据，所谓"虚则补之，实则泻之。"

（一）虚证

虚证是指人体正气不足，脏腑功能衰退所表现的证候。虚证的形成有先天不足和后天失调两个方面，但以后天失调为主。如饮食失调、七情劳倦、房事过度、久病失治误治等皆可导致正气亏虚而引起虚证。

1.护理措施

虚证以"虚则补之"为治疗、护理的基本原则。针对气虚、血虚、阴虚、阳虚之不同，分别给予益气、养血、滋阴、补阳等。

(1)病情观察　观察患者的神色、形态、汗出、疼痛、二便、舌苔、脉象等表现及变化,以区分表虚、里虚、虚寒、虚热等。

(2)服药护理　虚证多用补益药,其质重味厚,宜文火久煎浓煎,量不宜过多。人参、阿胶等贵重药宜另煎或烊化服。补益药宜饭前服用。久虚患者,宜少量渐补,长期服药。

(3)饮食护理　阳虚、气虚之体宜选用温补之品,忌生冷食品及瓜果;阴虚、血虚之体宜选用清补、养血之品,忌食辛辣、油炸、煎炒等温燥动火伤阴之品。

(4)起居护理　注意休息,避免过劳,节房事。要适应四时变化,生活规律,做到起居有常,注意"春夏养阳""秋冬养阴",适当锻炼身体,增强体质。

(5)情志护理　虚证患者体质弱,病程长,起效慢,医护人员应经常鼓励、开导患者。

2. 辨证施护

(1)气虚证

【临床表现】面色苍白或萎黄,精神萎靡,体倦乏力,少气懒言,动则汗出,舌淡,脉虚弱。

【护理要点】①气虚证宜益气,方选四君子汤、补中益气汤等加减。②饮食宜温补,如进食羊肉汤、人参乌鸡汤等。③生活规律,劳逸适度,防止外感。

(2)血虚证

【临床表现】头晕眼花,面色苍白或萎黄,口唇、眼睑、爪甲淡白,两目干涩,心悸,多梦,健忘,手足麻木,妇女月经量少,甚或经闭,舌淡,脉细无力。

【护理要点】①血虚证宜养血,方选四物汤、归脾汤、当归补血汤等加减。②饮食可选用鸡血、乳鸽、猪肝、大枣等补养阴血之品。③血虚重者,应减少体力及脑力劳动,注意休息。

(3)阴虚证

【临床表现】形体消瘦,口燥咽干,两颧潮红,五心烦热,潮热盗汗,小便短赤,大便干结,舌红少津,脉细数。

【护理要点】①阴虚证宜滋阴,方选月华丸、六味地黄丸、大补阴丸等加减。②饮食宜清补,如银耳、冰糖煎汤服用,忌辛辣、油炸、煎炒等。③保持心情舒畅,以防肝郁化火,加重病情。④病室温度宜偏低,光线宜稍暗。

(4)阳虚证

【临床表现】畏寒肢冷,口淡不渴,或渴喜热饮,面色㿠白,神疲乏力,小便清长,大便溏薄,舌淡苔白,脉沉迟无力。

【护理要点】①阳虚证宜补阳,方选肾气丸、右归丸等加减。②饮食可选用羊肉、狗肉、猪肾、乳鸽等,忌生冷、寒凉之品。③病室宜通风向阳,光线宜明亮。④生活起居有节,注意休息,避免劳累。

(二)实证

实证是对人体感受外邪,或因脏腑气血功能障碍引起体内的某些病理产物蓄积而产生的各种临床证候的概括,如气滞血瘀、痰饮水湿停聚、虫积、食滞等。实证多是外邪侵入人体,或是脏腑功能失调以致痰饮、水湿、瘀血等病理产物停积于体内所致。

1. 护理措施

实证以"实则泻之"为治疗、护理的基本原则。实证由于临床表现、病邪的性质及其侵犯的脏腑不同而呈现不同证候,故治疗和护理不尽相同,如实热者宜清热泻火,实寒者宜温里散寒,气郁、气滞者宜理气、行气等。

(1)病情观察 观察患者的神色、寒热、疼痛、二便、汗出、脉象等表现及变化。注意辨别虚实的真假,谨防出现危证。

(2)服药护理 实证多采用泻实祛邪之品,故药后应加强观察,中病即止。攻下之品宜空腹服用。

(3)饮食护理 以清淡、易消化、适量、避免助邪为原则,忌辛辣刺激、肥甘厚味之品。腹痛患者饮食应适度节制。

(4)起居护理 保持病室空气清新,湿、温度适宜,清洁,安静。烦躁者,要慎防坠床。

(5)情志护理 实证患者一般起病急,病程短,多数患者思想顾虑较多,精神紧张,故医护人员应做好必要的解释及安抚工作。

(6)对症处理 及时处理兼证及并发症,如便秘者,可与承气类方以下之,并嘱患者养成定时排便的习惯,清晨或睡前按顺时针做腹部按摩,以促进肠蠕动;高热者,可参照热证的处理。

2.辨证施护

由于实证范围较广,故临床表现各异。常见的症状有发热,腹胀痛拒按,胸闷烦躁,甚或神昏谵语,呼吸气粗,痰涎壅盛,大便秘结,或下利、里急后重,小便不利,或小便淋涩疼痛,舌质苍老,舌苔厚腻,脉实有力。实寒证、实热证临床表现及护理要点可参考寒热辨证施护中相关内容。此处不再详述。

(三)虚证与实证的鉴别要点

虚证与实证的证候表现已分别介绍,但从临床来看,有一些症状可见于实证也可见于虚证。例如,腹痛,虚证、实证均可发生。因此,要鉴别虚实,必须四诊合参,通过望形体、舌象,闻声息,问起病,按胸腹,脉象等多方面进行综合分析。一般来说,从发病时间上,新病、初病或病程短者多属实证,旧病、久病或病程长的多属虚证;从病因上,外感多属实证,内伤多属虚证;从体质上,年青体壮者多属实证,年老体弱者多属虚证;从症状表现上,声息低微属虚证,声高息粗属实证;从舌脉上,舌质淡嫩、脉象无力为虚,舌质苍老、脉象有力为实。

(四)虚证与实证的关系

虚证与实证的关系有虚实错杂、虚实转化、虚实真假等方面。

1.虚实夹杂

患者同时存在着正虚和邪实的证候,称为虚实错杂,包括实证夹虚、虚证夹实、虚实并重等情况。临床治疗和护理时,应认真观察病情,辨清虚实之轻重,在"急则治标""缓则治本""扶正不留邪""祛邪不伤正"等原则指导下进行治疗和护理。

2.虚实转化

在疾病发展过程中,由于邪正两方面的变化,虚证和实证在一定条件下可以互相转化,或由实转虚,或因虚致实。虚实转化之辨证施护,应在辨清虚实的基础上,依据"实则泻之""虚则补之"的原则,参考虚证、实证来辨证施护。

(1)由实转虚 先患实证,后出现虚证而实证消失,称为由实转虚。多因邪气久留,或失治或误治,损伤人体正气而转为虚证。如高热、口渴、汗出、脉洪大之实热证,因治疗不当,日久不愈,津气耗伤,以致高热已退而见肌肉消瘦、面色枯白、不欲饮食、虚羸气少、舌苔光剥、脉细无力,此属实证转为虚证。

（2）因虚致实　病本虚证，由于正虚、脏腑功能失常，而致痰、食、血、水等凝结阻滞，称为因虚致实。如病本心气虚，常见心悸、气短，久治未愈，突然心痛不止，这是气虚血滞所致心脉瘀阻之证，此属虚证转为实证。

3. 虚实真假

虚证与实证，有真假疑似之处，辨证时要从复杂的症状中辨别真假，以去伪存真。虚实真假与虚实错杂不同，临证时应注意审察鉴别。

（1）真实假虚　疾病本质属实证，大实之中反见虚羸的现象，称为真实假虚证。如热结肠胃、痰食壅滞、大聚大积之实证，却见神情默默、畏寒肢冷、脉沉伏或涩等症脉，若仔细辨认则可发现，神情虽默默，但语出则声高气粗；脉虽沉伏或迟涩，但按之有力；虽然畏寒肢冷，但胸腹按之灼手。引起这种类似虚象症脉的原因是实邪阻滞经脉，气血不能外达之故，因此称这类症脉为假象。前人说"大实有羸状"，即指此而言。

（2）真虚假实　疾病本质属虚证，但又出现一些类似实的现象，称为真虚假实证。如素体脾虚，运化乏力，因而出现腹部胀满、脉弦等类似实证的现象。但腹满时有缓解，不似实证之腹满不减；腹痛而喜按，不似实证之拒按；脉虽弦，但按之无力。导致这种类似实的症状，其原因是机体正气虚弱，运化无力。前人说"至虚有盛候"，即指此而言。

虚实真假的鉴别，首先应注意脉象的有力无力、有神无神、浮候沉候。疾病本质隐伏于内，假象常表现于外，故辨证时脉象应以沉候为据，重按有力有神为真实证，无力无神为真虚证。其次要注意舌象的苍老与嫩胖。舌质嫩胖淡白为真虚证，苍老坚敛为真实证。再次需注意语言发声气息高亢与低怯，语声高亢气粗者多为实证，语声低怯息微者多为虚证。此外，还必须了解疾病的全过程，如发病原因、诱因、疾病演变情况、治疗经过、体质强弱以及病之新久等。

四、阴阳证的辨证施护

阴阳是辨别疾病性质的两个纲领。证候虽然复杂多变，但总不外阴阳两大类，而诊病之要是辨明其属阴属阳，因此阴阳是八纲的总纲。一般表、实、热证属于阳证，里、虚、寒证属于阴证。

（一）阴证

阴证是体内阳气虚衰、阴偏盛的证候，常以虚寒证为代表。一般而言，阴证必见寒象，以身畏寒、不发热、肢冷、精神萎靡、脉沉无力或迟等为主症。由脏腑器官功能低下，机体反应衰减而形成，多见于年老体弱或久病者，呈现一派虚寒的表现。

（二）阳证

阳证是体内阳气亢盛、正气未衰的证候，常以实热证为代表。一般而言，阳证必见热象，以身发热、恶热、肢暖、烦躁口渴、脉数有力等为主症。由脏腑器官功能亢进而形成，多见于体壮者，或新病、初病者，呈现一派实热的表现。

阴证和阳证的临床表现、护理措施、护理要点等已详述于表里、寒热、虚实六纲之中，故此处不再赘述。

（三）亡阴证与亡阳证

亡阴与亡阳是疾病过程中的两种危险证候，多在高热、大汗不止、剧烈吐泻、失血过多等有津血或阳气迅速亡失情况下出现，常见于休克患者。亡阴与亡阳的临床表现，除有原发疾病的各种危重症状外,均有不同程度的汗出。但亡阴之汗,汗出热而黏,兼见肌肤热,手足温,口渴喜饮,脉细数疾而按之无力等阴竭而阳极的证候;亡阳之汗,大汗淋漓,汗凉不黏,兼见畏寒蜷卧,四肢厥冷,精神萎靡,脉微欲绝等阳脱而阴盛的证候。

1. 护理措施

亡阴证、亡阳证均见于疾病的危重阶段,故必须及时、准确地辨证施护,以防阴阳离决导致死亡。

(1)病情观察　严密观察患者的神志、寒热、面色、二便、汗出、脉象等表现及变化,尤应注意呼吸、血压、脉搏、体温等变化,及时报告病情,并做好各项有关记录,以便积极救治。

(2)用药护理　维持静脉给药通道,以便据医嘱及时给药和补液。口服药物困难者,可鼻饲。

(3)饮食护理　给予流质、富营养的食物,必要时鼻饲。

(4)起居护理　按危重病护理,病室保持安静,通风,湿、温度适宜。宜使患者去枕平卧,不宜搬动。

(5)情志护理　稳定患者情绪,避免对患者造成任何情志刺激。

(6)对症处理　积极处理原发病的同时,据患者出现的不同情况做相应的处理,如汗出过多者,及时更换被褥。

2. 辨证施护

(1)亡阴证

【临床表现】汗热味咸而黏,如珠如油,面赤,唇舌干燥,身灼肢温,虚烦躁扰,恶热,口渴欲饮,小便量少,脉细数。

【护理要点】采用救阴敛阳的治疗、护理方法,方选生脉散等加减。

(2)亡阳证

【临床表现】冷汗淋漓,汗质稀淡,神情淡漠,肌肤不温,手足厥冷,呼吸气微,面色苍白,舌淡而润,脉微欲绝等。

【护理要点】采用回阳救逆的治疗、护理方法,方选独参汤、参附汤等加减。

第二节　气血津液病辨证施护

气血津液病辨证施护是运用气血津液的理论,分析临证错综复杂的证候,以辨别气、血、津液病变的一种辨证施护方法。

气血津液与脏腑有着密切的关系,气血津液是脏腑功能活动的物质基础,它们又是脏腑功能活动的产物,其生成及运行等新陈代谢过程都必须依赖于脏腑的功能活动。因此,如果脏腑发生病变,必然会影响到气血津液的变化,而气血津液的变化也必然要影响到脏腑的功能活动。所以,在临床治疗和护理过程中,应将气血津液辨证与脏腑辨证互参。

气血津液病辨证施护可划分为气病辨证施护、血病辨证施护、津液病辨证施护、气血同病辨证施护四个方面。

一、气病辨证施护

临床常见的气病证候可概括为气虚证、气陷证、气滞证、气逆证四种。

1. 气虚证

气虚证是指全身或局部气的减少而导致脏腑组织功能减退所表现的证候。多由久病体虚、劳累过度、年老体弱、营养不足等原因引起。

【临床表现】少气懒言,神疲乏力,头晕目眩,自汗,活动时诸症加剧,舌淡苔白,脉虚无力。

【护理要点】①气虚证宜采用益气的治疗、护理方法,方选四君子汤、补中益气汤等加减。因病变脏腑不同,治疗、护理各异。心气虚者补心气,肺气虚者益肺气等。但由于脾胃为气血生化之源,故总以健脾补气为要。②饮食宜温补,如进食羊肉汤、人参乌鸡汤等。服用补益药以渐补为宜,避免助热化火。③生活规律,劳逸适度,防止外感。

2. 气陷证

气陷证是指气虚无力升举而反下陷的证候,常由气虚证进一步发展而来,或劳累过度损伤某一脏器所致。

【临床表现】头晕眼花,少气倦怠,久泄久痢,腹部有坠胀感,脱肛或子宫脱垂等,舌淡苔白,脉弱。

【护理要点】①气陷证宜采用健脾益气、升阳举陷的治疗、护理方法,方选补中益气汤等加减。②饮食宜温补,如进食黄芪党参大枣粥、海参瘦肉汤等;多食蔬菜水果;忌食过于寒凉、辛辣、煎炸助火之品。③生活规律,劳逸适度,避免过劳。直肠脱垂者,适当进行肛门功能锻炼,改善肛门功能,增加肛门括约肌的收缩力。

3. 气滞证

气滞证是指人体某一部位、某一脏腑气机阻滞,运行不畅所表现的证候。引起气滞的原因很多,多由情志不舒,病邪内阻,外伤闪挫,阳气虚弱、温运无力等因素造成。

【临床表现】疼痛时轻时重,痛无定处,或胀痛,或窜痛,或攻痛,胀闷,其痛、胀每因嗳气、矢气则舒,心胸憋闷,胸胁胀满,乳房作胀,脘腹胀闷等。

【护理要点】①气滞证宜采用理气、行气的治疗、护理方法,方选逍遥散、五磨饮子等加减。②饮食宜食具有疏肝理气作用的食物,如玫瑰花、茉莉花、白梅花、豌豆、刀豆、荔枝、橘子、橘饼、橘皮、小独蒜(薤白)等,忌滋腻味厚而阻滞气机的食物,如糯米、栗子、鸡蛋、红枣等。③积极调畅患者情志,使其保持心情愉快。

4. 气逆证

气逆证是指气机升降失常,逆而向上所引起的证候。临床以肺胃、肝胆之气上逆较为多见。肺气上逆,多因感受外邪或痰浊阻肺所致;胃气上逆,多因寒饮、痰浊、食积停滞于胃,阻碍气机所致;肝气上逆多因郁怒伤肝所致。

【临床表现】肺气上逆,则见咳嗽、喘息;胃气上逆则见呃逆、嗳气、恶心、呕吐;肝气上逆,则见头痛、眩晕、昏厥、咳血、呕血等。

【护理要点】①气逆证宜采用降气的治疗、护理方法,肺气上逆,方选苏子降气汤、定喘汤、三子养亲汤等加减;胃气上逆,方选橘皮竹茹汤、丁香柿蒂汤等加减;肝气上逆,应据不同病证表现选不同的方药给予治疗,如肝气上逆,肝火灼肺所致的咳血,方选咳血方等。②饮食宜食具有降气作用的食物,如萝卜、刀豆、柿蒂等,戒烟酒。③调畅情志,避免不良情绪和刺激,使其保持心情愉快。④适当配合推拿疗法,以促进气机的调畅。

二、血病辨证施护

血行脉中,内流脏腑,外至肌肤,无处不到。若外邪干扰,脏腑功能失调,导致血的生理功能失常,就可出现寒热虚实的病证。临床血病常见证候可分为血虚证、血瘀证、血热证、血寒证四种。

1. 血虚证

血虚证是指血液亏虚、脏腑失养所表现的全身虚弱性证候。形成血虚证的原因很多,有先天禀赋不足;或后天失养,脾胃虚弱,生化乏源;或各种急性出血;或久病不愈,伤气耗血;或思虑过度,暗耗阴血;或瘀血阻络,新血不生;或肠道寄生虫等。

【临床表现】面色无华或萎黄,唇色淡白,爪甲苍白,头晕目眩,心悸失眠,手足发麻,妇女月经量少色淡,经期错后或闭经,舌淡苔白,脉细无力。

【护理要点】①血虚证宜采用补血的治疗、护理方法,方选四物汤、当归补血汤等加减。②饮食宜食具有补血作用的食物和中药,如熟地黄、鸡血藤、阿胶、白芍、红豆、花生、猪肝、猪血、鸡血、鸭血等。③生活规律,慎勿过劳。病情轻者适当运动,重者应卧床休息。

2. 血瘀证

凡离经之血不能及时排出和消散,而停留于体内,或血液运行不畅,瘀积于经脉或脏腑组织器官之内的均称为瘀血。由瘀血内阻而引起的病证,称为血瘀证。引起血瘀的常见原因有寒凝、气滞、气虚、外伤等。

【临床表现】疼痛如针刺刀割,痛有定处而拒按,常在夜间加剧。或见肿块,肿块在体表者,色呈青紫;在腹内者,坚硬按之不移,称为癥积。出血反复不止,色泽紫暗,或大便色黑如柏油。面色黧黑,肌肤甲错,口唇、爪甲紫暗,或皮下紫斑,或肌肤丝状如缕,或腹部青筋外露,或下肢青筋胀痛,妇女常见经闭。舌质紫暗,或见瘀斑、瘀点,脉象细涩。

【护理要点】①血瘀证宜采用活血化瘀、理气通络等相应的治疗、护理方法,方选血府逐瘀汤、少腹逐瘀汤等加减。②饮食宜食具有活血化瘀、理气作用的食物和中药,如当归、三七、川芎、山楂等;忌生冷、寒凉、辛辣油炸等。③调畅情志,避免不良情绪和刺激,使其保持心情愉快。

3. 血热证

血热证是指脏腑火热炽盛,热迫血分所表现的证候。多由外感火热之邪、饮酒过度、过食辛辣、恼怒伤肝、房事过度等因素引起。

【临床表现】咳血、吐血、尿血、衄血,兼见心烦,口干不欲饮,身热入夜尤甚,妇女可见月经先期,量多,舌红绛,脉数。

【护理要点】①血热证宜采用清热凉血的治疗、护理方法,方选清营汤、犀角地黄汤等加减;药物宜凉服。②饮食宜食具有清热凉血的食物和药物,如牡丹皮、赤芍、生地黄、丹参、莲藕等。③保持心情舒畅,避免肝郁化火加重病情。

4. 血寒证

血寒证是指寒邪客于血脉,阻碍气机,血行不畅所引起的证候。多由感受寒邪或机体阳虚阴盛所致。

【临床表现】疼痛多见于手、足,肤色紫暗,皮肤发凉,喜暖恶寒,得温痛减;或少腹疼痛,形寒肢冷,妇女月经衍期,经色紫暗夹有血块,舌紫暗苔白,脉沉迟涩。

【护理要点】①血寒证宜采用温经散寒等相应的治疗、护理方法,方选温经汤、当归四逆汤等加减;药物宜温热服。②饮食宜温热,如进食当归生姜羊肉汤、吴茱萸粥、红糖等,忌生冷、寒凉之品。③生活规律,注意防寒保暖。

三、津液病辨证施护

津液的生成、输布与排泄主要与脾的运化、肺的通调、肾的气化等功能密切相关。津液的病变可以由各种病因的侵扰而导致,亦可由脏腑功能的失常而形成。津液病证一般可概括为津液不足和水液停聚两个方面。

(一)津液不足证

津液不足证又称津亏、津伤,是指由于津液亏少,全身或某些脏腑组织器官失其濡润滋养而出现的以燥化为特征的证候,属内燥证的范畴。津液不足的形成有生成不足与丢失过多两方面的原因。脾胃虚弱,运化无权,致津液生成减少,或因饮水过少、脏气虚衰,津液生成不足而形成;或由燥热灼伤津液,或因汗、吐、下及失血等造成津液不足。

【临床表现】口燥咽干,唇焦而裂,甚则皮肤干枯无泽,大便干结,小便短少,舌红少津,脉细数。

【护理要点】①津液不足证宜采取滋阴润燥、生津等相应的治疗、护理方法,针对不同脏腑津液亏虚选用不同方药治疗,如胃阴亏虚选益胃汤等加减。②注意观察患者的精神、神志、血压等情况,必要时及时补液。③饮食宜食养阴润燥、清热生津之品,如生地黄、百合、石斛、玉竹、枸杞、山药、乌梅、梨、葡萄、石榴、甘蔗、柿子、萝卜、荸荠、银耳、香蕉等,多饮水,忌辛辣、油炸、燥烈伤阴之品。④慎起居,生活规律,据天气、环境等变化适时补充水分。

(二)水液停聚证

水液停聚证是指由于外感六淫,内伤七情,影响到肺的宣发肃降、脾的运化水液、肾的蒸腾气化、肝的疏泄、三焦的气化作用等,导致津液不能正常的输布和排泄,致津液停聚而成水、湿、痰、饮。

> **知识链接**
>
> 水、湿、痰、饮虽然都是人体水液代谢失常的病理产物,但四者同源异流,在性状、致病特点、临床表现等方面又有所区别。
>
> 一般来说,水,质清稀为液态,流动性大,以水肿、尿少为主症,水为有形之邪,水液输布失常泛溢肌肤,可表现为水肿;水液停聚腹腔,而成腹水,可见腹部膨隆、叩之音浊等。湿,乃水弥散于人体组织的一种状态,无明显形质可见,以肢体酸困、头重如裹等为主要表现,如脾虚湿盛,可表现为腹胀、便溏、身重等;同时湿郁日久易郁而化热,可致湿热蕴脾证、肠道湿热证、膀胱湿热证、肝胆湿热证等。痰有狭义和广义之分。狭义之痰系指视之可见、闻之有声、触之可及、有形质的痰液,如咳出可见之痰液,喉间可闻之痰鸣,体表可触及瘰疬、痰核等,称为"有形之痰",也有人称之为外痰。在中医学中,还有一种广义的痰,系指停滞在脏腑经络等组织中,直接视之不见,但却有证可察,如梅核气、肿块、腻苔等。这种痰随气运行,无处不到,从而形成种种痰病、痰证。由于其没有具体形质,故称为"无形之痰"。饮,是体内水液停聚而转化成的一种较痰清稀、较水混浊的病理产物,常停聚于某些腔隙及胃肠,以停聚处的症状为主要表现。

水、湿、痰、饮皆为阴邪，异名而同类，既有区别又有密切的联系，相互间或同时并存，或相互转化，因此，在许多情况下难以截然分开。故在临床上"水湿""痰饮""痰湿"等常相提并论。现着重介绍水肿与痰饮。

1. 水肿

水肿是指体内水液停聚，泛滥肌肤引起面目、四肢、胸腹甚至全身水肿的病证。临床辨证，首先区分阳水和阴水，以明虚实。故此处仅以阳水、阴水为例，介绍其辨证施护。

（1）阳水　发病较急，病程短，水肿性质属实者，称为阳水。多由外感风邪或水湿浸淫等因素引起。

【临床表现】眼睑先肿，继而头面，甚至遍及全身，来势迅速，小便短少，皮肤薄而光亮。常伴有恶风、恶寒，发热，无汗，肢体困重，舌苔薄白，脉浮紧，或咽喉肿痛，舌红而脉浮数。或全身水肿，来势较缓，按之没指，肢体沉重困倦，小便短少，脘闷纳呆，泛恶欲呕，舌苔白腻，脉沉。

【护理要点】①阳水者，临证应据不同证型辨证选方进行相应的治疗与护理，如风水泛滥水肿，宜疏风清热、宣肺行水，方以越婢加术汤加减；湿毒浸淫水肿，宜宣肺解毒、利湿消肿，方以麻黄连翘赤小豆汤合五味消毒饮加减；水湿浸渍水肿，宜健脾化湿、温阳利水，方以五皮饮合胃苓汤加减；湿热壅盛水肿，宜分利湿热，方以疏凿饮子加减。②注意观察水肿部位、程度及发展趋势，以及小便情况、血压变化、电解质情况等。③饮食以清凉、清淡、低盐或无盐、少油腻为宜，忌煎、炸、炒、热性食物和肥甘厚味之品，多食蔬菜、水果等。④加强皮肤的观察与护理，严防损伤、感染。

（2）阴水　发病较缓，病程较长，性质属虚者，称为阴水。多由久病正虚，劳倦内伤，房事不节等因素致使脾肾亏虚，气化不利所致。

【临床表现】水肿，腰以下为甚，按之凹陷不起，面色㿠白，神疲肢倦，脘闷腹胀，纳呆便溏，小便短少，舌淡，苔白滑，脉沉；或水肿日益加剧，小便不利，腰膝冷痛，四肢不温，畏寒神疲，面色㿠白或灰滞，舌淡胖，苔白滑，脉沉迟无力。

【护理要点】①阴水者，临证应据不同证型辨证选方进行相应的治疗与护理，如脾阳虚衰水肿，宜温运脾阳、利水化湿，方以实脾饮加减；肾阳衰微水肿，宜温肾助阳、化气行水，方以济生肾气丸合真武汤加减。②除注意观察水肿部位、程度及发展趋势，以及小便情况、血压变化、电解质情况等以外，还要观察患者的虚寒表现、水肿的消长规律及服用温阳利水等中药后有无伤阴现象，如舌红、口干等表现。③饮食以温阳化气、补气之品为佳，忌生冷、寒凉、生湿破气之品，戒酒。④注意保暖，避免潮湿及寒冷刺激，并加强皮肤的观察与护理，严防损伤、感染。⑤密切注意患者的思想动态，与之谈心，正确引导，给予精神上的鼓励，消除其悲观情绪，使其保持心情舒畅。

2. 痰饮

痰和饮，都是津液变化而成，是脏腑功能失调、水液代谢障碍而表现的病证，但两者的形态不同。痰证是指水液凝聚，质地稠厚，停聚于脏腑、经络、组织之间而引起的病证。常因外感六淫，内伤七情，导致脏腑功能失调而产生。饮证是指水饮质地清稀，停滞于脏腑组织之间所表现的病证，多由脏腑功能衰退或障碍等原因引起。

【临床表现】痰证：咳喘咯痰，胸闷，脘闷不舒，纳呆恶心，呕吐痰涎，头晕目眩；神昏癫狂，喉中痰鸣，肢体麻木，半身不遂，瘰疬瘿瘤，痰核乳癖，喉中异物感，舌苔白腻或黄腻，脉滑。饮证：咳嗽气喘，胸闷，痰液清稀色白量多，喉中痰鸣，倚息不得平卧，甚则心悸，下肢水肿，或脘痞腹胀,水声漉漉,泛吐清水,食欲减退;或胸胁胀闷作痛,咳喘引痛,舌苔白滑,脉弦等。

【护理要点】①痰饮证者,宜采用健脾利湿、温化痰饮的治疗、护理方法,方选二陈汤、苓桂术甘汤、苓甘五味姜辛汤、三子养亲汤、六君子汤等加减。②注意观察痰的性质(色、量、质、咯的难易程度等)、痰饮伴随症状等,以鉴别不同类型的痰饮。③汤药一般宜温服。饮食以具温化通阳、健脾利湿作用的食物为宜,如萝卜、香椿、山药、包菜、芡实、扁豆、茯苓饼、半夏、陈皮等,少食肥甘油腻、酸涩之品;戒酒,忌暴饮暴食和进食速度过快。④适当进行体育锻炼。

四、气血同病辨证施护

临床上常见的气血同病的证候有气滞血瘀证、气虚血瘀证、气血两虚证、气不摄血证、气随血脱证等。

1. 气滞血瘀证

气滞血瘀证是气机郁滞而致血行瘀阻所出现的证候,多由情志不舒或外邪侵袭,导致肝气久郁不解引起。

【临床表现】胸胁胀闷,走窜疼痛,急躁易怒,胁下痞块,刺痛拒按,妇女可见经闭或痛经,经色紫暗夹有血块等,舌质紫暗或见瘀斑,脉涩。

【护理要点】①气滞血瘀证者,宜采用行气导滞、活血化瘀止痛的治疗、护理方法,方选膈下逐瘀汤、柴胡疏肝散、加减乌药汤等加减。②注意疼痛的部位、性质、程度、加重或缓解的因素,舌象,脉象等。③汤药一般宜温服。饮食以具行气、活血化瘀作用的食物为宜,如萝卜、小茴香、玫瑰花、香附、薤白、佛手、川芎、陈皮等,少食肥甘油腻、酸涩之品。④多进行户外活动,呼吸新鲜空气,积极调畅情志,避免不良的情志刺激。

2. 气虚血瘀证

气虚血瘀证是指气虚运血无力,血行瘀滞而表现的证候。多由久病气虚,运血无力而渐致瘀血内停引起。

【临床表现】面色淡白或晦滞,身倦无力,少气懒言,胸胁常见固定痛处,痛如针刺,拒按,舌淡暗或见瘀斑,脉沉涩。

【护理要点】①气虚血瘀证者,宜采用补气、活血通络的治疗、护理方法,方选补阳还五汤等加减。②注意疼痛的部位、性质、程度、加重或缓解的因素,伴随症状,舌象,脉象等。③汤药一般宜温服。饮食宜食有益气活血作用的食物或药膳;忌肥甘厚味等助湿生痰及耗气破气之品。④病情轻者适当进行户外活动,呼吸新鲜空气,积极调畅情志,去除不良的情志刺激。病情重者应卧床休息。

3. 气血两虚证

气血两虚证是指既有气虚之象,又有血虚之象的证候。多由久病不愈,耗伤气血,或先有血虚无以化气所致。

【临床表现】面色淡白或萎黄,头晕目眩,少气懒言,神疲乏力,或有自汗,心悸失眠,舌质淡嫩,脉细弱等。

【护理要点】①气血两虚证宜益气养血,方选八珍汤、十全大补汤等加减。②饮食宜选用具有补益气血作用的食物或药膳。③生活规律,劳逸适度,慎勿过劳。④气血亏虚较重者,应减少体力及脑力劳动;保持环境安静,注意休息。

4.气不摄血证

气不摄血证又称气虚失血证,是指气虚不能统血而见失血的证候,也是气虚与失血并见的证候。多由久病、劳倦、脾虚等导致气虚,气虚不能统摄血液的运行,导致血溢脉外;或由于慢性失血,气随血耗,转而气虚不能摄血所致。

【临床表现】吐血,便血,崩漏,皮下瘀斑,气短,倦怠乏力,面色白而无华,舌淡,脉细弱等。

【护理要点】①气不摄血证采用益气摄血的治疗、护理方法,方选归脾汤等加减。②注意观察出血的量、色、质,以及出血的伴随症状。③饮食以清淡、易消化、富营养为原则,多食补气健脾养血之品。④生活规律,劳逸适度,慎勿过劳。⑤气虚较重者,应减少体力及脑力劳动;保持环境安静,注意休息。

5.气随血脱证

气随血脱证是指大量出血所引起的气脱证候。常常由于肝、胃、肺等脏腑素有瘤疾以致脉道突然破裂大出血引起,或者由于外伤、妇女崩中、产后大出血等所致。

【临床表现】大出血时突然出现面色苍白,四肢厥冷,大汗淋漓,甚至昏厥,舌淡,脉微欲绝,或芤,或浮大而散。

【护理要点】气随血脱证属临床危候,应按危重证候处理,积极救治。中医多采用益气固脱的治疗和护理方法,方选参附汤、独参汤等加减。其余可参考八纲辨证施护中亡阴证、亡阳证的常规护理。

第三节 脏腑辨证施护

脏腑辨证是根据脏腑的生理功能、病理特点,对疾病所反映的临床症状、体征等进行分析归纳,从而推断出疾病所在的脏腑病位、性质、正邪盛衰情况的一种辨证方法。本节主要介绍临床常见证候的辨证与护理。

一、心与小肠病的辨证施护

心的病证有虚实之分。实证常由于寒凝、瘀滞、痰阻、火扰等引起,造成心的功能失常。虚证大多由于久病伤正、禀赋不足、思虑太过等因素,导致心气心阳受损,心阴心血亏耗。心病的常见症状有心悸怔忡、心烦、心痛、失眠健忘、神昏谵语、脉结代等。小肠的病变主要表现在清浊不分、转输障碍方面,常见的症状有小便失常、肠鸣泄泻、腹痛喜温喜按等。

(一)护理措施

1.病情观察

观察患者的精神状态、睡眠、脉搏、呼吸、血压、舌象、脉象及有无心悸、胸闷、胸痛、眩晕等方面的表现。在心脏疾病急性发作期,病情变化快,易发生意外,应密切观察生命体征、心脏体征及是否有神昏、抽搐、出血等,做好急救准备。

2.服药护理

某些心脏疾病急救药品宜随身携带,以便应急处理。

3.饮食护理

宜清淡、营养、易消化饮食,避免过食肥甘厚味、辛辣之品,忌浓茶、烟酒等。

4. 起居护理

保持病室空气清新,湿、温度适宜,清洁安静,避免不良刺激。保证充足睡眠,避免剧烈运动,危重患者卧床休息。保持大便通畅。

5. 情志护理

嘱患者保持心情舒畅,避免大喜、大悲等不良刺激。

（二）辨证施护

1. 心气虚证、心阳虚证与心阳暴脱证

【临床表现】心悸怔忡,胸闷气短,活动后加重,汗出,神疲,面色淡白,舌淡苔白,脉虚,为心气虚证。如兼有畏寒肢冷,面色苍白,心痛,舌淡胖,苔白滑,脉微细或结代,为心阳虚证。若突然出现冷汗淋漓,四肢厥冷,面色苍白,口唇青紫,呼吸微弱,神志模糊甚至昏迷,舌淡或紫暗,脉微欲绝,为心阳暴脱证。

【护理要点】①心气虚者宜补益心气,方选养心汤加减;心阳虚者宜温补心阳,方选桂枝甘草汤加减;心阳暴脱者宜回阳救逆,方选参附汤加减,并按危候处理。②病室宜向阳温暖,应随季节、环境变化及时添加衣被,以防受寒加重病情。③饮食宜温补、适量、易消化,忌过饱、生冷、寒凉。④心阳暴脱者,严密观察病情,及时抢救。

2. 心血虚证与心阴虚证

【临床表现】心悸怔忡、失眠多梦是心血虚证与心阴虚证共有的症状。心血虚证兼有眩晕,健忘,面色苍白或萎黄,口唇、爪甲色淡,脉细弱等;心阴虚证兼见潮热,盗汗,五心烦热,颧红,咽干,舌红苔少,脉细数等。

【护理要点】①心血虚者宜补益心血,方选四物汤加减;心阴虚者宜滋阴清热、除烦,方选天王补心丹等加减。②血虚者宜选用养血安神之品,如大枣、猪心、酸枣仁等;阴虚者可选清补滋阴之品,如百合、莲子等。忌辛辣、烟酒。

3. 心火亢盛证与小肠实热证

【临床表现】心火亢盛证见面赤,口渴喜饮,心中烦热,失眠,溲黄便干,口舌生疮或腐烂肿痛,舌红绛,脉数。或吐血、衄血、尿血,甚或谵语狂躁,或见肌肤疮疡。小肠实热证见心烦口渴,口舌生疮,小便赤涩,尿道灼痛,尿血,舌红苔黄,脉数。

【护理要点】①宜采取清心泻火的治疗、护理方法,方选导赤散等加减;对神昏狂躁谵语者,应予清心开窍之品,如安宫牛黄丸等,并按危候处理;出血者,按血证处理。②饮食宜清凉、清淡,多饮凉开水;忌辛辣、煎炸、酒酪等。③病室凉爽,并保持安静。

4. 心脉痹阻证

【临床表现】心悸怔忡,胸部憋闷疼痛,痛引肩背或手臂,时发时止。若痛如针刺,舌紫暗,或有瘀斑、瘀点,胸闷较甚,脉涩或结代,为瘀阻心脉;若体胖痰多,身重困倦,苔白腻,脉沉滑,为痰阻心脉;若疼痛剧烈,突然发作,畏寒肢冷,得温痛减,舌淡苔白,脉沉迟或沉紧,为寒凝心脉;若疼痛且胀,发作多与情绪变化有关,舌淡红或暗红,脉弦,多为气滞心脉。

【护理要点】①以活血化瘀、理气通络为基本治疗、护理方法,据病因不同配用益气、通阳、化痰之法,方选血府逐瘀汤、瓜蒌薤白白酒汤、瓜蒌薤白桂枝汤、瓜蒌薤白半夏汤等加减。②饮食不宜过饱、过饥,尤忌晚餐过饱;忌肥甘厚味、浓茶、咖啡、烟酒等。③保持大便通畅,避免剧烈活动、持重,尤其是突然用力。

5. 痰火扰心证

【临床表现】面红目赤,发热心烦,狂躁谵语,痰黄稠,舌红,苔黄腻,脉滑数;或见心烦失眠,头晕目眩,痰多胸闷;或见语言错乱,哭笑无常,狂躁妄动,打人毁物等。

【护理要点】①采取清心豁痰的治疗、护理方法,方选礞石滚痰丸等加减。②饮食宜清淡,忌辛辣油腻、助热生痰之品。③采取合理的情志疏导措施,避免不良刺激。④病室内陈设宜简单,必要时适当防护,防止意外发生。

6. 痰蒙心窍证

【临床表现】意识模糊,甚至不省人事,或精神抑郁,神情淡漠,喃喃自语,举止失常或突然昏倒,不省人事,喉中痰鸣,口吐痰涎,舌苔白腻,脉缓而滑。

【护理要点】①采取涤痰开窍的治疗、护理方法,方选导痰汤等加减。②饮食宜清淡,忌油腻、生痰之品。③采取合理的情志疏导措施,避免不良刺激。

二、肺与大肠病的辨证施护

肺的病变有虚实之分,虚证有气虚和阴虚之分,实证多由六淫等外邪侵袭和痰湿阻肺所致。肺病常见的症状有咳嗽、气喘、咯痰、胸闷或痛、水肿、咯血等,其中以咳、痰、喘最为常见。大肠为"传导之官",能吸收水分,排泄糟粕。大肠传导失司,常会引起便秘、泄泻、便血等症。

(一)护理措施

1. 病情观察

注意观察咳嗽、气喘发作的时间、性质、程度、诱因、缓解因素;痰的色、质、量、味;咯血的先兆、出血情况(色、质、量)及患者咯血时神志、面色、呼吸、脉象等变化;做好口腔护理,促进痰液排出;呼吸困难者,给予吸氧。

2. 饮食护理

宜清淡、易消化饮食,忌辛辣、油腻黏滞、煎炙助热之品,忌烟酒。少量咯血者,可给予流质饮食,频繁咯血者应禁食。

3. 起居护理

保持病室空气清新,湿、温度适宜,清洁安静,避免寒冷空气及异味进入;慎起居,避风寒;平时加强锻炼,以增强肺卫的抗邪能力。

4. 情志护理

避免情志刺激,对久病咳喘等患者可采取安慰、诱导、暗示、转移等方法加强情志护理。

5. 对症处理

痰多者,应积极拍背以助排痰;大量咯血者,应将头偏向一侧,以防窒息;胸痛者,可予延胡索粉、郁金粉各 1.5 克,调服。

(二)辨证施护

1. 风寒束肺证

【临床表现】咳嗽,痰稀色白量少,恶寒发热,身痛无汗,鼻塞流清涕,舌苔白,脉浮紧。

【护理要点】用疏风散寒宣肺的治疗、护理方法,方选杏苏散、华盖散等加减。其他参考八纲辨证施护中表寒证的护理要点。

2. 风热犯肺证

【临床表现】咳嗽,痰稠色黄,发热,微恶寒,口微渴,咽痛,鼻塞流浊涕,舌尖红,苔薄黄,脉浮数。

【护理要点】用疏风清热宣肺的治疗、护理方法,方选桑菊饮等加减。其他参考八纲辨证施护中表热证的护理要点。

3. 燥邪犯肺证

【临床表现】干咳无痰,或痰少而黏,咳之难出,甚至痰中带血,胸痛,皮肤及口、唇、鼻干燥,尿少,大便干结,舌红,苔薄而燥,或发热微恶寒,无汗或少汗,脉浮数或浮紧。

【护理要点】①采取轻宣凉燥或清宣温燥的治疗、护理方法,方选杏苏散或桑杏汤等加减。②重点观察口渴、发热、咯血、鼻衄等情况,并及时处理;据季节气候、感邪情况、临床表现等区分外燥、内燥、温燥、凉燥之不同。③宜食清凉润肺之品,如梨、蜂蜜、藕粉等,多饮凉开水,忌温燥辛热之品。

4. 痰热壅肺证

【临床表现】咳声洪亮,气喘息粗,吐痰黄稠,壮热口渴,甚则鼻翼扇动,咳吐脓血、腥臭痰,大便干结,小便短赤,舌红苔黄,脉滑数。

【护理要点】①采取清热化痰、宣降肺气的治疗、护理方法,方选麻杏石甘汤或定喘汤等加减。②重点观察咳喘、咳痰、口渴、发热、胸痛等情况。③饮食宜清淡、易消化,多饮凉开水,多吃水果,忌温燥辛热之品,忌烟酒。④病室宜通风,保持空气新鲜,湿度、温度稍低。

5. 痰湿阻肺证

【临床表现】咳嗽痰多,质黏,色白,易咯出,胸闷,甚则气喘痰鸣,舌淡苔白腻,脉滑。

【护理要点】①采取燥湿化痰的治疗、护理方法,方选二陈汤或三子养亲汤等加减。②饮食宜选燥湿化痰之品,如橘皮、薏苡仁、茯苓等,忌油腻、生冷、辛辣、甜食等,忌烟酒。③病室宜干燥通风,空气清新,环境整洁。④注意劳逸结合,防寒保暖。

6. 肺气虚证

【临床表现】咳喘无力,气短,动则尤甚,痰多清稀,声低懒言,或有自汗、恶风,易于感冒,舌淡苔白,脉虚弱。

【护理要点】①采取补益肺气的治疗、护理方法,方选保元汤或玉屏风散等加减。②饮食以易消化、富营养为佳。③注意气候变化,慎起居,以防外感。④平时加强锻炼,以增强体质。

7. 肺阴虚证

【临床表现】干咳无痰或痰少而黏,形体消瘦,五心烦热,潮热盗汗,颧红,口咽干燥,或痰中带血,声音嘶哑,舌红少津,脉细数。

【护理要点】①采取滋阴润肺的治疗、护理方法,方选沙参麦冬汤等加减。②咯血者,应绝对卧床休息,并密切观察出血量、呼吸、面色、脉搏、神志及血压等变化,以防窒息。出血量大者,及时抢救。肺痨患者,做好隔离工作。③饮食以清淡、易消化的润肺生津之品为佳;忌辛辣、燥热等助火生痰之品。④保持患者情绪稳定,避免不良刺激。

8. 大肠湿热证

【临床表现】腹痛,下利赤白脓血,里急后重;或暴注下迫,色黄而臭,或腹泻不爽,粪质黏稠腥臭,伴有肛门灼热,小便短赤,身热口渴,舌红苔黄腻,脉滑数或濡数。

【护理要点】①采取清热燥湿、调气行血的治疗、护理方法,方选葛根芩连汤或白头翁汤等加减。②观察体温、饮食、腹痛、大便等情况。③注意饮食卫生,忌辛辣、油腻,忌烟酒。

9. 肠燥津亏证

【临床表现】大便秘结干燥,难以排出,数日一行,口燥咽干,或伴有口臭,舌苔黄燥,脉细涩。

【护理要点】①采取润肠通便的治疗、护理方法,方选麻仁丸或五仁丸等。②多食蜂蜜、香蕉、果仁等润肠通便之品,多饮水;忌辛辣温燥之品。③嘱患者养成定时排便的习惯。

三、脾与胃病的辨证施护

脾胃病都有寒热虚实的不同。脾病以阳气虚衰,运化失调,水湿痰饮内盛,不能统血为常见。脾病常见症状有腹痛、腹胀、泄泻、水肿、少气乏力、内脏下垂、慢性出血等。胃病以受纳腐熟功能障碍,胃气上逆为主要病变。胃病多见脘腹胀痛、食少、恶心、呕吐、呃逆、嗳气等。

(一)护理措施

1. 病情观察

观察患者饮食口味,脘腹胀痛特点、性质等,吐泻物,出血情况(量、色、质等)。对不明原因的腹痛,勿用止痛之品,以免掩盖病情。

2. 服药护理

患者脾胃较弱,故药宜浓煎。呕吐者,少量多次频服。

3. 饮食护理

饮食有节,定时定量,少食多餐,以清淡、易消化、富营养为原则,忌食滋腻碍胃之品。

4. 起居护理

注意休息,病证较轻者可适当锻炼身体以健运脾胃,但以不疲劳为度。居处应干燥卫生,空气清新,避免湿邪侵及;排泄物及时清除;消化道传染患者,应予以隔离。

5. 情志护理

积极安慰、鼓励、疏导患者,使其心情舒畅,以利病情恢复。

(二)辨证施护

1. 脾气虚证

【临床表现】纳少,脘腹胀满,肢体倦怠,神倦乏力,少气懒言,形体消瘦,大便溏薄,或肥胖、水肿,面色淡黄或萎黄,舌淡苔白,脉缓或弱。

【护理要点】①采取健脾益气的治疗、护理方法,方选四君子汤、六君子汤等加减。②饮食以稀、软、富营养的半流质为佳;忌油腻、辛辣。服药期间少食萝卜等耗气之品。③保持心情舒畅,注意防寒保暖。

2. 中气下陷证

【临床表现】脘腹坠胀,食后益甚;或便意频数,肛门重坠;或久泄久痢不止,甚至脱肛;或胃、子宫下垂;或小便混浊如米泔;伴有头晕目眩,气短懒言,神疲乏力,面白无华,食少便溏,舌淡苔白,脉弱。

【护理要点】①采取补中益气、升阳举陷的治疗、护理方法,方选补中益气汤等加减。②饮食多选人参、黄芪、山药、枳壳等。③注意休息,避免劳累加重病情。④便后注意保持肛周清洁,密切观察患者神志、血压及大便情况。

3. 脾不统血证

【临床表现】各种慢性出血,如便血、尿血、肌衄、齿衄、紫斑,妇女可见月经过多、崩漏等,常伴有眩晕、神疲乏力、少气懒言、食少便溏、面色萎黄、舌淡苔白、脉细弱等。

【护理要点】①采取健脾益气摄血的治疗、护理方法,方选归脾汤等加减。②注意观察出血的量、色、质、部位,以及面色、神志等情况;出血量大者,予以急救处理;积极治疗、护理原发病。③饮食宜清淡、易消化、富营养。④加强情志护理,消除患者紧张、恐惧心理。

4. 脾阳虚证

【临床表现】腹胀纳少,腹痛绵绵,喜温喜按,形寒肢冷,四肢不温,面白少华或虚浮,口淡不渴,大便稀溏,甚或完谷不化,或肢体水肿,小便短少,或白带清稀量多。舌质淡胖或有齿痕,苔白滑,脉沉迟无力。

【护理要点】①采取温补脾阳的治疗、护理方法,方选附子理中汤等加减。②饮食宜温热,选用温补膳食,忌生冷、寒凉。③居处宜温暖向阳,腹部宜热熨及保暖,避风寒,慎起居。

5. 寒湿困脾证

【临床表现】脘腹胀闷,口腻纳呆,泛恶欲吐,口淡不渴,腹痛便溏,头身困重,或小便短少,肢体肿胀,或身目发黄,面色晦暗不泽,或妇女白带量多,舌淡胖,苔白滑或白腻,脉濡缓或沉细。

【护理要点】①采取温中散寒除湿的治疗、护理方法,方选胃苓汤、实脾散、苓桂术甘汤等加减。②注意观察患者饮食、肌肤、两目等情况。③饮食宜温热、清淡、易消化,忌油腻、生冷不洁之品。④居处宜温暖向阳,干燥通风。

6. 湿热蕴脾证

【临床表现】脘腹痞闷,纳呆,恶心欲吐,口中黏腻,渴不多饮,便溏不爽,肢体困重,小便短黄,或身热不扬,汗出热不解,或见面目肌肤发黄,色泽鲜明如橘,或皮肤瘙痒,舌红苔黄腻,脉濡数或滑数。

【护理要点】①采取清热化湿的治疗、护理方法,方选藿朴夏苓汤、茵陈五苓散等加减。②注意环境卫生,必要时做好消毒、隔离工作;病室环境整洁,通风,温、湿度适宜。③饮食宜清淡、易消化,忌烟酒,忌油腻、生冷不洁之品。

7. 胃阴虚证

【临床表现】胃脘嘈杂,饥不欲食,或痞胀不舒,隐隐灼痛,干呕,呃逆,口燥咽干,大便干结,小便短少,舌红少苔,脉细数。

【护理要点】①采取滋养胃阴的治疗、护理方法,方选沙参麦冬汤、益胃汤等加减。②居处宜清静整洁,注意防寒保暖;保持大便通畅;避免不良刺激。③饮食宜清补,多食新鲜瓜果蔬菜,忌烟酒,忌坚硬和刺激性食品等。

8. 胃热炽盛证

【临床表现】胃脘灼痛,拒按,渴喜冷饮,或消谷善饥,或口臭,齿龈肿痛,甚至溃烂出血,大便秘结,小便短赤,舌红苔黄,脉滑数。

【护理要点】①采取清胃泻火的治疗、护理方法,方选清胃散等加减。②饮食宜清凉、清淡、易消化,忌辛辣、油炸、煎炙等助热之品。对于消渴患者,应严格进行饮食调护。

9. 寒邪犯胃证

【临床表现】脘腹冷痛,痛势暴急,遇寒加剧,得温则减,恶心呕吐,吐后痛缓,口淡不渴,舌淡苔白滑,脉沉紧或弦紧。

【护理要点】①采取温胃散寒的治疗、护理方法,方选理中丸或良附丸等加减。②饮食宜温热,忌生冷、寒凉之品。③居室宜温暖向阳,必要时热敷胃脘部。

10. 食滞胃脘证

【临床表现】胃脘胀痛,拒按,厌食,嗳腐吞酸或呕吐酸馊食物,吐后胀痛减轻,或腹痛肠鸣,矢气臭如败卵,泻下不爽,大便酸腐臭秽,舌苔厚腻,脉滑或沉实。

【护理要点】①采取消食导滞的治疗、护理方法,方选保和丸等加减。②暂停进食,症状缓解后少予流食。注意饮食卫生,切勿暴饮暴食。

四、肝与胆病的辨证施护

肝的病变主要表现为肝失疏泄和肝不藏血两个方面,常见胸胁胀痛或窜痛、烦躁易怒、头晕胀痛、肢体震颤、手足抽搐或目疾、出血、月经不调、睾丸胀痛等。胆的病变主要表现为胆汁排泄异常或情志异常,常见口苦、惊悸、失眠、黄疸等。

(一)护理措施

1. 病情观察

观察患者精神情志、面色、目睛、小便、经带等表现,以防中风、出血、痉厥等先兆的发生。

2. 服药护理

疏肝理气药多辛散疏利,应中病即止。

3. 饮食护理

饮食宜清淡、易消化、富营养,多食新鲜蔬菜水果,切勿饥饱失常;忌油腻、辛辣、肥甘之品,戒烟酒。

4. 起居护理

注意起居有常,劳逸适度,重证者卧床休息。

5. 情志护理

积极安慰、鼓励、开导患者,畅其情志,避免不良刺激。鼓励其适当参加体育活动,有利于病情恢复。

(二)辨证施护

1. 肝气郁结证

【临床表现】情志抑郁,急躁易怒,善太息,胸胁少腹胀满疼痛,走窜不定。或自觉咽中有物吐之不出,咽之不下,俗称"梅核气"。或颈部瘿瘤,胁下肿块。妇女可见乳房胀痛,月经不调,痛经,舌苔薄白,脉弦。

【护理要点】①采取疏肝解郁的治疗、护理方法,方选柴胡疏肝散或逍遥散等加减。②注意观察局部体征,如乳房等的改变,以便及时治疗。③宜食橘皮、玫瑰花、萝卜等疏肝理气之品;忌油腻、生冷、辛辣之品,戒烟酒。

2. 肝火炽盛证

【临床表现】头晕胀痛,痛势剧烈,面红目赤,口苦口干,急躁易怒,耳鸣如潮,甚或突发耳聋,心烦不眠或多梦,或胁肋灼痛,衄血、吐血,大便秘结,小便短黄,舌红苔黄,脉弦数。

【护理要点】①采取清肝泻火的治疗、护理方法,方选龙胆泻肝汤等加减。②注意头目、情绪、出血等改变;出血者,应及时止血,按血证护理。③环境应清静、凉爽。④饮食宜清淡、易消化,可选用菊花、栀子等清热泻火之品代茶饮或做食疗。患者郁怒时不宜进食,以免气食交阻,变生他病。⑤注意情志护理,避免过急过怒,加重病情。

3. 肝阴虚证、肝血虚证

【临床表现】肝阴虚证可见头晕眼花,两目干涩,视力减退,或胁肋隐隐灼痛,面部烘热或两颧潮红,或手足蠕动,口干舌燥,五心烦热,潮热盗汗,舌红少苔乏津,脉弦细数。肝血虚证可见头晕眼花,视力减退或夜盲,或见肢体麻木,关节拘急,手足震颤,肌肉瞤动,或妇女月经量少、色淡,甚或闭经,爪甲不荣,面白无华,舌淡,脉细。

【护理要点】阴虚者宜滋阴柔肝,方选一贯煎、杞菊地黄汤等加减;血虚者宜养血柔肝,方选四物汤等加减。其他护理可参考八纲辨证施护中阴虚证和血虚证护理要点。

4. 肝阳上亢证

【临床表现】眩晕耳鸣,头目胀痛,面红目赤,急躁易怒,失眠多梦,头重脚轻,舌红少津,脉弦有力或弦细数。

【护理要点】①采用平肝潜阳的治疗、护理方法,方选天麻钩藤饮等加减。②严密观察神志、面色、血压、肢体运动感觉等情况。③保持环境安静,劳逸结合,避免一切不良刺激。④饮食宜清淡,多食新鲜蔬菜瓜果;忌辛辣、油腻,戒烟酒。

5. 肝风内动证

【临床表现】肝阳化风证:眩晕欲仆,步履不稳,头胀头痛,急躁易怒,头摇,肢体震颤,手足麻木,语言謇涩,面赤,舌红,苔腻,脉弦细有力,甚则突然昏仆,口眼㖞斜,半身不遂,舌强语謇。热极生风证:高热口渴,烦躁谵语或神昏,颈项强直,两目上视,手足抽搐,角弓反张,牙关紧闭,舌红绛,苔黄燥,脉弦数。阴虚动风证:手足震颤、蠕动或肢体抽搐,眩晕耳鸣,口干咽燥,形体消瘦,五心烦热,潮热颧红,舌红少津,脉弦细数。血虚动风证:眩晕,肢体震颤,麻木,手足拘急,或肌肉瞤动,皮肤瘙痒,爪甲不荣,面色无华,舌淡白,脉细或弱。

【护理要点】①据内风宜息的原则,肝阳化风者宜潜阳息风,方选镇肝熄风汤等加减;热极生风者宜凉肝息风,方选羚角钩藤汤等加减;阴虚动风者宜滋阴息风,方选大定风珠等加减;血虚动风者宜滋阴养血、柔肝息风,方选阿胶鸡子黄汤等加减。②严密观察神志、呼吸、语言、体温、肢体活动、血压、舌象等情况,以防危候发生。③保持环境安静,避免一切不良刺激。④饮食以流质、清淡为佳,多食新鲜蔬菜瓜果;忌辛辣、油腻,戒烟酒。

6. 寒滞肝脉证

【临床表现】少腹冷痛,阴部坠胀作痛,或阴器收缩引痛,或巅顶冷痛,得温则减,遇寒痛剧,恶寒肢冷,舌淡,苔白润,脉沉紧或弦紧。

【护理要点】①采用温经散寒、暖肝通络的治疗、护理方法,方选暖肝煎、天台乌药散等加减。②重点观察少腹、阴器疼痛等情况。③饮食宜温补,多饮开水,多食富含纤维素的食物等;忌生冷,戒烟酒。④病情发作时注意休息,避免过劳,男性患者平时宜穿柔软、宽松的内裤。

7. 肝胆湿热证

【临床表现】身目发黄,胁肋胀痛,或胁下有痞块,纳呆,厌油腻,泛恶欲呕,腹胀,大便不调,小便短赤,发热或寒热往来,口苦口干,舌红,苔黄腻,脉弦滑数。或阴部潮湿、瘙痒、湿疹,阴器肿痛,带下黄稠臭秽等。

【护理要点】①采用泻肝胆实火、清肝胆湿热的治疗、护理方法,方选龙胆泻肝汤等加减。

②重点观察寒热、皮肤、黄疸、小便及饮食口味等情况,加强皮肤护理。③饮食宜清淡、易消化、富营养;忌辛辣、油腻、肥甘、生冷、不洁之品,戒烟酒。④注意生活起居,勤换内裤,保持外阴清洁。⑤加强精神护理,消除患者恐惧、忧虑情绪。

8.胆郁痰扰证

【临床表现】胆怯易惊,惊悸不宁,失眠多梦,烦躁不安,胸胁闷胀,善太息,头晕目眩,口苦泛恶,舌淡红或红,苔白腻或黄腻,脉弦缓或弦数。

【护理要点】①采用理气化痰、利胆除烦的治疗、护理方法,方选温胆汤等加减。②饮食宜清淡,多食新鲜蔬菜瓜果,酌情选用芹菜、酸枣仁、葡萄、白果等;忌辛辣、油腻、甜食,戒烟酒。③保持病室安静,室内光线不宜太强,让患者充分休息。④要做好患者的思想工作,消除各种精神负担,避免各种不良刺激。

五、肾与膀胱病的辨证施护

肾的病变常可表现为腰膝酸软,耳鸣耳聋,须发早白,牙齿松动,遗精阳痿,精冷不育,女子经少、经闭及水肿,呼多吸少,二便异常等。膀胱的病变主要表现为小便不利、尿频、尿急、尿痛、遗尿、尿闭等排尿异常症状。

(一)护理措施

1.病情观察

观察患者面色、寒热、眩晕、耳鸣耳聋、小便、水肿、腰部感觉等情况,出现二便失禁、喘促欲脱、呕逆尿闭等危候,应高度重视。

2.服药护理

补益药味厚滋腻,宜文火久煎、浓煎。宜饭前空腹温服。

3.饮食护理

据病证不同,给予相应的饮食调护。如阳虚者宜温补饮食、阴虚者宜清补饮食等。

4.起居护理

注意休息,慎起居,节房事,避免劳欲过度。

5.情志护理

积极安慰、鼓励、开导患者,畅其情志。适时引导患者戒妄想,忌紧张、恐惧等不良情绪。

(二)辨证施护

1.肾阴虚证

【临床表现】腰膝酸软而痛,头晕耳鸣,齿松,发脱,男子阳强易举,遗精早泄,女子经少、经闭或崩漏,失眠,健忘,咽干舌燥,形体消瘦,五心烦热,潮热盗汗,骨蒸发热,午后颧红,小便短黄,舌红少津,少苔或无苔,脉细数。

【护理要点】①采用滋补肾阴的治疗、护理方法,方选六味地黄丸、左归丸等加减。②饮食宜清补,如进食枸杞、鸭肉、燕窝等,且不可过咸;忌辛辣温燥之品。阴虚火旺者可多食苦瓜等寒凉蔬菜及甲鱼、蛋类等滋阴降火之品。③病室温度宜略低,空气宜湿润。

2.肾阳虚证

【临床表现】头目眩晕,面色㿠白或黧黑,腰膝酸冷疼痛,畏寒肢冷,尤以下肢为甚,精神萎靡,性欲减退,男子阳痿早泄,滑精精冷,妇女宫寒不孕,或大便久泄不止,完谷不化,五更泄泻;

或小便清长,夜尿频多,舌淡,苔白,脉沉细无力,尺脉尤甚。

【护理要点】①采用温补肾阳的治疗、护理方法,方选金匮肾气丸、右归丸等加减。②保持病室清洁卫生,冷暖适宜,以防外感。③饮食宜温补,如进食羊肉、核桃、羊肾等;忌寒凉、生冷之品。

3. 肾精不足证

【临床表现】小儿生长发育迟缓,身材矮小,囟门迟闭,智力低下,骨骼痿软;男子精少不育,女子经闭不孕,性欲减退;成人早衰,腰膝酸软,耳鸣耳聋,发脱齿松,健忘恍惚,神情呆钝,两足痿软,动作迟缓,舌淡,脉弱。

【护理要点】①采用补肾填精的治疗、护理方法,方选河车大造丸等加减。②饮食以血肉有情之品为佳。

4. 肾虚水泛证

【临床表现】腰膝酸软,耳鸣,身体水肿,腰以下尤甚,按之没指,小便短少,畏冷肢凉,腹部胀满,或见心悸,气短,咳喘痰鸣,舌质淡胖,苔白滑,脉沉迟无力。

【护理要点】①采用温肾利水的治疗、护理方法,方选真武汤等加减。②注意观察水肿、小便、呼吸等情况。对水肿患者要注意皮肤护理,水肿重者需慎防皮肤破溃。长期卧床者,要防止褥疮发生,对已发生褥疮的要做好相关记录。③可适当进食大蒜、生姜、川椒等温化通阳之品,忌过食咸腥、生冷之品。

5. 肾气不固证

【临床表现】腰膝酸软,神疲乏力,耳鸣失聪,小便频数而清,或尿后余沥不尽,或遗尿,或夜尿频多,或小便失禁,男子滑精、早泄,女子月经淋漓不尽,或带下清稀量多,或胎动易滑,舌淡,苔白,脉弱。

【护理要点】①采用补肾固摄的治疗、护理方法,方选金锁固精丸、肾气丸等加减。②慎起居,节房事。③可适当进食莲子、芡实、山药等固涩之品;忌食发物。

6. 肾不纳气证

【临床表现】久病咳喘,呼多吸少,气不得续,动则益甚,神疲自汗,声音低怯,腰膝酸软,舌淡苔白,脉沉弱,或喘息加剧,冷汗淋漓,肢冷面青,脉浮大无根;或气短息促,面赤心烦,躁扰不宁,咽干口燥,舌红,脉细数。

【护理要点】①采用补肾纳气的治疗、护理方法,方选人参胡桃汤等加减。②观察呼吸、咳喘情况,如出现喘脱危候,应积极救治。③保持病室空气清新,避免烟雾、灰尘及异味刺激。④可适当进食核桃、芝麻、动物肾脏等以补肾纳气;忌辛辣海腥,戒烟酒。

7. 膀胱湿热证

【临床表现】小便频数、急迫、短黄,排尿灼热、涩痛,或小便混浊、尿血、砂石,或腰部、小腹胀痛,发热,口渴,舌红,苔黄腻,脉滑数或濡数。

【护理要点】①采用清热利湿通淋的治疗、护理方法,方选八正散等加减。②观察小便(色、质、量)、腰腹疼痛及发热等情况。③新病发热者应卧床休息,避免劳累。保持病室空气清新,湿、温度适宜。注意个人卫生,保持会阴部清洁,勤换内衣。④多饮水或绿茶,饮食宜清淡、富营养、易消化,多食新鲜蔬菜及水果,忌辛辣,戒烟酒。

第四节 卫气营血辨证施护

卫气营血辨证是清代医家叶天士创立的一种适用于外感温热病的辨证方法，即将外感温热病发展过程中不同病理阶段所反映的证候，分为卫分证、气分证、营分证、血分证四类，用以说明病位的深浅、病情的轻重和传变的规律，并指导临床治疗和护理。

卫气营血辨证就其病位及层次、病变发展趋势而言，卫分证主表，邪在肺与皮毛，为外感热病的开始阶段；气分证主里，病在胸、膈、胃、肠、胆等脏腑，为邪正斗争的亢盛期；营分证为邪热陷入心营，病在心与心包络，病情深重；血分证则为病变的后期，邪热已深入心、肝、肾等脏，重在耗血、动血、病情更为严重。

一、卫分证辨证施护

卫分证是在外感温热病的初期，温热之邪侵袭卫表，外邪上受，首先犯肺，肺气失宣，卫气被遏，出现一系列卫表症状，为表热实证。不同的温邪侵犯卫分，症状各异，临床上有温热和湿热两大类别。

由于温热之邪常兼夹其他病邪一起侵袭体表，卫分证可表现为风热卫分证、暑热卫分证、湿热卫分证、燥热卫分证、风热毒邪犯卫、湿热毒邪犯卫等，各以所兼夹的病邪致病特点为辨证依据，给予相应的治疗和护理。本节仅以风热卫分证为例介绍其辨证施护。

【临床表现】发热，微恶风寒，口微渴，无汗或少汗，头痛，全身不适，舌边尖红，脉浮数，或有咳嗽，咽喉肿痛。

【护理要点】①卫分证采用疏卫透表的治疗、护理方法，方选银翘散或桑菊饮等加减。②观察体温、脉搏、血压、神志、瞳孔及呼吸等变化，以防进一步传变。③不宜用冷敷等物理方法降温。④病室宜凉爽通风，空气清新，衣被不宜太厚；若汗出较多，要及时擦干更衣，以防复感。加强病室的消毒工作，避免交叉感染。⑤宜食清凉甘润的水果，亦可适当选用辛凉发散的食品；忌辛辣、热性、煎炸之品。

二、气分证辨证施护

气分证是指在外感温热病的中期，温热病邪由卫入气，内传脏腑，阳热亢盛所表现的里实热证候。根据病邪性质及邪热侵犯肺、胸、膈、胃、肠、胆等脏腑的不同，可有不同证型，而兼有不同的表现。正确辨别气分证的关键在于掌握以下几个方面：一是要掌握气分证的基本特点，首辨温热、湿热；二是辨病位所在，区别具体证型；三是分清外蒸内郁，辨察痰湿兼夹；四是注重动态观察，把握传变趋向。

【临床表现】发热不恶寒反恶热，心烦，汗出，口渴，舌红，苔黄，脉数有力；或热扰胸膈，表现为心烦懊憹、坐卧不安；或热壅于肺，表现为咳喘、胸痛、咯痰黄稠；或热结肠胃，表现为日晡潮热、时有谵语、腹满胀痛拒按、大便秘结或下秽臭稀水、苔黄燥，甚则焦黑起刺，脉沉实有力；或热郁少阳，表现为身热起伏、胸痛、口苦、咽干、心烦、喜呕。

【护理要点】①气分证以清泄里热为基本的治疗、护理原则，临证根据其病位之不同给予不同的治疗和护理方法。如阳明气分热盛证宜清热生津，方选白虎汤加减；热扰胸膈者，宜轻清泻热，方选栀子豉汤加减；热壅于肺者，宜清热宣肺，方选麻杏石甘汤加减；热结肠胃者，宜峻下热结、通腑泻热,方选大承气汤类方加减;热郁少阳者,宜清泄少阳,方选小柴胡汤加减。②注意观察神志、体温、口渴、出汗、脉象及各脏腑的功能变化。③高热时可用冰敷、酒精擦浴,或用生石膏水灌肠以退热;口渴甚时应多喝凉开水;出汗多时应及时擦干或更换衣服;高热不退者可在耳背及十宣针刺放血;必要时肌内注射退热针剂;保持口腔清洁,因发热患者口腔黏膜干燥,加之全身抵抗力下降,容易引起口腔炎及黏膜溃疡,故应在晨起、睡前、饭后协助患者漱口,口唇干燥者可涂甘油或植物油。④病室宜凉爽通风,空气清新,衣被不宜太厚;若汗出较多,要及时擦干更衣。加强病室的消毒工作,避免交叉感染。⑤饮食宜进清凉甘润的水果;忌辛辣、热性、煎炸之品。

三、营分证辨证施护

营分证是温热病邪内陷进入营分,营阴受损,心神被扰,从而出现一系列以身热夜甚、心烦不寐、斑疹隐隐、舌绛等为主要表现的证候,为外感温热病较为深重的阶段。本证可由气分证不解,邪热传入营分而成;或由卫分证直接传入营分而成;亦有营阴素亏,初感温热邪盛,来势凶猛,发病急骤,起病即见营分证者。

【临床表现】热入营分见身热夜甚,口不甚渴或不渴,心烦不寐,甚或神昏谵语,斑疹隐隐,舌红绛少苔或无苔,脉细数;热入心包除见热入营分的表现外,尚有神昏谵语,表情淡漠,心烦,舌绛,撮空摸床,或昏睡不醒、二便失禁,甚则抽搐,脉滑细数等。

【护理要点】①热入营分者,宜采用清营泻热的治疗和护理方法,方选清营汤等加减;热入心包者,宜采用清心开窍、清营泻热的治疗和护理方法,方选清营汤加安宫牛黄丸或紫雪丹、至宝丹等加减。②注意观察神志、发热、口渴、斑疹、舌苔、脉象及伴随情况,以防危候发生。③饮食宜食具有清热生津、除烦等作用的中药或食物,如以生地黄、竹叶心、莲子心、麦冬、连翘心、西瓜汁等做膳食,清营热当慎用苦寒,以免凉遏气机,或苦寒伤阴,以免化火耗津;滋营阴当慎用滋腻之品,重在甘寒为主,以防恋邪之弊。④病室宜凉爽通风,空气清新。避免一切刺激。加强病室的消毒工作,避免交叉感染。

四、血分证辨证施护

血分证是温热病邪深入血分,耗血动血、动风、伤阴,扰动心神,出现一系列以发热、神昏谵语、抽搐或手足蠕动、斑疹、吐衄、舌质深绛等为主要表现的证候,为外感温热病的极盛阶段。本证由邪在营分不解,传入血分;或气分炽热,劫营伤血,直入血分;或素体阴亏,已有伏热内蕴,温热病邪直入血分而成。

【临床表现】发热夜甚,肌肤灼热,烦躁不眠,甚则神昏谵语,斑疹显露、色紫黑,吐血,衄血,尿血,便血,舌深绛紫暗,脉细数;或见抽搐,颈项强直,角弓反张,目睛上视,牙关紧闭,脉弦数;或见手足蠕动,神倦瘛疭等;或见持续低热,暮热早凉,五心烦热,神疲欲寐,耳聋,形体消瘦,脉虚细。

【护理要点】①血分证热入血分,血热妄行者宜采用清热解毒、凉血散瘀的治疗、护理方法,方选犀角地黄汤等加减;温病后期,血热伤阴,邪伏阴分者,宜采用养阴透热的治疗、护理方法,方选青蒿鳖甲汤加减;对于热邪动风之各种动风可参照肝风内动证的辨证施护。②注意观察神志、发热、汗出、面色、出血、四肢、两目、颈项表现,以及舌苔、脉象变化,如出现面色苍白、精神萎靡、四肢不温和脉象微细欲绝等征象,则为正气欲脱之兆,临床应予高度重视。③饮食宜食具有清热生津、除烦等作用的中药或食物,如以生白芍、牡丹皮、白茅根、牛膝、黄芩、知母、白头翁、槐花、大青叶等做膳食;忌辛辣、油炸煎炒等助热化燥伤阴之品。④病室宜凉爽通风,空气清新。避免一切不良刺激。加强病室的消毒工作,避免交叉感染。

总之,卫气营血四类证候病机不同,表现各异。临床辨证时要分清卫气营血病证,需要把握以下几个方面:掌握各自的证候特点;区分病程阶段;审察动态变化;注意类证鉴别;辨别证候兼夹。但是,临床上也常常见到合病现象,如卫气同病,既可出现发热、微恶风寒之卫分证,又可出现心烦、口渴、汗多、溲黄等气分有热之证候;气营两燔证,既可出现高热、心烦等气分证,又可出现身热夜甚、斑疹隐隐等热入营分证;气血两燔证,既可见高热、心烦等气分热盛的表现,又可见斑疹显露或出血等血分证表现。因而临床上应用卫气营血辨证时,当知常达变,方能准确辨证和施护。

五、卫气营血证的传变

温热病的整个发展过程,实际上就是卫气营血证候的传变过程。卫气营血证候的传变,一般有顺传和逆传两种形式。

(一)顺传

在卫气营血传变中,顺传是指病邪由卫传气,由气传营,由营传血。这种传变规律,反映了温热病由表入里、由外而内、由浅入深、由轻而重的疾病演变过程,揭示了病变的不同程度和阶段。

(二)逆传

在卫气营血传变中,邪入卫分后,不经过气分阶段而直接深入营、血分。实际上,"逆传"只是顺传规律中的一种特殊类型,病情更加急剧、重笃。肺卫病邪,邪不外解,不传气分,由肺而径自内陷心包,称为"逆传"。其病剧变,病势凶险。

此外,由于病邪性质、感邪轻重和体质不同,温病在传变过程中,亦有不出现卫气营血全程传变者。有初起邪在卫分,治后即愈,不复传里的;有起病不从卫分而直中气分或营血的;还有卫气同病、营卫合邪、气血两燔的;更有病邪先入营血,后传出气分,但未得清解,又复入营血等。如春温、暑温、伏暑等,卫气营血传变过程的阶段性表现很不明显。至于湿温,湿多热多,化热化燥,传变无定。

> ### 知识链接
>
> 病因辨证施护:病因辨证施护主要讨论六淫、七情、虫积、食积、疫疠等邪气的性质和致病特点,根据各种病因的致病特点,来推求疾病产生的原因,从而为治疗、护理提供依据的一种辨证施护方法。
>
> 六经辨证施护:六经辨证施护是判断复杂的外感疾病的病位(太阳、阳明、少阳、太阴、少阴、厥阴)、证候性质、邪正盛衰、传变规律,以确立外感病的治疗和护理方法的一种辨证施护方法。临证确立治疗、护理原则和方法时,只有将多种辨证方法相互合参,才能事半功倍。

目标检测

一、单项选择题

1. 下列哪项不属于气虚证的表现（　　　）
   A. 脉虚无力　　　B. 自汗　　　　　C. 少气懒言　　　D. 神疲乏力　　　E. 舌红淡嫩

2. 临床上常见的气逆证，多与何脏关系密切（　　　）
   A. 肺、脾、肾　　B. 肺、胃、肾　　C. 肺、心、肝　　D. 心、肾、肺　　E. 肝、肺、胃

3. 下述哪项不是血热证的表现（　　　）
   A. 月经量多、色淡　　　　　　　B. 身热、面赤、发斑
   C. 肌肤生疮、疖、疔、痈　　　　D. 温热病之血分证
   E. 迫血妄行而出血

4. 心血虚、心阴虚、心气虚、心阳虚的共有症状是（　　　）
   A. 失眠　　　　　B. 面白　　　　　C. 健忘　　　　　D. 多梦　　　　　E. 心悸

5. 脾病的常见临床表现不包括下列哪项（　　　）
   A. 嗳气　　　　　B. 出血　　　　　C. 腹胀　　　　　D. 便溏　　　　　E. 内脏下垂

6. 头痛如劈，面红目赤，舌红苔黄，脉弦数。宜诊断为（　　　）
   A. 肝气郁结　　　B. 肝胆湿热证　　C. 肝阴虚证　　　D. 肝火上炎证　　E. 胆郁痰扰证

7. 下列哪项属八纲的总纲（　　　）
   A. 阴阳　　　　　B. 标本　　　　　C. 邪正　　　　　D. 寒热　　　　　E. 表里

8. 可鉴别表证与里证的是（　　　）
   A. 恶寒发热　　　B. 发热　　　　　C. 恶心　　　　　D. 畏寒　　　　　E. 头身疼痛

9. 大便干结、数日一行、口干、舌红少津、脉细数，宜诊断为（　　　）
   A. 胃肠热盛　　　B. 肠热腑实　　　C. 肠燥津亏　　　D. 热盛伤津　　　E. 食积化热

二、简答题

1. 简述八纲辨证中虚证的分类、各类虚证的临床表现及护理要点。

2. 试述气逆证的临床表现及护理要点。

3. 简述心与小肠病的辨证施护。

4. 试述脾胃病常见证候及护理要点。

第十章　中医常用疗法与护理操作技术

![学习目标图标] **学习目标**

【学习目的】　通过学习中医常用疗法与护理操作技术的相关知识,为中医内科护理学、中医外科护理学等课程的学习奠定基础。

【知识要求】　掌握腧穴的分类、定位法;毫针、电针、耳针、灸法、推拿、拔罐、刮痧、中药离子导入法、中药保留灌肠的操作方法。熟悉腧穴的含义、作用;毫针、电针、耳针、灸法、推拿、拔罐、刮痧、中药离子导入法、中药保留灌肠的适应证、注意事项及护理;毫针刺法异常情况的预防和处理;皮肤针、皮内针、水针、三棱针、穴位贴敷疗法、熏洗法、换药法的操作程序。了解皮肤针、皮内针、水针、三棱针、穴位贴敷疗法、熏洗法、换药法的适应证、注意事项及护理。

【能力要求】　能初步运用中医常用疗法与护理操作技术对具体病证进行中医护理。

第一节　腧　穴

腧穴是人体脏腑经络之气输注于体表的特殊部位,也是针灸、推拿及其他一些外治法施术的部位。

一、腧穴的分类

1. 经穴

经穴,是指分布在十二正经和任、督二脉循行路线上的腧穴,亦称为"十四经穴"。经穴有明确的固定位置和专用名称,是腧穴的主要部分。目前比较公认的经穴有 361 个,并且主治范围广泛,如足三里、合谷等穴。

2. 经外奇穴

经外奇穴,是指未归属于十四经脉、有明确位置、有专用名称的腧穴,也称"奇穴""经外穴"。奇穴主治范围窄,但是往往具有特殊的治疗作用,如定喘、落枕等穴。

3. 阿是穴

阿是穴,是指既无固定部位,又无具体名称,在人体以痛点或其他反应点为穴,又称"天应穴""不定穴"。阿是穴的主治范围往往在病变附近。

二、腧穴的作用

1. 近治作用

这是经穴、奇穴和阿是穴共有的主治特点,即腧穴都能治疗其所在部位及邻近部位的病证。这就是常说的"腧穴所在,主治所在"。如胃部的中脘、梁门等穴,均能治胃病;耳区的听宫、听会、翳风诸穴,均能治耳病。

2. 远治作用

这是经穴,尤其是十二正经在四肢肘、膝关节以下腧穴的主治特点。这些穴位不仅能治局部病证,而且能治本经循行所到达的远隔部位的病证。这就是常说的"经脉所过,主治所及"。如合谷穴不仅能治上肢病证,而且能治颈部和头面部病证。

3. 特殊作用

除了上述近治和远治作用外,腧穴还具有双向调整、整体调节和相对的特殊治疗作用。很多腧穴都有良性的双向调整作用,如天枢穴,便秘时针刺能通便,泄泻时针刺则可止泻。有些穴位还能调治全身性的病证,如合谷、曲池、大椎可治外感发热,足三里、中极、关元具有强壮保健作用。有些穴位的治疗作用还具有相对的特异性,如至阴穴可矫正胎位、阑尾穴可治阑尾炎等。

三、腧穴的定位法

(一)体表标志定位法

体表标志定位法是指以体表解剖学的各种标志为依据来确定腧穴位置的方法。体表解剖标志可分为固定标志和活动标志两种。

1. 固定标志

固定标志,是指不受人体活动的影响而固定不移的标志,如人体的毛发、指甲、五官、乳头、肚脐及由骨骼和肌肉形成的凹陷和隆起。如眉头定攒竹、两眉之间定印堂等。

2. 活动标志

活动标志,是指关节、肌肉、皮肤随活动而出现的凹陷、突起或皱纹等。可利用活动标志来作为取穴标志,如张口时在耳屏前凹陷处取听宫。

(二)骨度分寸定位法

骨度分寸定位法又称"骨度折量寸",是指以体表骨节为主要标志,折量全身各部的长度和宽度,定出分寸,作为腧穴定位的方法(图10-1,表10-1)。

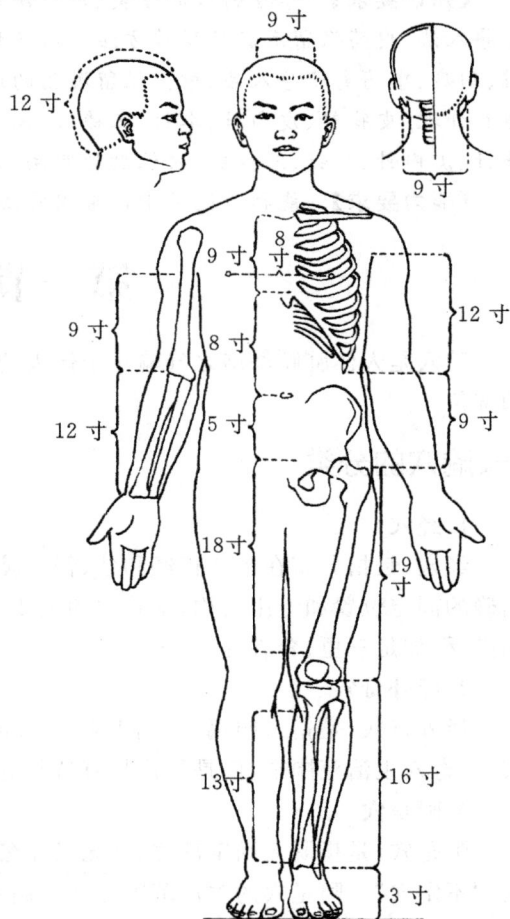

图10-1 常用骨度分寸图

表 10-1 常用骨度分寸折量表

部位	起止点	折量寸	度量法	说明
头面部	前发际正中→后发际正中	12	直寸	用于确定头部经穴的纵向距离
	眉间(印堂)→前发际正中	3	直寸	用于确定前或后发际及其头部经穴的纵向距离
	第7颈椎棘突下(大椎)→后发际正中	3	直寸	同上
	眉间(印堂)→后发际正中→第7颈椎棘突下(大椎)	18	直寸	同上
	前两额发角(头维)之间	9	横寸	用于确定头前部经穴的横向距离
	耳后两乳突(完骨)之间	9	横寸	用于确定头后部经穴的横向距离
胸腹胁部	胸骨上窝(天突)→胸剑联合中点(歧骨)	9	直寸	用于确定胸部任脉经穴的纵向距离
	胸剑联合中点(歧骨)→脐中	8	直寸	用于确定上腹部经穴的纵向距离
	脐中→耻骨联合上缘(曲骨)	5	直寸	用于确定下腹部经穴的纵向距离
	两乳头之间	8	横寸	用于确定胸腹部经穴的横向距离
	腋窝顶点→第11肋游离端(章门)	12	直寸	用于确定胁肋部经穴的纵向距离
背腰部	肩胛骨内缘(近脊柱侧点)→后正中线	3	横寸	用于确定背腰部经穴的横向距离
	肩峰缘→后正中线	8	横寸	用于确定肩背部经穴的横向距离
上肢部	腋前、后纹头至肘横纹(平肘尖)	9	直寸	用于确定上臂部经穴的纵向距离
	肘横纹(平肘尖)→腕掌(背)侧横纹	12	直寸	用于确定前臂部经穴的纵向距离
下肢部	耻骨联合上缘→股骨内上髁上缘	18	直寸	用于确定下肢内侧足三阴经穴的纵向距离
	胫骨内侧髁下方→内踝尖	13	直寸	同上
	股骨大转子→腘横纹	19	直寸	用于确定下肢外后侧足三阳经穴的纵向距离(臀沟至腘横纹,相当14寸)
	腘横纹→外踝尖	16	直寸	用于确定下肢外后侧足三阳经穴的纵向距离

(三)手指同身寸法

手指同身寸法是依据患者本人手指所规定的分寸以量取腧穴的方法(图 10-2)。

1. 中指同身寸

患者中指屈曲,以中指中节桡侧两端横纹头之间的距离为1寸。

2. 拇指同身寸

以患者拇指的指间关节的宽度作为1寸。

3. 横指同身寸

让患者将食指、中指、无名指和小指并拢,以中指中节横纹为准,其四指的宽度作为3寸。

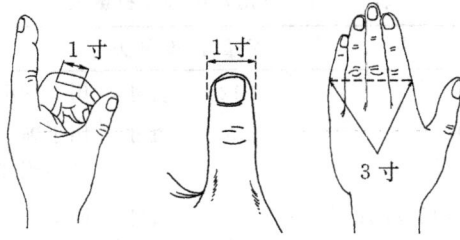

图 10 - 2 手指同身寸

(四)简便取穴法

简便取穴法是指应用一种简便易行的定位方法取穴,这些方法都是在长期的临床实践中总结出来的。如两虎口平直交叉、食指尖下取列缺等。

第二节 针刺法

一、毫针

毫针包括五个部分:针尖、针身、针根、针柄、针尾(图 10 - 3)。

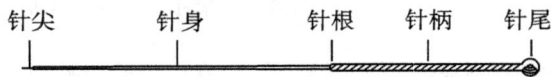

图 10 - 3 毫针的结构

针尖 指针的前端锋锐部分,又称针芒。

针身 指针尖与针柄之间的部分,又称针体,是毫针刺入腧穴内相应深度的部分。

针根 指针体与针柄连接的部分。

针柄 指针根至针尾之间,常以铜丝或铝丝紧密缠绕的部分,是医者持针、运针的操作部位。

针尾 指针柄的末端,一般用金属丝(铜丝或铝丝)缠绕呈圆筒状,又称针顶。

(一)适应证

毫针广泛应用于内、外、妇、儿、眼、耳鼻咽喉、骨伤等各科疾病,并可用于针刺麻醉。

(二)术前准备

1. 思想准备

对精神紧张的患者,先对其进行解释,以消除精神压力,否则容易出现晕针等意外情况。

2. 针具准备

正确选用合适的针具是保证疗效的第一步,选择针具要注意两点。

(1)针具的质量 针尖是否带钩、变钝,针身和针根是否弯曲、缺损、有毛刺或折痕。

(2)选择合适的规格 一般而言,男性、体壮、形胖、肉厚部位或病变较深者多选择较粗、稍长的针具。反之则应选择较细和稍短的针具。

3. 体位选择

体位选择以医者能正确取穴,便于手法操作,同时患者肢体感觉舒适、能持久留针和安放艾炷为原则。临床上针刺时常用的体位主要有以下几种。

仰卧位 适宜于取头、面、胸、腹部腧穴和上、下肢部腧穴。

侧卧位 适宜于取身体侧面腧穴和上、下肢部腧穴。

俯卧位 适宜于取头、项、脊背、腰骶部腧穴和下肢背侧、上肢部腧穴。

仰靠坐位 适宜于取前头、颜面和颈前等部位的腧穴。

俯伏坐位 适宜于取后头、项、背部的腧穴。

侧伏坐位 适宜于取头部的一侧、面颊及耳前、耳后部位的腧穴。

4. 消毒准备

(1)针具器械的消毒 有以下几种方法。

高压蒸汽消毒 将毫针等器具用纱布包裹,或装在试管、针盒内,放在高压锅内消毒,一般在 $98\sim147\mathrm{kPa}$ 的压强、$115\sim123℃$ 高温下消毒 30 分钟以上,即可达到消毒要求。

煮沸消毒 将毫针等器械用纱布包裹后放置在清水中,待煮沸后再继续煮 $15\sim20$ 分钟。但对锋利的金属器械,此法容易使针尖变钝。如在水中加入碳酸氢钠使之成为 2% 溶液,可以提高沸点至 $120℃$,且有降低沸水对器械的腐蚀作用。

药物浸泡消毒 将针具放在 $70\%\sim75\%$ 的酒精中浸泡 30 分钟,取出后擦干应用。

(2)医者手指消毒 在针刺前医者的手要用肥皂水洗擦干净,并用 75% 的酒精棉球涂擦后,才可持针操作。

(3)施术部位的消毒 在所选定的穴位上,用 75% 的酒精棉球拭擦即可。擦时应从中心向外绕圈拭擦。有些部位(如耳等)最好先用 0.5% 碘伏涂擦,然后再用 75% 的酒精擦拭一遍。穴位皮肤消毒后,必须避免接触污物,防止重新污染。

(4)治疗室内的消毒 治疗台上的床垫、枕巾、毛毯、垫席等物品要按时换洗晾晒。治疗室也应定期消毒净化,保持空气流通,环境卫生洁净。

(三)操作方法

毫针的操作方法是指从进针到出针的一系列操作。

1. 进针法

进针法是指将针刺入皮肤的方法。进针时常需左右两手配合操作,一般用右手持针,称为刺手,用左手按压穴位作辅助,称为押手,两手相互配合,运用指力使针尖迅速通过皮肤,然后缓慢将针刺入一定的深度。临床常用的有以下四种进针法。

(1)指切进针法 用左手拇指或食指指甲切按在穴位旁边的皮肤,右手持针,将针紧贴指甲面刺入皮肤,适用于短针的进针(图 10-4)。

(2)夹持进针法 以左手的拇、食二指夹持消毒干棉球,捏住针身下端,将针尖固定于穴位处,右手持针柄,双手同时用力,将针刺入皮肤,适用于长针的进针(图 10-5)。

(3)提捏进针法 用左手拇指和食指将针刺部位的皮肤捏起,右手持针从捏起处的上端刺入,适用于皮肉浅薄部位的进针(图 10-6)。

(4)舒张进针法 用左手拇指和食指(或食指和中指)将针刺部位的皮肤向两侧推开、绷紧,右手持针刺入,适用于皮肤松弛部位的进针(图 10-7)。

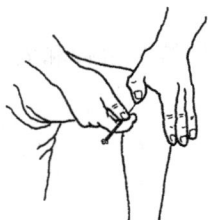

图 10-4 指切进针法 　　图 10-5 夹持进针法 　　图 10-6 提捏进针法 　　图 10-7 舒张进针法

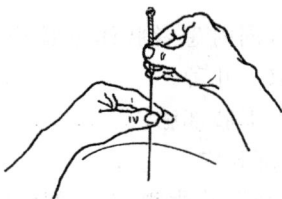

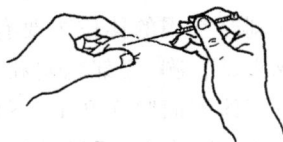

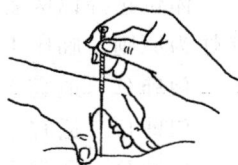

2.针刺的角度、深度

在影响针刺疗效的诸多因素中,针刺的角度、深度和方向是增强针感,提高疗效,防止意外发生的重要因素。

(1)针刺的角度　是指进针时针身与皮肤表面所形成的夹角。临床上针刺的角度主要是依据腧穴所处的部位和治疗需要而定的。一般分为直刺、斜刺、平刺三种(图 10-8)。

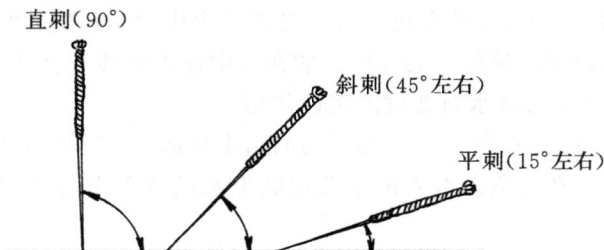

图 10-8 针刺的角度示意图

直刺　进针时针身与皮肤表面呈 90°角垂直刺入,适用于人体的大部分腧穴,尤其是肌肉丰满部位的腧穴。

斜刺　进针时针身与皮肤表面呈 45°角左右刺入,适用于骨骼边缘或重要脏器处,或为避开血管部位而采用此法。

平刺　进针时针身与皮肤表面呈 15°角左右沿皮肤横向刺入,故又称横刺或沿皮刺。适用于皮肤浅薄处的腧穴,或腧穴透刺。

(2)针刺的深度　即毫针刺入腧穴部位的深浅,一般在以不刺伤内脏和其他器官的前提下,出现较好的针感为原则。

年龄　年老体弱者、气血衰退者、小儿均不宜深刺;中青年、身强体壮者可适当深刺。

体质　形体瘦弱者宜浅刺;形盛体强者宜深刺。

病情　阳证、新病宜浅刺;阴证、久病宜深刺。

部位　头面、胸腹及皮薄肉少处的腧穴宜浅刺;四肢、臀、腹及肌肉丰厚处的腧穴宜深刺。

3.得气与行针

得气与行针是针刺过程中产生疗效的关键所在,进针后适当行针,及时得气,对治疗效果有非常重要的作用。一般认为,得气越快、越明显,针感传导越远,疗效就越好。反之,疗效就越差。

(1)得气　又称"针感"。进针后施以一定的针刺手法,使针对针刺部位产生经气感应,即患者在针刺部位出现酸、麻、胀、重的感觉,而医者手下也有沉紧的感觉,这种针下感应就是得气。临床实践证明,得气的有无与强弱,与治疗效果密切相关。

(2)行针 又称运针,即将针刺入穴位后,为了使之得气、调节针感和进行补泻操作而施行的各种手法。基本的行针手法有提插法和捻转法。

提插法 将针刺入皮肤后,在人体一定的深度内将针由浅层刺入深层,再由深层提至浅层的操作方法。提插幅度的大小、频率的快慢和时间的长短,应根据患者的体质、病情和腧穴的部位及医者要达到的目的而灵活掌握。一般而言,幅度大,频率快,刺激量大;幅度小,频率慢,刺激量小(图10-9)。

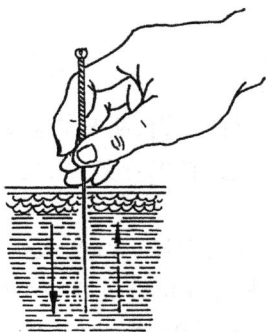

捻转法 进针后,用拇、食、中三指夹持住针柄来回捻动。捻转的幅度一般在180°～360°,捻转时不能向单方向操作,以免造成滞针。一般而言,泻法捻转的角度大,频率快,刺激量大;反之,刺激量小(图10-10)。

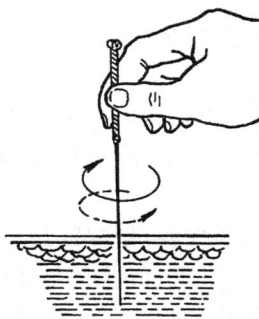

图10-9 提插法   图10-10 捻转法

4.针刺补泻

针刺补泻是根据病情需要而采用的两种不同的针刺操作方法。

凡能鼓舞正气,使机体虚弱的功能恢复旺盛的针刺方法称为补法。要求进针慢而浅,提插轻,捻转幅度小,留针后不捻针,出针后多揉按针孔。多用于虚证。

凡能疏泄病邪,使机体亢进的功能恢复正常的针刺方法称为泻法。要求进针快而深,提插重,捻转幅度大,留针时间长,并反复捻转,出针时不按针孔。多用于实证。

进针深浅适中,刺激强度适宜,提插和捻转的幅度中等,进针和出针用力均匀称为平补平泻法。适用于一般患者。

5.留针与出针

留针与出针是针刺过程中的两个重要环节,临床上针对不同的情况也有不同的要求。

(1)留针 当毫针刺入腧穴,行针得气并施以或补或泻手法后,将针留置在穴内,称为留针。针刺得气后留针与否以及留针时间长短,应视患者体质、病情、腧穴位置等而定。如一般病证只要针下得气并施以适当补泻手法后,即可出针,或留置15～30分钟。但对一些特殊病证,如慢性、顽固性、痉挛性疾病,可适当延长留针时间。

(2)出针 又称起针、退针。在施行针刺手法或留针达到预定针刺目的和治疗要求后,即可出针。出针时先用左手拇、食指按住针身旁皮肤,右手持针微捻转退至皮下,然后迅速拔出,或将针直接向外拔出。对于血管丰富部位的皮肤可用消毒棉球按住针孔,以防出血。出针后,要查看针孔有无出血,若有出血可用消毒棉球按压针孔片刻。

(四)注意事项及护理

(1)严格执行无菌操作。做好解释工作,消除患者紧张情绪。选择舒适体位,暴露腧穴,方便操作,注意保暖。

(2)遵医嘱准确选穴,正确进针,勿将针身全部刺入,以防折针。

(3)针刺中应密切观察患者的反应,发现病情变化,及时报告医生并配合处理。

(4)起针时要核对穴位及针数,以免将毫针遗留在患者身上。

(5)对胸胁、腰背部位的腧穴,不宜直刺、深刺,以免刺伤内脏。皮肤有感染、溃疡、瘢痕或肿瘤的部位,不宜针刺。怀孕三个月以内者,不宜针刺小腹部的腧穴。若怀孕三个月以上者,腹部、腰骶部腧穴不宜针刺。三阴交、合谷、昆仑、至阴等通经活血的腧穴,在怀孕期禁刺。如妇女行经时,若非为了调经,亦慎用针刺。

(五)针刺意外的护理及预防

1.晕针

晕针是在针刺过程中患者突然出现精神疲倦,面色苍白,头晕目眩,恶心欲吐,多汗,心慌胸闷,气短,四肢发冷,血压下降或神志昏迷,仆倒在地,唇甲青紫,二便失禁,脉沉细或脉微欲绝等表现。

(1)原因 患者体质虚弱,精神紧张,或疲劳、过饥、大汗、大吐、大泻、大出血之后,体位不当或医者在针刺时手法过重、留针时间过长而致针刺时或留针过程中发生晕针。

(2)护理 立即停止针刺,将针全部取出。使患者平卧,头部稍低,注意保暖,轻者仰卧片刻,给饮温开水或糖水后,即可恢复正常。重者在上述护理基础上,可视具体症状选取人中、素髎、内关、足三里等穴进行指压或针刺,或灸百会、关元、气海、神阙,即可恢复。若仍不省人事、呼吸细微、脉细弱者,则需配合其他急救措施。

(3)预防 对于晕针应注重预防。如初次接受针刺治疗或身体虚弱、精神过度紧张者,应先做好解释工作,消除其对针刺的恐惧,同时选择舒适的体位,最好采用卧位。选穴宜少,手法要轻。若患者饥饿、疲劳、大渴时,应在进食、休息、饮水后再予针刺。医者在针刺治疗过程中,要随时注意观察患者的神色,询问患者的感觉,一旦有晕针症状,及早采取处理措施,防患于未然。

2.滞针

滞针是指在行针时或留针后医者感觉针下涩滞,捻转、提插、出针均感困难而患者感觉疼痛的现象。

(1)原因 患者精神紧张,针刺后局部肌肉痉挛;或因行针时手法过重,捻转角度过大、过快,持续单向捻转等,而致肌纤维缠绕针身;留针过程中变动体位也可发生滞针。

(2)护理 消除患者紧张情绪,使其局部肌肉放松;或延长留针时间,在滞针附近循按或加刺一针,以缓解局部肌肉紧张。如因单向捻针而致者,需反向将针捻回。体位变动而致者要恢复体位,不可强硬出针。

(3)预防 对精神紧张者,应先做好解释工作,消除其顾虑。行针手法要轻,避免连续单向捻针。针刺前要选好体位。

3.弯针

弯针是指进针时或将针刺入腧穴后,针身在体内弯曲的现象。

(1)原因 医者进针手法不熟练,用力过猛,以致针尖碰到坚硬组织;或因患者在针刺过程中变动了体位,或针柄受到某种外力碰压等。

(2)护理 出现弯针后,不要再行提插、捻转手法。如针身轻度弯曲,可慢慢将针退出;若弯曲角度过大,应顺着弯曲方向将针退出。因患者体位改变所致者,应嘱患者慢慢恢复原来体位,使局部肌肉放松后,再慢慢退针。遇有弯针现象时,切忌强拔针、猛退针。

(3)预防 医者进针手法要熟练,指力要轻巧。患者的体位要选择恰当,并嘱患者不要随意变动体位。注意针刺部位和针柄不能受外力碰压。

4.断针

断针又称折针,指针体折断在人体内。

(1)原因 多因针具质量欠佳,针身或针根有损伤、剥蚀;针刺时针身全部刺入腧穴内;行针时强力提插、捻转;局部肌肉猛烈挛缩;患者体位改变;弯针、滞针未及时正确处理等。

(2)护理 嘱患者不要紧张、乱动,以防断针陷入深层。如断针残端显露,可用手指或镊子取出。若断端与皮肤相平,可用手指挤压针孔两旁,使断针暴露体外,用镊子取出。如断针完全没入皮内、肌肉内,应在X线下定位,手术取出。

(3)预防 应仔细检查针具质量,不合要求者应剔除不用。进针、行针时,动作宜轻巧,不可强力猛刺。针刺入穴位后,嘱患者不要任意变动体位。针刺时针身不宜全部刺入。遇有滞针、弯针现象时,不可强行硬拔。

5.血肿

血肿指针刺部位出现皮下出血而引起的肿痛。

(1)原因 针尖弯曲带钩,使皮肉受损,或刺伤血管。

(2)护理 若皮下出血微量而为局部小块青紫时,一般不必处理,可以自行消退。若局部肿胀、疼痛较剧,青紫面积大且影响活动时,可先做冷敷止血,再做热敷或在局部轻轻揉按,以促使局部瘀血消散吸收。

(3)预防 仔细检查针具;熟悉人体解剖部位,避开血管针刺;无特殊要求者,出针时立即用消毒干棉球按压针孔。

6.刺伤内脏

刺伤肺脏,可导致创伤性气胸,轻者出现胸痛、胸闷、心慌、呼吸不畅甚则呼吸困难、唇甲发绀、出汗、血压下降等症。查体时,可见患侧胸部肋间隙变宽,叩诊呈过清音,气管向健侧移位,听诊时呼吸音明显减弱或消失。X线摄片可见气体多少、肺组织压迫情况,对此症应及时采取治疗措施,否则会危及生命。刺伤心脏时,轻者可出现强烈刺痛,重者有剧烈撕裂痛,引起心外射血,即刻导致休克等危重情况。刺伤肝、脾,可引起内出血,肝区或脾区疼痛,有的可向背部放射。刺伤肾脏,可出现腰痛、肾区叩击痛、血尿,严重时血压下降,引起休克。刺伤胆囊、膀胱、胃、肠等空腔脏器时,可引起疼痛、腹膜刺激征或急腹症等。

(1)原因 主要是医者缺乏人体解剖学、腧穴知识,对腧穴和脏器的部位不熟悉,加之针刺过深,或提插幅度过大,造成相应的内脏受损伤。

(2)护理 损伤轻者,卧床休息一段时间后,一般即可自愈。如损伤较重,或继续有出血倾向者,应加用止血药,或局部冷敷止血,并加强观察;注意病情及血压变化。若损伤严重,出血较多,出现休克时,则必须迅速进行输血等急救措施。

（3）预防　医者要学好解剖学；掌握腧穴结构,明确腧穴下的脏器组织。针刺胸、腹、腰、背部的腧穴时,应控制针刺深度,行针幅度不宜过大。

二、电针

电针法是将针刺入腧穴得气后,在针具上通以接近人体生物电的微量电流,利用针和电两种刺激,以防治疾病的一种方法。其优点是能代替人做较长时间的持续运针,节省人力,且能比较客观地控制刺激量。

(一)适应证

电针的适应范围和毫针刺法基本相同。

(二)术前准备

在使用电针器前,必须先把强度调节旋钮调至零位(无输出),再将电针器上每对输出的两个电极分别连接在两根毫针上。一般将同一对输出电极连接在身体的同侧,在胸、背部的穴位上使用电针时,不可将两个电极跨接在身体两侧,更不应让电流从心脏部位穿过。

选取两个以上穴位时,一般以取同侧肢体 1～3 对穴位(即用 1～3 对导线)为宜,不可过多,过多则会刺激太强,患者不易接受。

(三)操作方法

针刺入腧穴有了得气感应后,负极接主穴,正极接配穴,也可不分正、负极,将两根导线任意接在两个针柄上,然后打开电源开关,选好波形和频率,慢慢调高至所需输出电流量,使患者出现能耐受的酸麻感,患者会逐步产生适应性,刺激感由强变弱时,则应适当加大刺激量或改变频率,以保持恒定的刺激作用。通电时间一般在 5～20 分钟。

(四)注意事项及护理

（1）电针器在使用前需检查性能是否完好,如电流输出时断时续,需注意导线接触是否良好,应检查修理后再用。干电池使用一段时间后,如输出电流微弱,则需更换电池。

（2）调节输出电流量时,应逐渐由小到大,切勿突然增强,以防引起肌肉强烈收缩,致患者不能忍受,或造成弯针、断针、晕针等意外。

（3）对心脏病患者,应避免电流回路通过心脏。在接近延髓、脊髓部位使用电针时,电流输出量宜小,切勿通电太强,以免发生意外。孕妇亦当慎用电针。

（4）治疗后需将输出调节旋钮全部退至零位,随后关闭电源,撤去导线。

三、皮肤针

皮肤针法是指运用皮肤针叩刺人体一定部位或穴位,激发经络功能,调整脏腑气血,以达到防治疾病的目的。皮肤针的针头呈小锤形,针柄一般长 15～19 厘米,一端附有莲蓬状的针盘,针盘下面散嵌着不锈钢短针。根据所嵌不锈钢短针的数目不同,可分别称为梅花针(五枚针)、七星针(七枚针)、罗汉针(十八枚针)等。现在又创制了滚刺筒,即用金属制成的筒状皮肤针,其具有刺激面积广、刺激量均匀、使用方便等优点。

（一）适应证

皮肤针的适用范围很广，临床各种病证均可应用，如近视、视神经萎缩、急性扁桃体炎、感冒、咳嗽、慢性胃肠疾病、便秘、头痛、失眠、腰痛、斑秃、痛经等。

（二）术前准备

1. 针具选择

根据疾病和操作部位的不同选择相应的皮肤针。

2. 部位选择

宜选择易于固定且不妨碍活动的腧穴。

3. 体位选择

宜选择患者舒适、医者便于操作的治疗体位。

4. 环境要求

应注意环境清洁卫生，避免污染。

（三）操作方法

1. 持针

手握针柄后部，食指压在针柄上。

2. 叩刺

将针具及皮肤消毒后，针尖对准叩刺部位，使用手腕之力，将针尖垂直叩打在皮肤上，并立即提起，反复进行。

3. 叩刺的部位

皮肤针叩刺一般分为循经、穴位、局部叩刺三种。

（1）循经叩刺　是指循着经脉进行叩刺的一种方法，常用于项、背、腰骶部的督脉和足太阳膀胱经。还可用于四肢肘膝以下部位，因其分布着各经的原穴、络穴、郄穴等，可治疗各相应脏腑经络的疾病。

（2）穴位叩刺　是指在穴位上进行叩刺的一种方法。主要是根据穴位的主治作用，选择适当的穴位予以叩刺治疗。临床上常在各种特定穴、华佗夹脊穴、阿是穴等处进行叩刺。

（3）局部叩刺　是指在患部进行叩刺的一种方法。如扭伤后局部的瘀肿疼痛、顽癣等，可在局部进行围刺或散刺。

4. 叩刺的强度

叩刺的强度是根据刺激的部位、患者的体质和病情的不同而决定的，一般分为三种。

（1）轻刺激　用较轻腕力进行叩刺，以局部皮肤略有潮红、患者无疼痛感为度。适用于老弱妇儿、虚证患者和头面、五官及肌肉浅薄处。

（2）中等刺激　介于轻、重刺激之间，局部皮肤潮红，但无渗血，患者稍觉疼痛。适用于一般疾病和多数患者，除头面等肌肉浅薄处外，大部分部位都可用此刺激强度。

（3）重刺激　用较重腕力进行叩刺，局部皮肤可见隐隐出血，患者有疼痛感觉。适用于体强、实证患者和肩、背、腰骶部等肌肉丰厚处。

5. 治疗时间

每日或隔日 1 次，10 次为一个疗程，疗程间可间隔 3～5 日。

（四）注意事项及护理

（1）针具要经常检查，注意针尖有无钩、曲，针尖是否平齐，滚刺筒是否转动灵活。要严格消毒，以防感染。

（2）叩刺时动作要轻捷，正直无偏斜，以免造成患者疼痛。

（3）局部如有溃疡或损伤者不宜使用本法，急性传染性疾病和急腹症患者也不宜使用本法。

（4）滚刺筒不宜在骨骼突出部位滚动，以免引起疼痛和出血。

四、皮内针

（一）适应证

皮内针法多用于某些需要较长时间留针的疼痛性疾病和慢性顽固性疾病，如神经性头痛、胆绞痛、腰痛、痹证、神经衰弱、高血压、哮喘、痛经、遗尿等。

（二）术前准备

1. 针具选择

根据疾病和操作部位的不同选择相应的皮内针。

2. 部位选择

宜选择易于固定且不妨碍活动的腧穴。

3. 体位选择

宜选择患者舒适、医者便于操作的治疗体位。

4. 环境要求

应注意环境清洁卫生，避免污染。

（三）操作方法

1. 进针

（1）颗粒型皮内针 一手将腧穴部位皮肤向两侧舒张，另一手持镊子夹持针尾平刺入腧穴皮内。

（2）揿钉型皮内针 一手固定腧穴部位皮肤，另一手持镊子夹持针尾直刺入腧穴皮内。

2. 固定

（1）颗粒型皮内针 先在针尾下垫一橡皮膏，然后用脱敏胶布从针尾沿针身向刺入的方向覆盖、粘贴固定。

（2）揿钉型皮内针 用脱敏胶布覆盖针尾、粘贴固定。

3. 固定后刺激

每日按压胶布 3～4 次，每次约 1 分钟，以患者耐受为度，两次间隔约 4 小时。

4. 出针

一手固定埋针部位两侧皮肤，另一手取下胶布，然后持镊子夹持针尾，将针取出。用消毒干棉球按压针孔，局部常规消毒。

（四）注意事项及护理

（1）对初次接受治疗的患者，应首先消除其紧张情绪。

（2）老人、儿童、孕妇、体弱者宜选取卧位。

（3）埋针部位持续疼痛时，应调整针的深度、方向，调整后仍疼痛者应出针。

（4）埋针期间局部出现感染应立即出针，并进行相应处理。

（5）关节和颜面部慎用。

（6）红肿、皮损局部、皮肤病患部、紫癜、瘢痕处、体表大血管处、孕妇下腹及腰骶部忌用。

五、水针

水针疗法是指在经络、腧穴、压痛点，或皮下反应物上，注射适量的药液，以治疗疾病的方法，又称腧穴注射疗法、穴位注射疗法。

（一）适应证

水针疗法的应用范围较广，凡是针灸的适应证大部分都可用本法治疗。

（二）术前准备

1. 穴位选择

一般可根据针灸治疗时的处方原则进行辨证选穴。临床上常结合经络、经穴的触诊法选取阳性反应点进行治疗。用拇指或食指以均匀的力量在患者体表进行按压、触摸、滑动，以检查其有无压痛、条索状或结节等阳性反应物，以及皮肤的凹陷、隆起、色泽的变化等。有压痛等阳性反应者，注入反应点往往效果较好。

2. 体位选择

宜选择患者舒适、医者便于操作的治疗体位。

（三）操作方法

1. 操作程序

根据所选穴位及用药量的不同选择合适的注射器和针头。局部皮肤常规消毒后，将针刺入皮下组织，然后缓慢推进或上下提插，探得酸胀等得气感应后，回抽一下，如无回血，即可将药物推入。

一般疾病用中等速度推入药液；慢性病、体弱者用轻刺激，将药液缓慢轻轻推入；急性病、体强者可用强刺激，快速将药液推入。如需注入较多药液时，可将注射针由深部逐步提出到浅层，边退边推药，或将注射针向几个方向注射药液。

2. 注射角度与深浅

根据穴位所在部位与病变组织的不同要求，决定针刺角度及注射的深浅。同一穴位可从不同的角度刺入。也可按病情需要决定注射深浅，如三叉神经痛于面部有触痛点，可在皮内注射成一皮丘；腰肌劳损多在深部，注射时宜适当深刺。

3. 药物剂量

穴位注射的用药剂量取决于注射部位及药物的性质和浓度。一般以穴位部位来分，耳部可注射 0.1 毫升，头面部可注射 0.3～0.5 毫升，四肢部可注射 1～2 毫升，胸背部可注射 0.5～1 毫升，腰臀部可注射 2～5 毫升。刺激性较小的药物，如葡萄糖、生理盐水等用量较大，如软组织劳损时，可局部注射葡萄糖液 10～20 毫升，而刺激性较大的药物（如乙醇）以及特异性药物（如阿托品、抗生素）一般用量较小，即所谓小剂量穴位注射，每次用量多为常规用量的 1/10～1/3。中药注射液的常用量为 1～2 毫升。

4. 疗程

每日或隔日注射一次,反应强烈者亦可隔 2～3 日注射一次,穴位可左右交替使用。10 次为一个疗程,休息 5～7 日再进行下一个疗程的治疗。

(四)注意事项及护理

(1)治疗时应对患者说明治疗特点和注射后的正常反应。

(2)严格遵守无菌操作,防止感染,最好每注射一个穴位换一个针头。使用前应注意药物的有效期,不要使用过期药。

(3)注意药物的性能、药理作用、剂量、配伍禁忌、副作用和过敏反应。凡能引起过敏反应的药物必须先做皮肤试验,皮肤试验阳性者不可应用。副作用较严重的药物,不宜采用。刺激作用较强的药物,应谨慎使用。

(4)一般药液不宜注入关节腔、脊髓腔和血管内。注射时如回抽有血,必须避开血管后再注射。

(5)在神经干旁注射时,必须避开神经干,或浅刺以不达神经干所在的深度。

(6)躯干部穴位注射时不宜过深,防止刺伤内脏。背部脊柱两侧穴位注射时,针尖可斜向脊柱,避免直刺而引起气胸。

(7)年老体弱者,注射部位不宜过多,用药剂量可酌情减少,以免晕针。孕妇的下腹、腰骶部和三阴交、合谷等孕妇禁针穴位,一般不宜做穴位注射,以免引起流产。

六、耳针

(一)适应证

耳针适用于各种扭挫伤、头痛和神经性疼痛;急慢性结肠炎、牙周炎、咽喉炎、扁桃体炎、腮腺炎;眩晕综合征、高血压、神经衰弱、荨麻疹、哮喘、鼻炎;甲状腺功能亢进或低下、糖尿病、肥胖、更年期综合征等。耳针还有催乳、催产,预防和治疗输血、输液反应,美容,戒烟、戒毒,延缓衰老,防病保健等作用。

(二)术前准备

先要定准耳穴。根据处方所列耳穴,在穴区内探寻阳性反应点,做好标记,为施治的刺激点,严格消毒。耳郭组织结构特殊,使用耳针法时,必须采用两次消毒法,即除了针具与医者手指消毒外,耳穴皮肤应先用 2.5% 碘酊消毒,再用 75% 酒精消毒并脱碘。

(三)操作方法

耳针法的刺激方法很多,目前临床常用的有下列几种。

1. 毫针法

毫针法指用毫针刺激耳穴以治疗疾病的方法。进针时,医者用左手拇、食两指固定耳郭,中指托着针刺部位的耳背,这样既可把握针刺的深度,又可减轻针刺时的疼痛,用右手持针,在选定的反应点或耳穴处进针。针刺的深度应视耳郭局部的厚薄、穴位的位置而定,一般刺入 2～3 分深即可达软骨,其深度以毫针能稳定而不摇摆为宜,但不可刺透耳郭背面皮肤。刺激强度应根据患者的病情、体质、耐痛度而灵活掌握。针刺手法以小幅度捻转为主。若局部感应强烈,可不行针。留针时间一般是 20～30 分钟,慢性病、疼痛性疾病可适当延长,小儿、老年人不宜多留。起针时,左手托住耳背,右手起针,并用消毒干棉球压迫针孔,以防出血,必要时再用2.5%碘酊棉球涂擦 1 次。一般来说,急性病证,两侧耳穴同用;慢性病证,每次用一侧耳郭,两耳交替针刺,7～10 次为一个疗程,疗程间歇 2～3 日。耳针疗效的高低与取穴是否准确有关,为提高疗效,特别是对疼痛类的急性病,可采用一穴多针法。

2. 压籽法

压籽法指选用质硬而光滑的小粒药物种子或药丸等贴压耳穴以防治疾病的方法,又称压豆法、压丸法,是在耳毫针、埋针治病的基础上产生的一种简易方法。此法不仅能收到毫针同样的疗效,而且安全、无创、无痛,且能起到持续刺激的作用,易被患者接受。此法适用于耳针治疗的各种病证,特别适宜于老人、儿童、惧痛的患者和需长期进行耳穴刺激的患者。压籽法所用材料可因地制宜,凡是表面光滑、质硬、无副作用、适合贴压穴位面积大小的物质均可选用,如王不留行子、莱菔子、绿豆、小米等。操作方法是先在耳郭局部消毒,将材料黏附在 0.6厘米×0.6 厘米大小的胶布中央,然后贴敷于耳穴上,并给予适当按压,使耳郭有发热、胀痛感(即"得气")。一般每次贴压一侧耳穴,两耳轮流,3 日 1 换,也可两耳同时贴压。在耳穴贴压期间,应嘱患者每日自行按压数次,每次每穴 1～2 分钟。

3. 按摩法

按摩法是在耳郭不同部位用手进行按摩、提捏、点掐以防治疾病的方法。全耳按摩,是用两手掌心依次按摩耳郭腹背两侧至耳郭充血发热为止;手摩耳轮,是两手握空拳,以拇、食两指沿着外耳轮上下来回按摩至耳轮充血发热为止;提捏耳垂,是用两手由轻到重提捏耳垂 3～5分钟。以上方法可用于多种疾病的辅助治疗和养生保健。

4. 埋针法

埋针法是指将皮内针埋于耳穴内,作为一种微弱而持久的刺激,达到治疗目的的方法。本法具有持续刺激、巩固疗效等作用,适用于一些疼痛性疾病、慢性病,或因故不能每天接受治疗的患者,也可用于巩固某些疾病的疗效。操作时,严格消毒局部皮肤,医者左手固定耳郭,绷紧耳针处的皮肤,右手用镊子夹住消毒的皮内针柄,轻轻刺入所选耳穴内,一般刺入针体的 2/3,再用胶布固定。若用环形揿钉状皮内针时,因针环不易拿取,可直接将针环贴在预先剪好的小块胶布上,再按揿在耳穴内。一般仅埋患侧单耳,每次埋针 3～5 穴,每日自行按压 3～5 次,留针3～5 日。必要时也可埋两耳。若埋针处痛甚时,可适当调整针尖方向和深浅度,埋针处不要淋湿、浸泡,夏季埋针时间不宜过长,埋针后耳郭局部跳痛不适,需及时检查埋针处有无感染;若有感染现象,当立即采取相应措施。

(四)注意事项及护理

(1)严格消毒,防止感染。

(2)耳郭上有湿疹、溃疡、冻疮破溃等,不宜用耳穴治疗。

(3)有习惯性流产的孕妇禁用耳针治疗,妇女怀孕期间也应慎用。

(4)对年老体弱者、有严重器质性疾病者、高血压患者,治疗前应适当休息,治疗时手法要轻柔,刺激量不宜过大,以防意外。

七、三棱针

三棱针法是指使用三棱针刺破患者身体上的一定穴位或浅表血络,放出少量血液治疗疾病的方法,亦称"刺络法"。

(一)适应证

三棱针刺络放血具有通经活络、开窍泻热、调和气血、消肿止痛等作用,实证、热证、瘀血、疼痛等均可应用。目前较常用于某些急症和慢性病,如昏厥、疳疾、痔疮、久痹、头痛、丹毒、指(趾)麻木等。

(二)术前准备

右手拇指、食指持住针柄,中指扶住针尖部,露出针尖 3~5 毫米,以控制针刺深浅度。针刺时左手捏住指(趾)部,或夹持、舒张皮肤,右手持三棱针。消除患者的紧张情绪,使其放松,严格消毒。

(三)操作方法

1. 点刺法

先在腧穴部位上下推按,使血聚集于针刺部位,用 2.5% 碘酊棉球消毒,再用 75% 酒精棉球脱碘,针刺时左手拇、食、中三指夹紧施术部位,右手持针对准已消毒部位迅速刺入 3 毫米左右,立即出针,轻轻按压针孔周围,使出血少许,然后用消毒干棉球按压针孔。

2. 散刺法

散刺法是对病变局部周围进行点刺的一种方法。根据病变部位大小的不同,可刺 10 针以上,由病变外缘环形向中心点刺以促使瘀血或水肿得以消散,达到祛瘀生新、通经活络的目的。此法多用于局部瘀血、血肿或水肿、顽癣等。

📖 知识链接

刺络法 先用带子或橡胶皮管结扎针刺部位近心端,然后迅速消毒,针刺时,左手拇指按压在被针刺部位下端,右手持三棱针对准针刺部位的静脉,刺入脉中立即将针退出,使其流出少量血液,出血停止后,再用消毒棉球按压针孔。在其出血时,也可轻轻按压静脉上端,以助瘀血外出,毒邪得泻。此法多用于曲泽、委中等穴,治疗急性吐泻、中暑发热等。

挑刺法 用左手按压施术部位两侧,或夹起皮肤,使皮肤固定,迅速消毒后,右手持针迅速刺入皮肤 1~2 毫米,随即将针身倾斜挑破皮肤,使之出少量血液或少量黏液;也可再刺入 3~5 毫米,将针身倾斜并使针尖轻轻提起,挑破皮下部分纤维组织,然后出针,覆盖敷料。此法常用于血管神经性头痛、肩周炎、失眠、胃脘痛、颈椎病、支气管哮喘等。

(四)注意事项及护理

(1)对患者做必要的解释工作,以消除其思想上的顾虑。

(2)操作时手法宜轻、稳、准、快,不可用力过猛,防止刺入过深,创伤过大,损伤其他组织,更不可伤及动脉。

(3)注意严格消毒,防止感染。

(4)对体弱、贫血、低血压者及孕妇、产妇等,均要慎重使用。凡是凝血机制不佳的患者和血管瘤患者,不宜使用本法。

(5)每日或隔日治疗 1 次,1~3 次为一个疗程,出血量多者,每周 1~2 次,一般每次出血量以数滴至 3~5 毫升为宜。

第三节 灸 法

灸法是用艾绒或其他药物放置在体表的穴位上烧灼、温熨,借灸火的温和热力以及药物的作用,通过经络的传导,起到温通气血、扶正祛邪的作用,以达到治病和保健目的的一种外治方法。

一、适应证

凡属慢性久病及阳气不足的疾病,如久泻、久痢、痰饮、水肿、寒哮、阳痿、遗尿、脱肛、腹痛、胃痛、妇女气虚血崩、老人阳虚多尿,以及虚脱急救、瘰疬等,都适合用灸法。

二、术前准备

消除患者思想负担,使用对皮肤有损伤的灸法时需要提前与患者交代清楚,灸治体位与针治体位相同,应舒适、自然且能持久,以体位平直便于施灸为宜。

三、操作方法

(一)艾炷灸

施灸时所燃烧的锥形艾团,称为艾炷。施灸时,以艾炷的大小和壮数多少来掌握刺激量的轻重。艾炷灸可分为直接灸和间接灸两类。

1. 直接灸

直接灸即将艾炷直接放置在皮肤上施灸的一种方法(图 10－11)。根据灸后对皮肤刺激的程度不同,又分为瘢痕灸和无瘢痕灸两种。

2. 间接灸

间接灸是指用药物将艾炷与施灸腧穴部位的皮肤隔开进行施灸的方法(图 10－12)。

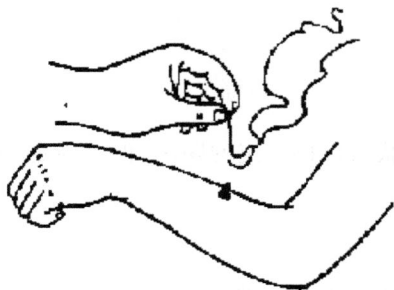

图 10－11 直接灸

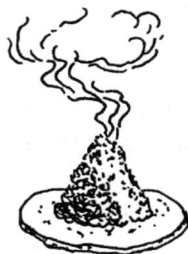

图 10－12 间接灸

(1)隔姜灸　将鲜生姜切成直径 2～3 厘米、厚 0.2～0.3 厘米的薄片,中间用针刺数孔,然后将姜片置于应灸腧穴部位或患处,再将艾炷放姜片上面点燃施灸。当艾炷燃尽,再易炷施灸。灸完规定的壮数,以使皮肤潮红而不起疱为度。此法常用于因寒而致的呕吐、腹痛、腹泻及风寒痹痛等。

(2)隔蒜灸　将鲜大蒜头切成厚 0.2～0.3 厘米的薄片,中间用针刺数孔(捣蒜如泥亦可),置于应灸腧穴或患处,然后将艾炷放在蒜片上点燃施灸。待艾炷燃尽,易炷再灸,直至灸完规定的壮数。此法多用于治疗瘰疬、肺痨及初起的肿疡等症。

(二)艾条灸

艾条灸指用桑皮纸包裹艾绒卷成圆筒形的艾条,将其一端点燃,对准穴位或患处施灸的一种方法。根据艾条灸的操作方法,可分为温和灸、雀啄灸和回旋灸。

1.温和灸

将艾卷的一端点燃,对准应灸的腧穴或患处,距离皮肤 2～3 厘米处进行熏烤,使患者局部有温热感而无灼痛感为宜,一般每处灸 10～15 分钟,至皮肤红晕为止。如果遇到局部知觉减退者或小儿等,医者可将中、食两指分开,置于施灸部位两侧,这样可通过医者手指的感觉来测知患者局部的受热程度,以便随时调节施灸的距离,以防烫伤(图 10－13)。

2.雀啄灸

施灸时,艾卷点燃的一端与施灸部位的皮肤并不固定在一定的距离,而是像鸟雀啄食一样,一上一下活动地施灸(图 10－14)。

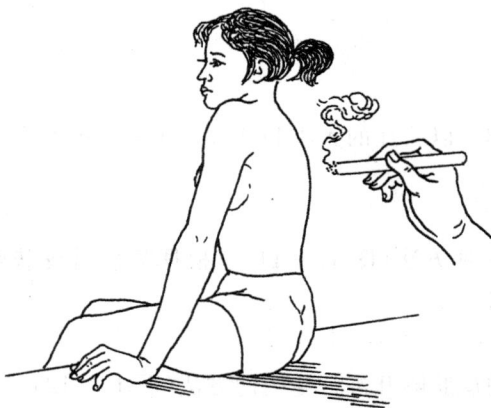

图 10－13　温和灸　　　　　　　　　　图 10－14　雀啄灸

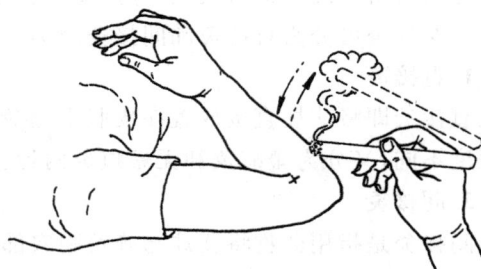

3.回旋灸

施灸时,艾卷点燃的一端与施灸部位的皮肤虽保持一定的距离,但不固定,而是向左、向右方向移动或反复旋转地施灸(图 10－15)。

(三)温针灸

温针灸是针刺与艾灸相结合的一种方法,适用于既需要艾灸又需针刺留针的疾病。在针刺得气后,将针留在适当的深度,在针柄上穿置一段长约 2 厘米的艾卷施灸,或在针尾上搓捏少许艾绒点燃施灸,直待燃尽,除去灰烬,再将针取出(图 10－16)。

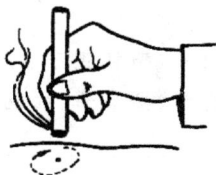

图 10-15 回旋灸　　　　　　图 10-16 温针灸

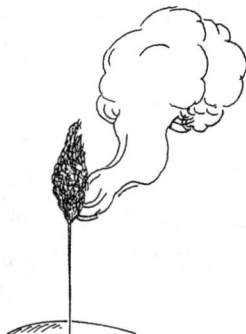

四、注意事项及护理

(一)施灸的先后顺序

一般先上部、后下部,先背腰部、后胸腹部,先头身、后四肢,依次施灸。如遇特殊情况,亦不必拘泥。

(二)施灸的禁忌

(1)面部穴位、乳头、大血管等处均不宜使用直接灸,以免烫伤形成瘢痕。关节活动部位亦不宜使用化脓灸,以免化脓溃破,不易愈合,甚至影响功能活动。

(2)一般空腹、过饱、极度疲劳和对灸法恐惧者,应慎施灸。

(3)孕妇的腹部和腰骶部不宜施灸。

(三)使用艾炷大小、壮数多少或艾条熏灸时间

使用艾炷大小、壮数多少或艾条熏灸时间应根据患者的病情、体质、年龄和施灸部位而决定。艾炷一般为 3~5 壮或 5~7 壮,艾条一般为 10~15 分钟。

(四)灸后的处理

施灸过量,时间过长,局部出现水疱,只要不擦破,可任其自然吸收,如水疱较大,可用消毒的毫针刺破水疱,放出水液,再涂以甲紫。瘢痕灸者,在灸疮化脓期间,1 个月内慎做重体力劳动,疮面局部勿用手搔,以保护痂皮,并保持清洁,防止感染。

第四节　推拿法

推拿是运用一定的手法或借助器具在人体的穴位及经脉或某个部位上施术操作,以达到防治疾病的一种物理疗法。推拿手法的基本要求是均匀、柔和、持久、有力,从而达到深透。推拿操作方便、疗效显著,适应证广。

一、适应证

推拿适应证比较广泛,如感冒、头痛、便秘、咳嗽、哮喘、半身不遂、失眠、糖尿病、眩晕、慢性胃炎、胃下垂、慢性肠炎、腰椎间盘突出症、腰肌劳损、坐骨神经痛、颈椎病、落枕、肩周炎、腱鞘

囊肿、各种扭挫伤、痛经、闭经、月经不调、更年期综合征、慢性盆腔炎、乳痈、小儿腹泻、小儿夜啼、小儿麻痹后遗症、疳积、青少年假性近视、神经性耳聋等。

知识链接

推拿介质不但可以加强手法作用,提高治疗效果,而且还可以起到润滑和保护皮肤的作用。常用介质有葱姜水、滑石粉、麻油、冬青膏、松节油、红花油等。

二、常用推拿手法

推拿手法种类很多。根据手法的动作形态命名,可将推拿手法分为㨰法、揉法、推法、摩法、搓法、按法、掐法、拿法、抖法、摇法等。

1. 㨰法

【定义】㨰法是以小指掌指关节背侧贴附于体表施术部位,肘部为支点,通过前臂的旋转,带动腕关节的伸屈,在体表一定部位反复往返㨰动的一种手法(图 10 - 17)。

【动作要领】可用于小指掌指关节背侧及部分小鱼际紧贴体表,肩、臂放松,肘关节微屈约120°,前臂的内、外旋及腕关节的伸屈运动要协调,压力、频率、腕臂摆动幅度要均匀,动作要有节律,不可移动或跳动。每分钟 120 次左右。

【临床应用】可用于肩背、腰臀及四肢肌肉较丰富的部位。

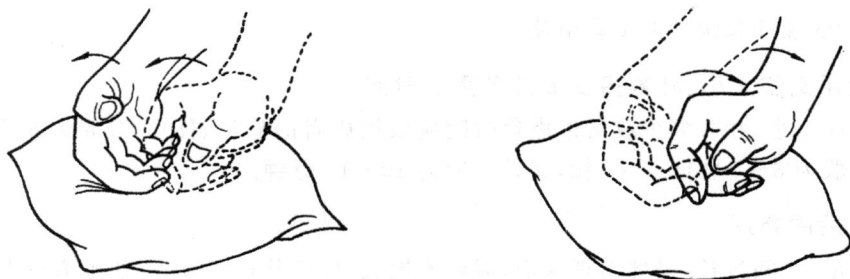

图 10 - 17　㨰法

2. 揉法

【定义】揉法是用掌跟、大鱼际或手指指腹在体表做环行运动,以带动皮下组织回旋运动的一种手法(图 10 - 18)。

【动作要领】以掌或指为着力点,以肘为支点,频率为每分钟 120 次。

【临床应用】可用于全身各部。

3. 推法

【定义】推法是用指、掌或肘着力于受术部位,进行单方向直线移动的一种手法。推法分为指推法、掌推法、肘推法(图 10 - 19)。

【动作要领】指、掌或肘要紧贴体表,用力要猛,速度要缓慢、均匀。

【临床应用】可用于全身各部位。

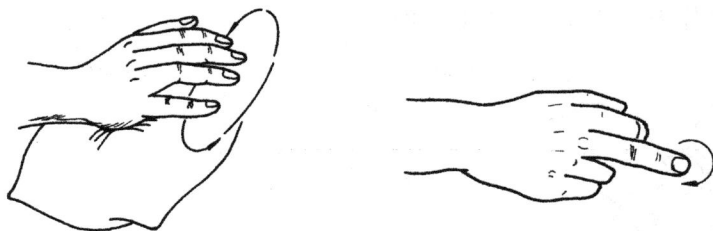

图 10-18 揉法

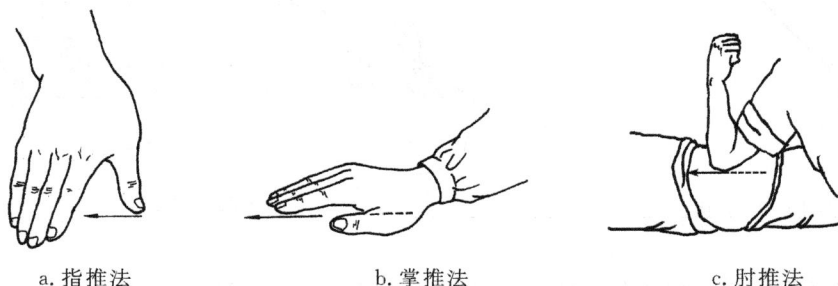

a.指推法   b.掌推法   c.肘推法

图 10-19 推法

4. 摩法

【定义】摩法是用指面或掌面着力附着于体表的一定部位或穴位上,以腕关节为中心,连同前臂做环行而有节奏的盘旋抚摩运动。用手指指面操作的,称"指摩法";用手掌掌面操作的,称"掌摩法"(图 10-20)。

【动作要领】肘关节自然屈曲,腕部放松,指、掌自然伸直,动作缓和协调。

【临床应用】常用于胸腹、胁肋等部位。

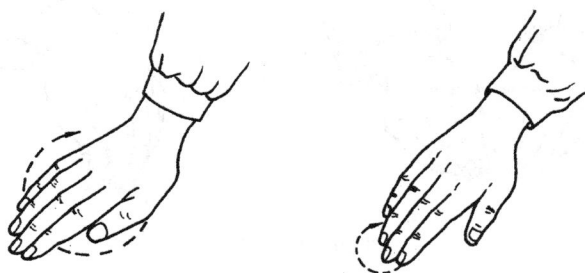

图 10-20 摩法

5. 搓法

【定义】搓法是用双手掌面夹住受术部位,相对用力做快速搓动并做自上而下移动的一种手法(图 10-21)。

【动作要领】双手用力要对称、均匀,紧搓慢移,轻快柔和,流畅自然,搓动 3~5 遍。

【临床应用】常用于腰背、胁肋及四肢部,以上肢最为常用。

6. 按法

【定义】按法是用指、掌或肘在患者体表的一定穴位或部位上着力按压,按而留之的一种手法。用拇指指端或指腹按压体表,称指按法;用单掌或双掌,也可以用双掌重叠按压体表,称

221

掌按法；用肘按压体表，称肘按法(图10-22)。

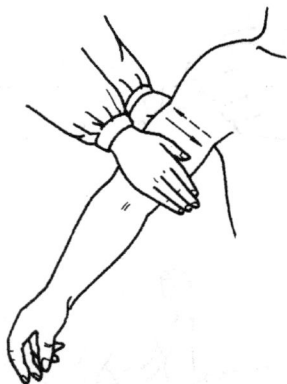

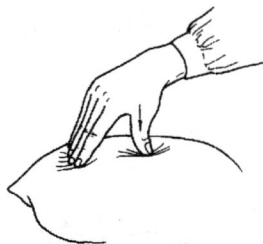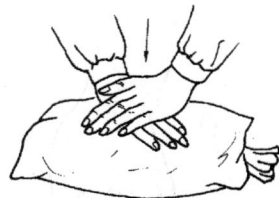

图10-21　搓法　　　　　　　　　　　　图10-22　按法

【动作要领】着力部位要紧贴体表，不可移动，用力由轻而重，不可用暴力。

【临床应用】适用于全身各部穴位。

7. 捏法

【定义】捏法是用拇指与其他手指相对用力，将治疗部位的皮肤夹持、提起并捻搓前移的一种手法。捏法分为三指捏和五指捏(图10-23)。

【动作要领】指腹用力，动作均匀有节律性。

【临床应用】常用于颈部、四肢及背脊处。

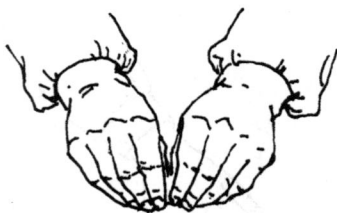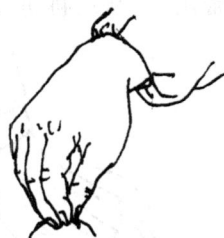

图10-23　捏法

8. 拿法

【定义】拿法是用拇指与其余四指对合呈钳形，夹提受术部位做一紧一松的提拿动作(图10-24)。

【动作要领】用指腹用力，用力由轻到重，不可骤然用力，动作要缓和而连贯，一紧一松连续不断地进行节律性提捏。

【临床应用】常配合其他手法用于颈项、肩部和四肢等部位。

9. 抖法

【定义】抖法是用双手握住患者的上肢或下肢远端，稍用力做小幅度上下连续的颤动，使关节有松动感(图10-25)。

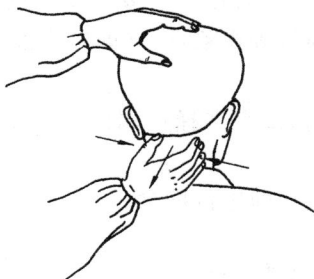 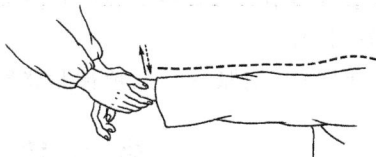

图 10 - 24　拿法　　　　　　　　　图 10 - 25　抖法

【动作要领】颤动幅度要小,频率要快,医者肩关节放松,肘关节微屈,动作要有连续性,具有节奏感。

【临床应用】多用于四肢部,常用于上肢,作为治疗的结束手法。

10. 摇法

【定义】摇法是使关节产生被动性环形运动的一种手法。摇法分为颈项部摇法、肩关节摇法、髋关节摇法、踝关节摇法(图 10 - 26)。

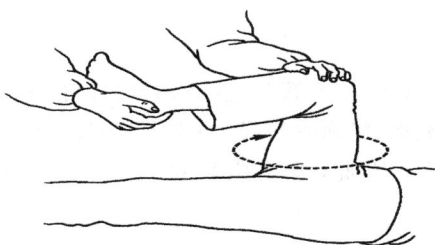 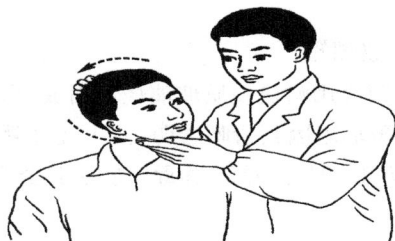

图 10 - 26　摇法

【动作要领】

颈项部摇法:用一手扶住患者头顶后部,另一手托住下颌,做左右环转摇动。

肩关节摇法:用一手扶住患者肩部,另一手握住腕部或用肘托住患者肘部,做环转摇动。

髋关节摇法:患者仰卧,医者一手握其踝部,另一手扶按其膝部,使患者屈髋屈膝,医者双手协调动作,使髋关节做环形运动。

踝关节摇法:患者仰卧,医者一手托住患者足跟,另一手握住跖趾关节处,使踝关节做环转运动。

【临床应用】适用于四肢关节及颈项、腰部等部位。

三、注意事项及护理

(1)推拿前,医者要修剪指甲,不戴戒指、手链、手表等硬物,以免划破患者皮肤,并注意推拿前后个人的卫生清洁。

(2)推拿前,患者要排空大、小便,穿舒适的衣服,需要时可裸露部分皮肤,以利于推拿。

（3）推拿时，医者和患者都要处在舒适的体位上。医者用力不要太大，并注意观察患者的全身反应，一旦出现头晕、心慌、胸闷、四肢冷汗、脉细数等现象，应立即停止推拿，采取休息、饮水等对症措施。

（4）急性软组织损伤，局部疼痛肿胀较甚，瘀血甚者，宜选择远端穴位进行操作，当病情缓解后，再进行局部操作。

（5）患者过于饥饿、饱胀、疲劳、精神紧张时，不宜立即进行推拿。

第五节　拔罐法

拔罐法古称"角法"，是一种以罐为工具，借助热力或其他方法排出其中的空气产生负压，使其吸着于皮肤上，从而治疗疾病的一种方法。

一、适应证

拔罐法有温经通络、散寒除湿、行气活血、消肿止痛的作用，适用于荨麻疹、胃肠疾病、疮疡、妇科疾病、风湿痹痛、落枕、中暑、高血压、痤疮、面瘫、肥胖、腰痛等。

二、火罐种类

（一）玻璃罐

玻璃罐是用耐热硬质玻璃烧制而成，形如球状，肚大口小，罐口边缘略突向外，按大小分为多种型号。玻璃罐因其清晰透明，便于观察罐内皮肤充血、瘀血等情况，便于掌握时间，而且罐口光滑，吸拔力好，易于清洁消毒，适用于全身各部位。因此，玻璃罐是目前较常用的罐具（图10－27）。

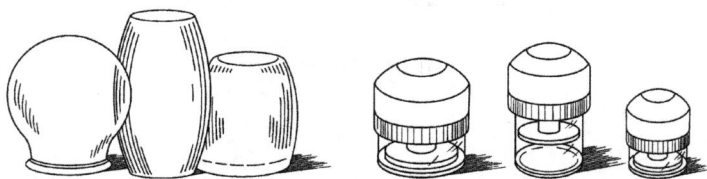

图10－27　玻璃罐

（二）竹罐

取直径3～5厘米、长度6～9厘米的坚实成熟的竹筒，一头开口，一头留节作底，经打磨光滑后可用于拔罐。口径大的，用于面积较大的腰背及臀部。口径小的，用于四肢关节部位。其缺点是日久易干裂，所以要经常用温水浸泡。

（三）陶罐

陶罐是使用陶土加工烧制而成，有大、中、小和特小几种型号。陶罐里外光滑，吸拔力大，经济实用。缺点是较重，罐体不透明且容易摔破。

（四）抽气罐

抽气罐是用透明塑料制成，不易破碎。抽气罐上置活塞，便于抽气，可随时调节吸力，对有毛发的某些部位也能吸着，且不容易破碎。特别适合在家庭中应用。

三、投火和拔罐方法

根据罐具的不同特点,吸拔方法也很多。常用的吸拔方法有以下几种。

(一)火罐法

利用燃烧时火焰的热力,排去空气,使罐内形成负压,将罐轻、快、准、稳地吸着在皮肤上。

1. 闪火法

用镊子夹住酒精棉球,将点燃的酒精棉球迅速接近罐底(不必触及)并迅速退出,立即将罐扣在施术部位。注意火苗不要停留在罐口,以免烫伤皮肤。闪火法不受体位限制,为临床常用的拔罐方法。

2. 投火法

将纸卷、纸条或酒精棉球点燃后投入罐内,将火罐迅速扣在选定的部位上。应用投火法时,罐内燃烧物易坠落烫伤皮肤,故多用于身体侧面拔罐。

(二)抽气法

将备好的抽气罐紧扣在施术部位,用抽气筒将罐内空气抽出,产生负压,使其吸附于皮肤,适用于任何部位。

四、操作方法

(一)拔罐的应用

1. 单罐法

单罐法用于病变范围较小的部位或压痛点。可按病变范围大小,选用适当口径的火罐。

2. 多罐法

多罐法即一次吸拔数个罐体,用于病变范围比较广泛的疾病。

3. 留罐法

留罐法是拔罐后,留置一定的时间,一般留置 10 分钟左右。痛证可适当延长留罐时间。罐大、吸拔力强的应适当减少留罐时间,以免起疱损伤皮肤。本法多用于治疗急、慢性软组织损伤,风湿痹痛,胃痛,腹痛等。

4. 闪罐法

闪罐法是将罐体吸拔在施术部位后立即取下,再吸拔,再取下,反复多次至皮肤潮红为度。适用于局部皮肤麻木或功能减退的疾病,如面瘫,也可用于肌肉松弛、吸拔不紧、留罐有困难的部位。

5. 走罐法

走罐法又称推罐法。需选口径较大的罐子,罐口要求平滑,最好用玻璃罐,先在罐口涂一些润滑油,将罐吸拔在皮肤上后,慢慢向前推动,这样在皮肤表面上下或左右来回推拉移动数次,至皮肤潮红为止。一般用于面积较大、肌肉丰厚的部位,如腰背、大腿等部位。

(二)起罐的方法

起罐时要一手拿住罐体,另一手将罐口边缘的皮肤轻轻按下,空气进入罐内后,火罐自然脱落。抽气罐则拔起气嘴,待空气进入后,罐即脱落。注意起罐时切忌用力猛拔或旋动,以免损伤皮肤。

五、注意事项及护理

心尖区、体表大动脉搏动处及静脉曲张处，妊娠妇女的腹部、腰骶部、乳房部，眼、耳、口、鼻等五官部不宜拔罐。肌肉瘦削、骨骼凹凸不平及毛发多的部位，火罐易脱落，不宜拔罐。

使用多罐时，火罐排列的距离一般不宜太近，否则皮肤因被火罐牵拉会产生疼痛。应用走罐时，不能在骨突出处推拉，以免损伤皮肤，或导致火罐漏气脱落。

如留罐时间过长，皮肤会起水疱，小水疱不需处理，只需防止擦破，以防感染；大水疱可以用无菌针刺破，放出疱内液体，覆盖消毒敷料，防止感染。

第六节　刮痧法

一、刮痧的概念

刮痧是利用边缘钝滑的物体或手指，在人体体表一定部位施以反复刮拭、捏提、拧挤等刺激的一种物理外治方法。

人体内脏出现疾病时，在体表相应部位会出现反应点，即痧象，脊柱两侧尤为明显。通过刮痧，使局部皮肤出现片状或点状瘀血的刺激反应（即痧痕），可达到疏通腠理，调节脏腑，扶正祛邪，排泄病毒，开窍醒神，恢复生理状态的目的。

二、适应证

刮痧法在临床上适应证比较广泛，主要以感冒、发热、中暑、头痛、落枕、肩周炎、腰肌劳损、肌肉痉挛、风湿性关节炎等为主。

三、操作方法

（1）暴露患者的刮治部位，用干净毛巾将刮治部位洗擦干净。

（2）医者用右手拿取操作工具，蘸植物油或清水后，在确定的体表部位轻轻向下顺刮或从内向外反复刮动，逐渐加重，刮时要沿同一方向，力量要均匀，采用腕力，一般刮 10～20 次，以出现紫红色斑点或斑块为度。

（3）一般要求先刮颈项部，再刮脊椎两侧部，然后再刮胸部及四肢部。

（4）四肢部位从大腿开始，向下刮，每次只能刮一个方向，静脉曲张者则需由下往上刮。

（5）刮痧一般约 20 分钟，或以患者能耐受为度。

四、注意事项及护理

（1）治疗时，室内要保持空气流通，若天气寒凉时应用本疗法要注意避免感受风寒。不能干刮，工具必须边缘光滑，没有破损。

（2）刮痧时，体位可根据需要而定，一般有仰卧、俯卧、仰靠、俯靠等，以患者舒适为度。要掌握手法的轻重，由上而下顺刮，并时时蘸植物油或水保持润滑，以免刮伤皮肤。

（3）刮痧后患者不宜发怒、烦躁或忧思焦虑，应保持情绪平静。同时，忌食生冷瓜果和油腻食物。

(4)如刮痧后,患者反而更加不适者,应及时送医院诊治。

第七节 中药离子导入法

中药离子导入法是利用直流电场的作用,使药物离子产生定向移动,经过皮肤黏膜导入体内,达到治疗疾病目的的一种外治方法。

一、适应证

中药离子导入法适用于治疗风寒湿痹、关节肿痛、骨质增生、神经痛、神经炎、盆腔炎等。常用的中药有川乌、草乌、丹参、蜂毒、淫羊藿等。

二、操作方法

(1)操作前先检查设备是否完好,掌握仪器性能,熟悉工作规程。

(2)选好中药及其他药品,用水煎、蒸馏水或酒精浸泡溶解,配制药液,浓度一般在 $2\% \sim 5\%$,并应测定药物离子的极性;药物最好易溶于水或酒精,不易被酸碱所破坏。药液本身的酸碱度应适合,从阳极导入的药物 pH 值不小于 6;从阴极导入的药物 pH 值不大于 8。

(3)根据疾病的部位选择合适的体位和治疗部位,将主极与辅极贴敷的部位进行消毒,若该部位有小面积皮肤破损时,可用胶布或小块油布覆盖;严重的破损或感觉障碍则不宜做导入治疗,毛发较多时宜剃毛或用温水浸湿。

(4)将衬垫浸湿药液,拧至不滴水,紧贴患处皮肤,根据药物选择电极,将带负电的药物衬垫放在负极板下(黑色导线),带正电的药物衬垫放在正极板下(红色导线)。连接好以后把塑料薄膜盖在电极板上,用沙包和绷带固定。

(5)将直流感应电疗机电位器输出端调节到"0"位,接通电源,缓慢增至预定的电流强度。

(6)每日一次,每次 15~20 分钟,小儿每次 10~15 分钟;10~15 日为一个疗程。

(7)治疗结束时,先将电位器输出端调至"0"位,再关闭电源开关,以免患者受到突然断电的电击感而感到不适。

(8)拆去绷带、沙包、薄膜和衬垫,擦净局部皮肤,协助患者穿衣。整理用物。

三、注意事项及护理

(1)做好解释工作,告诉患者治疗过程中可能出现的感觉,使其配合治疗。

(2)操作前检查设备是否处于备用状态。

(3)检查治疗部位的皮肤有无感觉异常、破损;如有破损,可加盖小块塑料薄膜。

(4)治疗过程中要注意观察患者的反应和设备的运行情况,及时调节电流量以免灼伤。

(5)衬垫要专用。一个衬垫只供一种药物使用,不要用洗涤剂清洗,最好使用一次性衬垫。

(6)多次治疗后,局部皮肤可出现瘙痒、脱屑、皮疹、皲裂等,可用青黛膏外涂,禁止搔抓。如有电灼伤,可按烧伤处理,预防感染。

(7)高热、出血性疾病、活动性结核、严重心功能不全或带有心脏起搏器的患者禁用此法。孕妇禁用此法。

第八节　中药保留灌肠

中药保留灌肠是将中药煎剂自肛门灌入直肠至结肠,通过肠黏膜吸收达到治疗多种疾病目的的一种方法。

一、适应证

中药保留灌肠适用于慢性结肠炎、慢性痢疾、慢性盆腔炎、盆腔包块及高热不退等。

二、操作方法

(1)操作前,令患者排尽大便,必要时可先行清洁灌肠。备好物品,如灌肠器或输液瓶、各种型号的肛管、石蜡油、治疗巾、便器等一般物品,调配好中药煎液、肥皂水、油剂等。

(2)根据病情选择适宜体位(左侧或右侧卧位),双膝屈曲,脱裤至膝部,臀部移至床沿,上腿弯曲,下腿伸直微弯,垫橡胶单与治疗巾于臀下,垫小枕于橡胶单下以抬高臀部10厘米。

(3)根据病变部位确定肛管插入的深度。插管时要试探性操作,不要用力过猛,以免损伤肠道或引起疼痛。一般插管深度为10～15厘米,缓慢地让液体流注于肠内,用输液瓶者按每分钟60～100滴的速度输入。

(4)药液温度应掌握在40℃左右,温度过低,易致肠蠕动加强,药液保留时间短,吸收少,效果差;温度过高易引起肠黏膜烫伤。

(5)灌注后,患者有便意时,应嘱其忍耐,若为通导便秘,应自控20～30分钟;为使药液能在肠道内尽量多保留一段时间,对刺激敏感的患者可选用粗的导尿管代替肛管,药量一次不超过200毫升,可在晚间睡前灌肠,灌肠后不再下床活动以提高疗效。

(6)排便后,要注意观察泄下物的色、质、量及排便次数,便物若有特殊腥臭味或夹有脓液、血液等,应及时留取标本送检,并及时记录和报告。

三、注意事项及护理

(1)操作前先了解患者的病变部位,掌握灌肠的卧位和肛管插入的深度,一般视病情而定。

(2)为减轻肛门刺激,宜选用小号肛管,压力宜低,药量宜小;为促进药物吸收,插管不能太浅,操作前需嘱患者排空大便,必要时先做不保留灌肠。

(3)一般用量在200毫升以内,小剂量药液灌肠时应加倍稀释,以增加吸收率。

(4)对慢性肠道疾病患者应在晚间睡前灌肠,灌肠后药液保留时间越长越好,并减少活动。灌肠液应温度适宜,一般为39～40℃,可根据药性及季节做适当调整。

(5)肛门、直肠和结肠等手术后或大便失禁患者,不宜做保留灌肠。

(6)灌肠器、注洗器用后应消毒灭菌。肛管尽量采用一次性用品。

第九节　穴位贴敷疗法

穴位贴敷疗法是将药物贴敷到人体一定穴位,治疗和预防疾病的一种外治方法。

一、适应证

穴位贴敷疗法主要适用于秋冬之际容易反复发作或者加重的慢性、顽固性肺系疾病,如慢性咳嗽、慢性支气管炎、支气管哮喘、慢性阻塞性肺疾病、慢性鼻窦炎、慢性咽喉炎等。

二、操作方法

(一)施术前准备

1.药物

(1)药物组成　以白芥子、延胡索、甘遂、细辛、生姜作为基本处方,可结合既往的临床经验和地域特点等进行加减。

(2)药材炮制　白芥子、延胡索、甘遂和细辛采用道地药材,白芥子可以通过炒制或者调整其配伍比例控制对皮肤的刺激程度,其余药物均采用生药。

(3)药物制备　药物制备要求在无菌、常温环境下进行,或者在当地医疗机构的专用制剂室完成。

2.部位

根据患者病情,按规定选择相应的穴位。

3.体位

以患者舒适,医者便于操作的治疗体位为宜。

4.环境

应选择清洁卫生的环境。

5.消毒

(1)部位　用75%酒精或0.5%～1%碘伏棉球或棉签在施术部位消毒。

(2)医者　双手应用肥皂清洗干净。

(二)施术操作

1.操作方法

(1)贴法　将已制备好的药物直接贴压于穴位上,然后外覆医用胶布固定;或先将药物置于医用胶布粘面正中,再对准穴位粘贴。硬膏剂可直接或温化后将硬膏剂中心对准穴位贴牢。

(2)敷法　将已制备好的药物直接涂搽于穴位上,外覆医用防渗水敷料贴,再用医用胶布固定。使用膜剂时,可将膜剂固定于穴位上或直接涂于穴位上成膜。使用水(酒)浸渍剂时,可用棉垫或纱布浸蘸,然后敷于穴位上,外覆医用防渗水敷料贴,再以医用胶布固定。

(3)填法　将药膏或药粉填于脐中,外覆纱布,再以医用胶布固定。

(4)熨贴法　将熨贴剂加热,趁热外敷于穴位。或先将熨贴剂贴敷在穴位上,再用艾火或其他热源在药物上温熨。

2.贴敷部位

贴敷的部位一般以经穴为主,可以根据患者的病情不同辨证取穴,临床常用穴位有肺俞、定喘、膏肓、大椎、中府、膻中、风门、膈俞、心俞、脾俞、肾俞、足三里等。

3.贴敷时间

成人每次贴药时间为2～6小时,儿童贴药时间为0.5～2小时。具体贴敷时间根据患者皮肤反应而定。同时考虑患者的个人体质和耐受能力,一般以患者能够耐受为度,患者如自觉贴药处有明显不适感,可自行取下。

(三)施术后处理

1. 换药

贴敷部位无水疱、破溃者,可用消毒干棉球或棉签蘸温水、植物油或石蜡油清洁皮肤上的药物,擦干并消毒后再贴敷。贴敷部位起水疱或破溃者,应待皮肤愈后再贴敷。

2. 水疱处理

小的水疱一般不必特殊处理,让其自然吸收。大的水疱应以消毒针具挑破其底部,排尽液体,消毒,以防感染。破溃的水疱做消毒处理后,外用无菌纱布包扎,以防感染。

三、注意事项及护理

(1)告知患者穴位贴敷疗法有可能发疱,事先应做好解释工作。

(2)若用膏药贴敷,在温化膏药时应掌握好温度,以免烫伤或贴不牢固。对胶布过敏者,可改用绷布固定贴敷药物。

(3)对刺激性强、毒性大的药物,贴敷穴位不宜过多,药量宜少,面积不宜过大,时间不宜过长,以免发疱面积过大而引起不良反应或发生药物中毒。

(4)对体弱消瘦者以及有严重心脏病、肝脏疾病患者,药量不宜过大,时间不宜过长,并在贴敷期间注意其病情变化。

(5)对孕妇、幼儿,应避免贴敷刺激性强、毒性大的药物。

第十节　熏洗法

熏洗法是将药物煎汤,趁热在患处熏蒸、淋洗,以达到祛风除湿、清热解毒、杀虫止痒等目的的一种外治方法。

一、适应证

熏洗法适用于外伤疼痛、角膜溃疡、痛风、腰痛、癃闭、面肌痉挛、便血、关节脓肿、疥疮、黄水疮、荨麻疹、足癣、神经性皮炎、阴部湿疹、痔疮等。

二、操作方法

(1)遵医嘱配制药液。

(2)备齐治疗盘、熏洗盆、水温计、屏风等物品,做好解释工作。

(3)根据熏洗部位调整患者体位,暴露熏洗部位,必要时用屏风遮挡,注意保暖。

(4)熏洗过程中,观察患者的反应。若患者有不适,应立即停止,协助患者卧床休息。

(5)熏洗完毕,清洁局部皮肤。

(6)清理用物,做好记录。

三、注意事项及护理

(1)熏洗药温不宜过热,一般为50～70℃,老人、小儿低于50℃,不宜低于35～40℃,否则影响治疗效果。所有物品需清洁消毒,一人一份,避免交叉感染。熏洗每日 1 次,每次 20～30 分钟。

(2)局部有伤口者,应严格无菌操作。

(3)根据熏洗部位不同,选择不同的容器,如用治疗碗盛药液,上盖有孔纱布,患处对准小孔熏洗;对外阴部、臀部熏洗时可用坐浴盆、椅,上盖有孔木盖,坐在木盖上,患处对准盖孔进行熏洗。

(4)对包扎部位进行熏洗时,应揭去敷料,熏洗完毕后,更换消毒敷料重新包扎。

(5)在全身熏洗过程中,如患者感到头晕不适,应停止熏洗,卧床休息。出现皮疹、瘙痒等过敏症状时,应立即停止熏洗,必要时外用或口服抗过敏药物。烫伤局部出现水疱或溃烂时,避免抓挠,保护创面或涂外用药物等。

第十一节 换药法

疮疡、跌打损伤等大都需要对局部进行清洗、上药、包扎等处理,这种处理通常称为换药法。

一、适应证

换药法适用于无菌手术及污染性手术术后 3～4 日检查切口局部愈合情况者;估计手术后有切口出血、渗血可能者,或外层敷料已被血液或渗液浸透者;肢体的伤口包扎后出现患肢水肿、胀痛、皮肤颜色青紫者;局部有受压情况者;伤口内安放引流物需要松动、部分拔出或全部拔出者;伤口已化脓感染,需要定时清除坏死组织、脓液和异物者;伤口局部敷料松脱、移位、错位,或包扎、固定失去应有作用者;外科缝合伤口已愈合,需要拆除伤口缝线者;各种瘘管漏出物过多者;大、小便污染或鼻、眼、口分泌物污染、浸湿附近伤口敷料者。

二、操作方法

(一)物品准备

治疗盘、胶布、绷带、橡皮单、治疗巾、换药碗、弯盘、镊子、探针、剪刀、棉球、生理盐水或过氧化氢、中草药液等外用药物。必要时备药捻或油纱布条、75％酒精。

(二)操作方法

(1)医者穿好工作服,戴好帽子、口罩,洗净双手,备齐用物。

(2)协助患者取能充分暴露伤口且舒适的体位,伤口下方垫橡皮单、治疗巾,用手揭去外层敷料,用镊子取下内层敷料,脓液多时将弯盘置于伤口下盛接,擦净脓液。

(3)用镊子夹生理盐水棉球从里向外环形清洁伤口周围皮肤,然后以 75％酒精棉球拭净,更换镊子后夹中草药液或双氧水、生理盐水棉球清洗创面;有腔洞的伤口,如腔洞较大,可用镊子夹棉球伸入腔洞内清洗;洞口小、瘘管深的可用消毒塑料管或小号导尿管插入瘘管内用药液或生理盐水冲洗。

(4)根据伤口情况上药,包扎。

(5)整理用物。

三、注意事项及护理

(1)保持换药室的清洁,室内应每日清扫,定期消毒。

(2)严格无菌操作,先处理无菌伤口,再处理一般伤口,最后处理特殊伤口,防止交叉感染。

(3)一般伤口应每日换药一次。脓腐较多的伤口可每日换药1~2次;清洁伤口,分泌物少,可2~3日换药一次;手术无菌伤口,如无渗血、感染,4~5日后换药或不换药,直至缝线拆除。

(4)掺药粉需撒布均匀,以散剂调制围敷药时要干湿适宜,敷布范围要大于病变部位1~2厘米,如脓毒已聚或溃后余肿未消,药物不宜直接敷在伤口上面,而需敷于伤口周围,中心留孔,便于脓液流出。

(5)换药完毕后整理用物,清扫换药室。一般对脏敷料进行清洁、消毒、灭菌处理;对破伤风、气性坏疽等特殊感染伤口用过的敷料一律焚烧,用过的器械首先要单独严格消毒,然后再送高压灭菌处理。

目标检测

一、单项选择题

1.关于针刺的注意事项,下列哪项处理是错误的( )

A.患者在精神高度紧张时不宜针刺

B.患者在饥饿时不宜针刺

C.针刺前应检查针具

D.局部皮肤有瘢痕、溃疡,针刺时应慎重

E.严格无菌操作,防止交叉感染

2.针刺时患者突然出现胸闷、胸痛、咳嗽,重则呼吸困难、面色苍白、发绀,则表示患者可能出现( )

A.大出血　　　　B.气胸　　　　C.血肿　　　　D.断针　　　　E.晕针

3.关于中药离子导入法的叙述,下列哪项是错误的( )

A.做好解释工作,取得患者配合

B.检查治疗部位皮肤有无异常,如有破损,应慎用

C.治疗过程中应注意观察患者的反应和设备运行情况

D.治疗后,衬垫应及时用洗涤剂洗净,晾干后备用

E.如有电灼伤,可按烧伤处理

4.将纸片点燃,投入罐内,迅速将罐扣在所选部位的皮肤上的方法是( )

A.闪火法　　　　B.投火法　　　　C.贴棉法　　　　D.架火法　　　　E.滴酒法

5.瘢痕灸属于( )

A.艾条灸　　　　B.直接灸　　　　C.温针灸　　　　D.灯火灸　　　　E.间接灸

6.针刺留针时,将艾绒搓团捻于针柄上点燃的方法是( )

A.艾条灸　　　　B.直接灸　　　　C.间接灸　　　　D.温针灸　　　　E.灯火灸

7.在皮肤松弛部位针刺时应用( )

　　A.指切进针法　　　B.夹持进针法　　C.提捏进针法　　　D.舒张进针法　　E.针管进针法

8.断针产生的主要原因是(　　　)

　　A.饥饿、疲劳、针感过强、体位不当　　　　　　　B.针身剥蚀损坏

　　C.捻转幅度过大、肌纤维缠绕针身　　　　　　　D.体位移动

　　E.针尖碰到坚硬的组织、器官

9.中药保留灌肠时,一次灌注药量不应超过(　　　)

　　A.100毫升　　　　B.150毫升　　　C.200毫升　　　D.300毫升　　E.400毫升

10.中药保留灌肠时,药液温度应保持在(　　　)

　　A.33～35℃　　　B.35～37℃　　　C.37～39℃　　　D.39～41℃　　E.41～43℃

11.针刺时,一般病证可留针(　　　)

　　A.10～20分钟　　B.15～30分钟　C.30～40分钟　　D.3～5日　　E.7日

12.直刺是指针身与皮肤呈(　　　)

　　A.15°　　　　　　B.25°　　　　　C.35°　　　　　　D.45°　　　　E.90°

13.拔罐后,一般留罐的时间为(　　　)

　　A.5分钟　　　　　B.10分钟　　　C.10～15分钟　　D.15～20分钟　　E.30分钟

二、简答题

1.试述腧穴的分类及作用。

2.腧穴的定位方法有哪些?

3.常见针刺意外有哪些? 如何处理及预防?

4.简述常用推拿手法的动作要领及临床应用。

5.简述灸法的操作方法及适应证。

6.试述拔罐的注意事项。

7.简述刮痧的注意事项及护理。

附录一　常用腧穴

头颈部

百会　督脉穴。在头部,前发际正中直上 5 寸,或两耳尖连线的中点处。

四神聪　经外穴。在头顶部,百会前后左右各 1 寸,共 4 穴。

神庭　督脉穴。在头部,前发际正中直上 0.5 寸。

水沟　督脉穴。在面部,人中沟上 1/3 与中 1/3 交点处。

印堂　经外穴。在额部,两眉头之中间。

太阳　经外穴。在颞部,眉梢与目外眦之间,向后约一横指的凹陷处。

睛明　足太阳膀胱经穴。在面部,目内眦角稍上方凹陷处。

迎香　手阳明大肠经穴。在鼻翼外缘中点旁,鼻唇沟中。

地仓　足阳明胃经穴。在面部,口角外侧,上直对瞳孔。

颊车　足阳明胃经穴。在面颊部,下颌角前上方约一横指(中指),咀嚼时咬肌隆起、按之凹陷处。

下关　足阳明胃经穴。在面部耳前方,颧弓与下颌切迹所形成的凹陷中。

听宫　手太阳小肠经穴。在面部,耳屏前,下颌骨髁状突的后方,张口时呈凹陷处。

攒竹　足太阳膀胱经穴。在面部,眉头陷中、眶上切迹处。

翳风　手少阳三焦经穴。在耳垂后方,在乳突与下颌角之间的凹陷处。

丝竹空　手少阳三焦经穴。在面部,眉梢凹陷处。

瞳子髎　足少阳胆经穴。在面部,目外眦旁,眶外侧缘处。

听会　足少阳胆经穴。在面部,屏间切迹的前方,下颌骨髁状突的后缘,张口有凹陷处。

率谷　足少阳胆经穴。在头部,耳尖直上入发际 1.5 寸。

风池　足少阳胆经穴。在项部,枕骨之下,与风府相平,胸锁乳突肌与斜方肌之间的凹陷处。

风府　督脉穴。在项部,后发际正中直上 1 寸,枕外隆凸直下,两侧斜方肌之间的凹陷处。

天柱　足太阳膀胱经穴。在项部,斜方肌外缘之后发际凹陷处,约后发际正中旁开 1.3 寸。

大椎　督脉穴。在后正中线上,第 7 颈椎棘突下凹陷处。

定喘　经外穴。在背部,第 7 颈椎棘突下,旁开 0.5 寸。

人迎　足阳明胃经穴。在颈部喉结旁,胸锁乳突肌的前缘,颈总动脉搏动处。

躯干部

中府　手太阴肺经穴。在胸前壁的外上方,平第 1 肋间隙,距前正中线 6 寸。

膻中　任脉穴。在胸部前正中线上,平第 4 肋间,两乳头连线的中点。

中极　任脉穴。在下腹部前正中线上,脐中下 4 寸。

关元　任脉穴。在下腹部前正中线上,脐中下 3 寸。

气海　任脉穴。在下腹部前正中线上,脐中下 1.5 寸。

神阙　任脉穴。在腹中部,脐中央。

中脘　任脉穴。在上腹部前正中线上,脐中上 4 寸。

天枢　足阳明胃经穴。在腹中部,距脐中 2 寸。

章门　足厥阴肝经穴。在侧腹部,第 11 肋游离端的下方。

期门　足厥阴肝经穴。在胸部,乳头直下,第 6 肋间隙,前正中线旁开 4 寸。

肩井　足少阳胆经穴。在肩上,大椎与肩峰连线的中点处。

风门　足太阳膀胱经穴。在背部,第 2 胸椎棘突下,旁开 1.5 寸。

肺俞　足太阳膀胱经穴。在背部,第 3 胸椎棘突下,旁开 1.5 寸。

厥阴俞　足太阳膀胱经穴。在背部,第 4 胸椎棘突下,旁开 1.5 寸。

心俞　足太阳膀胱经穴。在背部,第 5 胸椎棘突下,旁开 1.5 寸。

膈俞　足太阳膀胱经穴。在背部,第 7 胸椎棘突下,旁开 1.5 寸。

肝俞　足太阳膀胱经穴。在背部,第 9 胸椎棘突下,旁开 1.5 寸。

胆俞　足太阳膀胱经穴。在背部,第 10 胸椎棘突下,旁开 1.5 寸。

脾俞　足太阳膀胱经穴。在背部,第 11 胸椎棘突下,旁开 1.5 寸。

胃俞　足太阳膀胱经穴。在背部,第 12 胸椎棘突下,旁开 1.5 寸。

三焦俞　足太阳膀胱经穴。在腰部,第 1 腰椎棘突下,旁开 1.5 寸。

肾俞　足太阳膀胱经穴。在腰部,第 2 腰椎棘突下,旁开 1.5 寸。

大肠俞　足太阳膀胱经穴。在腰部,第 4 腰椎棘突下,旁开 1.5 寸。

膏肓　足太阳膀胱经穴。在背部,第 4 胸椎棘突下,旁开 3 寸。

小肠俞　足太阳膀胱经穴。在骶部,骶正中嵴旁 1.5 寸,平第 1 骶后孔。

膀胱俞　足太阳膀胱经穴。在骶部,骶正中嵴旁 1.5 寸,平第 2 骶后孔。

次髎　足太阳膀胱经穴。在骶部,髂后上棘内下方,适对第 2 骶后孔处。

志室　足太阳膀胱经穴。在腰部,第 2 腰椎棘突下,旁开 3 寸。

夹脊　经外穴。在背腰部,第 1 胸椎至第 5 腰椎棘突下两侧,后正中线旁开 0.5 寸,一侧 17 穴。

腰阳关　督脉穴。在腰部后正中线上,第 4 腰椎棘突下凹陷处。

命门　督脉穴。在腰部后正中线上,第 2 腰椎棘突下凹陷处。

四肢部

少商　手太阴肺经穴。在手拇指末节桡侧,距指甲角 0.1 寸。

合谷　手阳明大肠经穴。在手背第 1、2 掌骨间,第 2 掌骨桡侧的中点处。

通里　手少阴心经穴。在前臂掌侧,尺侧腕屈肌肌腱的桡侧缘,腕横纹上 1 寸。

神门　手少阴心经穴。在腕部,腕掌侧横纹尺侧端,尺侧腕屈肌肌腱的桡侧凹陷处。

尺泽　手太阴肺经穴。在肘横纹中,肱二头肌肌腱桡侧凹陷处。

孔最　手太阴肺经穴。在前臂掌面桡侧,尺泽与太渊连线上,腕横纹上 7 寸。

列缺　手太阴肺经穴。在前臂桡侧缘,桡骨茎突上方,肱桡肌与拇长展肌肌腱之间,腕横纹上 1.5 寸处。

太渊　手太阴肺经穴。在腕掌侧横纹桡侧,桡动脉搏动处。

内关　手厥阴心包经穴。在前臂掌侧,掌长肌肌腱与桡侧腕屈肌肌腱之间,腕横纹上2寸。

肩髎　手少阳三焦经穴。在肩部,肩髃后方,当臂外展时,于肩峰后下方呈现凹陷处。

曲池　手阳明大肠经穴。屈肘,在肘横纹外侧端,尺泽与肱骨外上髁连线中点。

外关　手少阳三焦经穴。在前臂背侧,阳池与肘尖的连线上,腕背横纹上2寸,尺骨与桡骨之间。

血海　足太阴脾经穴。屈膝,在大腿内侧,髌骨内侧端上2寸,股四头肌内侧头的隆起处。

阴陵泉　足太阴脾经穴。在小腿内侧,胫骨内侧髁后下方凹陷处。

地机　足太阴脾经穴。在小腿内侧,内踝尖与阴陵泉的连线上,阴陵泉下3寸。

三阴交　足太阴脾经穴。在小腿内侧,足内踝尖上3寸,胫骨内侧缘后。

环跳　足少阳胆经穴。股骨大转子最凸点与骶管裂孔连线的外1/3与中1/3交点处。

梁丘　足阳明胃经穴。屈膝,在大腿前面,髂前上棘与髌底外缘的连线上,髌底上2寸。

犊鼻　足阳明胃经穴。屈膝,在膝部,髌骨与髌韧带外侧凹陷处。

足三里　足阳明胃经穴。在小腿前外侧,犊鼻下3寸,距胫骨前缘一横指。

上巨虚　足阳明胃经穴。在小腿前外侧,犊鼻下6寸,距胫骨前缘一横指。

下巨虚　足阳明胃经穴。在小腿前外侧,上巨虚下3寸,距胫骨前缘一横指。

丰隆　足阳明胃经穴。在小腿前外侧,外踝尖上8寸,条口穴外开1寸。

昆仑　足太阳膀胱经穴。在足部外踝后方,外踝尖与跟腱之间的凹陷处。

太溪　足少阴肾经穴。在足内侧,内踝后方,内踝尖与跟腱之间的凹陷处。

阳陵泉　足少阳胆经穴。在小腿外侧,腓骨小头前下方凹陷处。

光明　足少阳胆经穴。在小腿外侧,外踝尖上5寸,腓骨前缘。

悬钟　足少阳胆经穴。在小腿外侧,外踝尖上3寸,腓骨前缘。

委中　足太阳膀胱经穴。在腘横纹中点。

承山　足太阳膀胱经穴。在小腿后面正中,委中与昆仑之间,伸直小腿或足跟上提时腓肠肌肌腹下出现尖角凹陷处。

内庭　足阳明胃经穴。在足背第2、3趾间,趾蹼缘后方赤白肉际处。

太白　足太阴脾经穴。在足内侧缘,足大趾本节(第1跖趾关节)后下方赤白肉际凹陷处。

公孙　足太阴脾经穴。在足内侧缘,第1跖骨基底的前下方。

至阴　足太阳膀胱经穴。在足小趾外侧,距趾甲角0.1寸。

涌泉　足少阴肾经穴。在足底部,足趾跖屈时足前部凹陷处。

照海　足少阴肾经穴。在足内侧,内踝尖下方凹陷处。

足临泣　足少阳胆经穴。在足背外侧,当足4趾本节(第4跖趾结节)的后方,小趾伸肌肌腱的外侧凹陷处。

侠溪　足少阳胆经穴。在足背外侧,当第4、5趾缝间,趾蹼缘后方赤白肉际处。

行间　足厥阴肝经穴。在足背侧第1、2趾间,趾蹼缘后方赤白肉际处。

太冲　足厥阴肝经穴。在足背侧第1跖骨间隙的后方凹陷处。

附录二　常用中药简介

解表药

麻黄　发汗解表,宣肺平喘,利水消肿。

桂枝　发汗解肌,温经通脉,助阳化气。

紫苏　发散风寒,行气宽中,安胎,解鱼蟹毒。

生姜　发汗解表,温中止呕,温肺止咳。

香薷　发汗解表,化湿和中,利水消肿。

荆芥　发表散风,透疹止痒,炒炭止血。

防风　发表散风,胜湿止痛,止痉,止泻。

羌活　解表散风,胜湿止痛。

白芷　解表散风,通窍止痛,燥湿止带,消肿排脓,止痒。

细辛　祛风散寒,通窍止痛,温肺化饮。

薄荷　疏散风热,清利头目,利咽透疹,疏肝解郁。

牛蒡子　疏散风热,透疹利咽,解毒消肿。

蝉蜕　疏散风热,透疹止痒,明目退翳,止痉。

桑叶　疏散风热,清肺润燥,清肝明目,凉血止血。

菊花　疏散风热,平肝明目,清热解毒。

柴胡　疏散退热,疏肝解郁,升举阳气,退热截疟。

升麻　发表透疹,清热解毒,升阳举陷。

葛根　解肌退热,透发麻疹,生津止渴,升阳止泻。

清热药

石膏　清热泻火,除烦止渴,收敛生肌。

知母　清热泻火,滋阴润燥。

芦根　清热生津,除烦止呕,利尿,透疹。

栀子　泻火除烦,清热利湿,凉血解毒,消肿止痛。

黄芩　清热燥湿,泻火解毒,凉血止血,除热安胎。

黄连　清热燥湿,泻火解毒,清胃火止呕吐。

黄柏　清热燥湿,泻火解毒,退热除蒸。

龙胆草　清热燥湿,泻肝胆火。

金银花　清热解毒,疏散风热。

连翘　清热解毒,消痈散结,疏散风热,清心利尿。

蒲公英　清热解毒,消痈散结,利尿通淋,清肝明目。

紫花地丁　清热解毒,消痈散结。

大青叶　清热解毒,凉血消斑。

板蓝根　清热解毒,凉血利咽。

射干　清热解毒,祛痰利咽。

山豆根　清热解毒,利咽消肿。

马勃　清热解毒,利咽,止血。

白头翁　清热解毒,凉血止痢。

生地黄　清热凉血,养阴清热。

玄参　清热凉血,滋阴解毒。

牡丹皮　清热凉血,活血散瘀,退虚热。

赤芍　清热凉血,散瘀止痛。

水牛角　清热,凉血,解毒。

青蒿　退虚热,凉血,解暑,截疟。

地骨皮　凉血退蒸,清肺降火。

泻下药

大黄　泻下攻积,清热泻火,止血解毒,活血祛瘀。

芒硝　泻下,软坚,清热。

火麻仁　润肠通便。

甘遂　泻水逐饮,消肿散结。

京大戟　泻下逐饮,消肿散结。

祛风湿药

独活　祛风湿,止痹痛,解表。

威灵仙　祛风湿,通经络,消骨鲠。

川乌　祛风除湿,散寒止痛。

草乌　祛风除湿,温经止痛。

木瓜　舒筋活络,除湿和胃。

秦艽　祛风湿,止痹痛,退虚热,清湿热。

桑枝　祛风通络,利水消肿。

桑寄生　祛风湿,补肝肾,健筋骨,安胎。

化湿药

藿香　化湿,解暑,止呕。

苍术　燥湿健脾,祛风湿,明目。

厚朴　燥湿,行气,消积,平喘。

砂仁　化湿行气,温中止呕,止泻,安胎。

白豆蔻　燥湿行气,温中止呕。

利水渗湿药

茯苓　利水渗湿,健脾安神。

薏苡仁　利水渗湿,健脾止泻,除痹,清热排脓。

猪苓　利水渗湿。

泽泻　利水渗湿,泻热。

车前子　利尿通淋,渗湿止泻,清肝明目,清肺化痰。

滑石　利水通淋,清热解暑,收湿敛疮。

木通　利尿通淋,通经下乳。

通草　利尿通淋,下乳。

茵陈　清利湿热,利胆退黄。

温里药

附子　回阳救逆,补火助阳,散寒止痛。

干姜　温中止痛,回阳通脉,温肺化饮。

肉桂　补火助阳,散寒止痛,温经通脉。

吴茱萸　散寒止痛,温中止呕,助阳止泻。

理气药

橘皮　行气健脾,燥湿化痰。

枳壳　破气除痞,化痰消积。

沉香　行气止痛,温中止呕,纳气平喘。

香附　疏肝理气,调经止痛。

川楝子　行气止痛,杀虫疗癣。

乌药　行气止痛,温肾散寒。

消食药

山楂　消食化积,行气散瘀。

神曲　消食和胃,解表。

麦芽　消食健胃,回乳消胀,疏肝解郁。

驱虫药

使君子　驱虫消积。

苦楝皮　杀虫,疗癣。

槟榔　驱虫消积,行气利水,截疟。

止血药

大蓟　凉血止血,散瘀解毒消痈。

小蓟　凉血止血,解毒消痈,利尿通淋。

地榆　凉血止血,解毒敛疮。

白茅根　凉血止血,清热利尿。

三七　化瘀止血,活血定痛。

茜草　凉血化瘀止血,通经。

蒲黄　化瘀止血,利尿。

白及　收敛止血,消肿生肌。

仙鹤草　收涩止血,补虚,消积,止痢,杀虫,解毒消肿。

艾叶　温经止血,散寒调经,安胎,止痒。

活血化瘀药

川芎　活血行气,祛风止痛。

延胡索　活血,行气,止痛。

郁金　活血行气止痛,解郁清心,利胆退黄,凉血。

乳香　活血行气止痛,消肿生肌。

没药　活血止痛,消肿生肌。

五灵脂　活血止痛,化瘀止血,解毒,消肿止痛。

丹参　活血调经,凉血消痈,安神。

红花　活血通经,祛瘀止痛。

桃仁　活血祛瘀,润肠通便,止咳平喘。

益母草　活血调经,利水消肿,清热解毒。

牛膝　活血通经,补肝肾,强筋骨,利尿通淋,引火(血)下行。

鸡血藤　行气补血,调经,舒筋活络。

莪术　破血行气,消积止痛。

三棱　破血行气,消积止痛。

化痰止咳平喘药

半夏　燥湿化痰,降逆止咳,消痞散结;外用消肿止痛。

天南星　燥湿化痰,祛风止痉;外用散结消肿。

旋覆花　降气化痰,降逆止呕,活血通络。

桔梗　宣肺祛痰,利咽排脓。

川贝母　清热化痰,润肺止咳,散结消肿。

浙贝母　清热化痰,开郁散结。

瓜蒌　清热化痰,宽胸散结,润肠通便。

竹茹　清热化痰,除烦止呕。

苦杏仁　止咳平喘,润肠通便。

苏子　降气化痰,止咳平喘,润肠通便。

百部　润肺止咳,杀虫。

紫苑　润肺化痰止咳,宣开肺气。

款冬花　润肺止咳化痰。

桑白皮　泻肺平喘,利水消肿,止血清肝。

葶苈子　泻肺平喘,利水消肿。

安神药

朱砂　镇心安神,清热解毒。
磁石　镇惊安神,平肝潜阳,聪耳明目,纳气定喘。
龙骨　镇惊安神,平肝潜阳,收敛固涩,收湿敛疮。
远志　宁心安神,祛痰开窍,消散痈肿。

平肝息风药

石决明　平肝潜阳,清肝明目。
牡蛎　平肝潜阳,软坚散结,收敛固涩,制酸止痛。
代赭石　平肝潜阳,重镇降逆,凉血止血。
羚羊角　息风止痉,清肝明目,清热解毒,清肺止咳。
牛黄　息风止痉,化痰开窍,清热解毒。
钩藤　息风止痉,清热平肝,凉肝定惊。
天麻　息风止痉,平抑肝阳,祛风通络。
全蝎　息风止痉,解毒散结,通络止痛。

开窍药

麝香　开窍醒神,活血通经,止痛,催产。
冰片　开窍醒神,清热止痛。
苏合香　开窍醒神,辟秽止痛。
石菖蒲　开窍宁神,化湿和胃。

补虚药

人参　大补元气,补肺益脾,生津,安神。
党参　益气,生津,养血。
黄芪　补气升阳,益卫固表,利水消肿,托毒生肌。
白术　补气健脾,燥湿利水,止汗,安胎。
山药　益气养阴,补脾肺肾,固精止带。
甘草　益气补中,清热解毒,祛痰止咳,缓急止痛,缓和药性。
鹿茸　补肾阳,益精血,强筋骨,调冲任,托疮毒。
巴戟天　补肾阳,强筋骨,祛风湿。
淫羊藿　补肾壮阳,强筋骨,祛风湿。
杜仲　补肝肾,强筋骨,安胎。
续断　补肝肾,强筋骨,止血安胎,疗伤续折。
蛤蚧　补肾阳,益精血,补肺气,定喘嗽。

补血药

当归　补血,活血,调经,止痛,润肠。
熟地黄　补血滋阴,益精填髓。

白芍　养血敛阴,平肝止痛,敛阴止汗。

何首乌　制首乌补益精血,固肾乌须;生首乌截疟解毒,润肠通便。

阿胶　补血,止血,滋阴润燥。

补阴药

北沙参　养阴清肺,益胃生津。

南沙参　养阴清肺,化痰,益气。

百合　养阴润肺止咳,清心安神。

麦冬　养阴润肺,益胃生津,清心除烦,润肠通便。

天冬　养阴润肺,清火,生津。

石斛　养阴清热,益胃生津。

枸杞子　补肝肾,明目。

龟甲　滋阴潜阳,益肾健骨,固精止血,养血补心。

鳖甲　滋阴潜阳,软坚散结。

收涩药

五味子　敛肺滋肾,生津敛汗,涩精止泻,宁心安神。

乌梅　敛肺止咳,涩肠止泻,安蛔止痛,生津止咳,炒炭止血。

罂粟壳　涩肠止泻,敛肺止咳,止痛。

肉豆蔻　涩肠止泻,温中行气。

山茱萸　补益肝肾,收敛固涩。

海螵蛸　固精止带,收敛止血,制酸止痛,收湿敛疮。

莲子　益肾固精,补脾止泻,止带,养心。

芡实　益肾固精,健脾止泻,除湿止带。

解毒杀虫止痒药

雄黄　解毒,杀虫。

硫黄　解毒杀虫止痒,补火助阳通便。

蛇床子　杀虫止痒,温肾助阳,散寒祛风燥湿。

大蒜　解毒杀虫,消肿,止痢。

拔毒化腐生肌药

升药　拔毒化腐。

轻粉　攻毒,杀虫,敛疮。

砒石　外用蚀疮去腐,内服劫痰平喘。

铅丹　拔毒生肌,杀虫止痒。

炉甘石　解毒明目去翳,收湿生肌敛疮。

硼砂　外用清热解毒,内服清肺化痰。

附录三　常用方剂

解表剂

麻黄汤(《伤寒论》)　麻黄、桂枝、杏仁、炙甘草。

桂枝汤(《伤寒论》)　桂枝、芍药、炙甘草、生姜、大枣。

九味羌活汤(《此事难知》)　羌活、防风、苍术、细辛、川芎、白芷、生地黄、黄芩、甘草。

小青龙汤(《伤寒论》)　麻黄、芍药、细辛、干姜、甘草、桂枝、半夏、五味子。

止嗽散(《医学心悟》)　桔梗、荆芥、紫菀、百部、白前、甘草、陈皮。

银翘散(《温病条辨》)　连翘、金银花、桔梗、薄荷、竹叶、甘草、荆芥穗、淡豆豉、牛蒡子、鲜苇根。

桑菊饮(《温病条辨》)　桑叶、菊花、杏仁、连翘、薄荷、桔梗、甘草、苇根。

麻黄杏仁甘草石膏汤(《伤寒论》)　麻黄、杏仁、甘草、石膏。

柴葛解肌汤(《伤寒六书》)　柴胡、干葛、甘草、黄芩、羌活、白芷、芍药、桔梗。

败毒散(《小儿药证直诀》)　柴胡、前胡、川芎、枳壳、羌活、独活、茯苓、桔梗、人参、甘草。

参苏饮(《太平惠民和剂局方》)　人参、紫苏叶、葛根、半夏、前胡、茯苓、木香、枳壳、桔梗、陈皮、甘草。

泻下剂

大承气汤(《伤寒论》)　大黄、芒硝、厚朴、枳实。

小承气汤(《伤寒论》)　大黄、厚朴、枳实。

调胃承气汤(《伤寒论》)　大黄、芒硝、甘草。

大黄牡丹汤(《金匮要略》)　大黄、牡丹皮、桃仁、冬瓜子、芒硝。

温脾汤(《备急千金要方》)　大黄、当归、干姜、附子、人参、芒硝、甘草。

麻子仁丸(《伤寒论》)　麻子仁、芍药、枳实、大黄、厚朴、杏仁。

增液承气汤(《温病条辨》)　玄参、麦冬、生地黄、大黄、芒硝。

和解剂

小柴胡汤(《伤寒论》)　柴胡、黄芩、人参、甘草、半夏、生姜、大枣。

四逆散(《伤寒论》)　甘草、枳实、柴胡、芍药。

逍遥散(《太平惠民和剂局方》)　柴胡、白芍、甘草、当归、茯苓、白术、生姜、薄荷。

半夏泻心汤(《伤寒论》)　半夏、黄芩、干姜、人参、黄连、大枣、甘草。

大柴胡汤(《金匮要略》)　柴胡、芍药、黄芩、半夏、生姜、枳实、大枣、大黄。

葛根黄芩黄连汤(《伤寒论》)　葛根、黄芩、黄连、甘草。

中医护理学

清热剂

白虎汤(《伤寒论》) 石膏、知母、甘草、粳米。

五味消毒饮(《医宗金鉴》) 金银花、野菊花、蒲公英、紫花地丁、紫背天葵子。

玉女煎(《景岳全书》) 石膏、熟地黄、麦冬、知母、牛膝。

清营汤(《温病条辨》) 水牛角、生地黄、元参、竹叶心、麦冬、丹参、黄连、金银花、连翘。

黄连解毒汤(《肘后备急方》) 黄连、黄芩、黄柏、栀子。

导赤散(《小儿药证直诀》) 生地黄、木通、甘草梢、竹叶。

龙胆泻肝汤(《医方集解》) 龙胆草、黄芩、栀子、泽泻、木通、当归、生地黄、柴胡、生甘草、车前子。

左金丸(《丹溪心法》) 黄连、吴茱萸。

泻白散(《小儿药证直诀》) 地骨皮、桑白皮、甘草、粳米。

清胃散(《脾胃论》) 生地黄、当归身、牡丹皮、黄连、升麻。

白头翁汤(《伤寒论》) 白头翁、黄柏、黄连、秦皮。

六一散(《伤寒直格》) 滑石、甘草。

清暑益气汤(《温热经纬》) 西洋参、石斛、麦冬、黄连、竹叶、荷梗、知母、甘草、粳米、西瓜翠衣。

青蒿鳖甲汤(《温病条辨》) 青蒿、鳖甲、生地黄、知母、牡丹皮。

温里剂

四逆汤(《伤寒论》) 附子、干姜、甘草。

理中丸(《伤寒论》) 人参、干姜、甘草、白术。

小建中汤(《伤寒论》) 芍药、桂枝、炙甘草、生姜、大枣、饴糖。

吴茱萸汤(《伤寒论》) 吴茱萸、人参、大枣、生姜。

当归四逆汤(《伤寒论》) 当归、桂枝、芍药、细辛、甘草、通草、大枣。

黄芪桂枝五物汤(《金匮要略》) 黄芩、芍药、桂枝、生姜、大枣。

补益剂

四君子汤(《太平惠民和剂局方》) 人参、白术、茯苓、甘草。

参苓白术散(《太平惠民和剂局方》) 莲子肉、薏苡仁、砂仁、桔梗、白扁豆、白茯苓、人参、甘草、白术、山药。

补中益气汤(《脾胃论》) 黄芪、炙甘草、人参、当归、橘皮、升麻、柴胡、白术。

玉屏风散(《丹溪心法》) 防风、黄芪、白术。

生脉散(《医学启源》) 人参、麦冬、五味子。

归脾汤(《济生方》) 白术、茯神、黄芪、龙眼肉、酸枣仁、人参、木香、炙甘草、当归、远志。

六味地黄丸(《小儿药证直诀》) 熟地黄、山茱萸、山药、泽泻、牡丹皮、茯苓。

八珍汤(《正体类要》) 人参、白术、茯苓、当归、川芎、白芍、熟地黄、炙甘草、生姜、大枣。

四物汤(《仙授理伤续断秘方》) 熟地黄、当归、白芍、川芎。

左归丸(《景岳全书》) 熟地黄、山药、枸杞子、山茱萸肉、牛膝、菟丝子、鹿角胶、龟板胶。

炙甘草汤(《伤寒论》) 甘草、生姜、桂枝、人参、生地黄、阿胶、麦冬、麻仁、大枣。

一贯煎(《续名医类案》) 北沙参、麦冬、当归身、生地黄、枸杞子、川楝子。

百合固金汤(《慎斋遗书》) 百合、熟地黄、生地黄、当归身、白芍、甘草、桔梗、玄参、贝母、麦冬。

益胃汤(《温病条辨》) 沙参、麦冬、冰糖、生地黄、玉竹。

肾气丸(《金匮要略》) 干地黄、山药、山茱萸、泽泻、茯苓、牡丹皮、桂枝、附子。

右归丸(《景岳全书》) 熟地黄、山药、山茱萸、枸杞子、菟丝子、鹿角胶、杜仲、肉桂、当归、制附子。

固涩剂

真人养脏汤(《太平惠民和剂局方》) 人参、当归、白术、肉豆蔻、肉桂、甘草、白芍、木香、诃子、罂粟壳。

四神丸(《内科摘要》) 肉豆蔻、补骨脂、五味子、吴茱萸。

牡蛎散(《太平惠民和剂局方》) 黄芪、麻黄根、牡蛎、小麦。

缩泉丸(《校注妇人良方》) 乌药、益智仁、山药。

固冲汤(《医学衷中参西录》) 白术、黄芪、龙骨、牡蛎、山茱萸肉、白芍、海螵蛸、茜草、棕榈炭、五倍子。

安神剂

朱砂安神丸(《医学发明》) 朱砂、甘草、黄连、当归、生地黄。

天王补心丹(《摄生秘剖》) 酸枣仁、柏子仁、当归身、天冬、麦冬、生地黄、人参、丹参、玄参、白茯苓、五味子、远志、桔梗、朱砂。

酸枣仁汤(《金匮要略》) 酸枣仁、茯苓、知母、川芎、甘草。

甘麦大枣汤(《金匮要略》) 甘草、小麦、大枣。

理气剂

柴胡疏肝散(《景岳全书》) 柴胡、陈皮、香附、川芎、枳壳、芍药、甘草。

半夏厚朴汤(《金匮要略》) 半夏、厚朴、茯苓、生姜、苏叶。

苏子降气汤(《太平惠民和剂局方》) 紫苏子、半夏、当归、甘草、前胡、厚朴、肉桂。

定喘汤(《摄生众妙方》) 白果、麻黄、紫苏子、甘草、款冬花、杏仁、桑白皮、黄芩、半夏。

理血剂

血府逐瘀汤(《医林改错》) 桃仁、红花、当归、生地黄、川芎、赤芍、牛膝、桔梗、柴胡、枳壳、甘草。

补阳还五汤(《医林改错》) 黄芪、当归尾、赤芍、地龙、川芎、红花、桃仁。

温经汤(《金匮要略》) 吴茱萸、当归、芍药、川芎、人参、桂枝、阿胶、牡丹皮、生姜、甘草、半夏、麦冬。

生化汤(《傅青主女科》) 当归、川芎、桃仁、干姜、甘草。

小蓟饮子(《济生方》) 生地黄、小蓟、滑石、木通、蒲黄、藕节、淡竹叶、当归、栀子、炙甘草。

治风剂

天麻钩藤饮(《杂病证治新义》) 天麻、钩藤、石决明、杜仲、牛膝、桑寄生、栀子、黄芩、益母草、茯神、夜交藤。

川芎茶调散(《太平惠民和剂局方》) 川芎、荆芥、白芷、羌活、甘草、细辛、防风、薄荷。

独活寄生汤(《备急千金要方》) 独活、桑寄生、杜仲、牛膝、细辛、秦艽、茯苓、肉桂、防风、川芎、人参、甘草、当归、芍药、干地黄。

镇肝熄风汤(《医学衷中参西录》) 牛膝、生赭石、龙骨、牡蛎、龟板、白芍、玄参、天冬、川楝子、生麦芽、茵陈、甘草。

治燥剂

麦门冬汤(《金匮要略》) 麦冬、半夏、人参、甘草、粳米、大枣。

杏苏散(《温病条辨》) 苏叶、杏仁、半夏、茯苓、橘皮、前胡、桔梗、枳壳、甘草、生姜、大枣。

桑杏汤(《温病条辨》) 桑叶、杏仁、沙参、象贝、豆豉、栀子皮、梨皮。

沙参麦冬汤(《温病条辨》) 沙参、玉竹、甘草、桑叶、麦冬、白扁豆、花粉。

养阴清肺汤(《重楼玉钥》) 生地黄、麦冬、甘草、玄参、贝母、牡丹皮、薄荷、白芍。

祛湿剂

五苓散(《伤寒论》) 猪苓、泽泻、白术、茯苓、桂枝。

平胃散(《太平惠民和剂局方》) 苍术、厚朴、陈皮、甘草、生姜、大枣。

藿香正气散(《太平惠民和剂局方》) 大腹皮、白芷、紫苏、茯苓、半夏曲、白术、陈皮、厚朴、桔梗、藿香、甘草。

茵陈蒿汤(《伤寒论》) 茵陈、栀子、大黄。

八正散(《太平惠民和剂局方》) 车前子、瞿麦、扁蓄、滑石、栀子、甘草、木通、大黄。

三仁汤(《温病条辨》) 杏仁、滑石、通草、白豆蔻仁、竹叶、厚朴、薏苡仁、半夏。

二妙散(《丹溪心法》) 黄柏、苍术。

猪苓汤(《伤寒论》) 猪苓、茯苓、阿胶、滑石、泽泻。

苓桂术甘汤(《金匮要略》) 茯苓、桂枝、白术、甘草。

真武汤(《伤寒论》) 茯苓、白术、白芍、生姜、附子。

实脾散(《济生方》) 厚朴、白术、木瓜、木香、草果仁、大腹子、附子、茯苓、干姜、甘草。

祛痰剂

二陈汤(《太平惠民和剂局方》) 半夏、橘红、白茯苓、炙甘草。

半夏白术天麻汤(《医学心悟》) 半夏、天麻、茯苓、橘红、白术、甘草。

温胆汤(《三因极一病证方论》) 半夏、竹茹、枳实、橘皮、甘草、茯苓、生姜、甘草。

贝母瓜蒌散(《医学心悟》) 贝母、瓜蒌、天花粉、茯苓、橘红、桔梗。

消食剂

保和丸(《丹溪心法》) 山楂、神曲、半夏、茯苓、陈皮、连翘、萝卜子。

开窍剂

安宫牛黄丸(《温病条辨》) 牛黄、郁金、犀角、黄连、黄芩、栀子、朱砂、雄黄、冰片、麝香、珍珠金箔衣。

紫雪丹(《苏恭方》,录自《外台秘要》) 石膏、寒水石、滑石、磁石、犀角、羚羊角、沉香、青木香、玄参、升麻、甘草、丁香、芒硝、硝石、麝香、朱砂、黄金。

至宝丹(《太平惠民和剂局方》) 犀角、朱砂、雄黄、生玳瑁、琥珀、金箔、银箔、麝香、龙脑、牛黄、安息香。

参考文献

[1]温茂兴.中医护理学[M].4 版.北京:人民卫生出版社,2018.

[2]赵桂芝,王伟.中医基础理论[M].3 版.西安:西安交通大学出版社,2019.

[3]郑洪新.中医基础理论[M].北京:中国中医药出版社,2019.

[4]谢宁.中医学基础[M].北京:中国中医药出版社,2017.

[5] 苏新民,储成志.中医护理学[M].2 版.西安:西安交通大学出版社,2013.